처음 읽는 사람들을 위한

金匱要略

GEUMGWEYORYAG
by IKEDA Masakazu

Copyright © 1981 by IKEDA Masakazu
Korean Edition Copyright © 2001 The CHEONG HONG Published, Seoul.
Originally Published in Japan by IDO-NO-NIPPON-SHA, Yokosuka.
Korean translation right arranged with IDO-NO-NIPPON-SHA, Japan through
The SAKAI AGENCY and BEST AGENCY. All right reserved.

고전의학산책⑤

처음 읽는 사람들을 위한

金匱要略

이케다 마사카즈 지음

김은아 옮김

한의학을 연구하는 사람들의 성전(聖典)

후한(後漢) 말기(서기 200년경)에 장사(長沙)의 태수(太守)였던 장중경(張仲景)이 《상한잡병론傷寒雜病論》 16권을 저술했다. 그러나 천여 년이 지난 송(宋) 시대에는 상한(傷寒)을 논한 부분의 10권만이 전해졌을 뿐이고 잡병(雜病) 부분은 소실되어 있었다. 그러나 《천금방千金方》이나 《외대비요방外臺秘要方》 등에 의해서 잡병론 부분의 약 처방이 조금은 전해지고 있었다.

그러던 어느 날, 왕수(王洙)라는 학자가 도서관 책장에서 《중경금궤옥함요략방仲景金匱玉函要略方》이라는 서적을 발견했다. 그 상권(上卷)은 상한에 관해서 논하고 있고, 중권(中卷)은 잡병을 논하고 있으며, 하권(下卷)은 그 상한과 잡병에 쓰는 약의 처방과 부인병 치료법에 관해서 설명되어 있었다.

이 서적에 설명되어 있는 약의 처방을 그 증상에 따라 적용시켜 보았더니 정말 놀라운 효과가 있었다.

그러나 증후가 쓰여 있기는 하지만 그 증후에 적용하는 약의 처방이 빠져 있거나, 약의 처방은 있지만 증후가 없는 부분도 있었다. 그래서 송나라의 황제는 학자에게 명하여 이 서적을 교정하도록 했다. 우선 상한에 관한 부분은 탈락문이 많기 때문에 제외했다. 그렇게 해서 《천금방》 《외대비요방》 같은 서적을 참고로 잡병 부분과 부인병 및 음식 금기의 방법까지 편집하고 수정하여 전25편으로 만들었다. 약을 처방하는 수는 모두 262개다. 여기에 이름을 붙여 《금궤방론金匱方論》이라고 했다.

이상은 송대(宋代)에 많은 의학서들을 교정했던 임억(林億)과 여러 사람들에 의해서 쓰여졌던, 《금궤요략金匱要略》 서문의 개략이다. 이 서문을 보면 《금궤요략》이 《상한잡병론》의 잡병 부분에 해당한다는 사실을 알 수 있다. 그렇게 해서 예로부터 전해져 내려오는 상한(傷寒), 금궤(金匱)로서 학습하게 되었고, 한의학을 연구하는 사람들의 성전(聖典)이 되었다.

앞서 발표한 《상한론》에서는 삼음삼양(三陰三陽) 질병의 경과보다는 병리(病理)를 중심으로 정리해봤다. 즉, 단순한 표열증, 표열이 있고 리(裏)에 허(虛)·한(寒)·열(熱)·물[水]·어혈(瘀血) 등이 있는 것, 혹은 양명내실증(陽明內實症), 반표반리열증(半表半裏熱症), 리(裏)의 허한증(虛寒症), 상열하냉증(上熱下冷症) 등이다.

《금궤요략》은 병명마다 따로 정리되어 있다. 그러나 그 병명은 병의 원인이나 병리에 의해 명칭이 붙여져 있다. 게다가 그 병리를 생각하여 보면 리(裏)의 허·한·열·물·어혈, 양명내실, 상열하냉 등이다. 따라서 병리를 중심으로 이 책을 정리해보면 잡병의 처방을 열병에 적용할 수 있고, 열병의 처방을 잡병에 적용할 수 있게 된다. 그리고 난 다음에는 유사한 증상을 감별하는 일뿐이다. 이 책으로 한방제 치료의 개략을 알고 난 후, 원전까지 거슬러 올라가 연구해보기 바란다.

《상한론》에서도 그랬던 것처럼 본문을 [ ]로 묶어 해설문과 구별하였다. 이미 《상한론》에 기록되어 있는 약의 처방에 관해서는 처방 내용을 다시 나타내지 않았다. 또한 음양(陰陽), 허실(虛實), 장부(臟腑), 경락(經絡), 병위(病位), 병의 원인 등에 관해서도 상세하게 설명하지 않았다. 이러한 기초개념에 관해서는 《황제내경 소문素問》《황제내경 영추靈樞》《황제내경의 난경難經》《상한론》을 참조하기 바란다. 이 책들과 관련된 부분은 가능한 한 표시해두었다. 혹시 의문이 생기는 부분이 있다면 앞의 책들을 참조하기 바란다. 반드시 어딘가에서 설명하고 있을 것이다.

또, 각 약의 처방을 제대로 구별하여 쓰기 위해서는 기미(氣味)의 연구가 중요하다. 이 책에서는 설명하고 있지 않으니 전문 서적을 보면서 잘 연구해보기 바란다.

이케다 마사카즈(池田政一)

참고 문헌

《의석상한론류편意釋傷寒論類編》　　　　오소도 타케오

《의석의해혹론意釋醫解惑論》　　　　　　오소도 타케오

《방술설화方術說話》　　　　　　　　　　아라키 세이지

《신찬류취방新撰類聚方》　　　　　　　　타츠노 카즈오

《한방처방집漢方處方集》　　　　　　　　타츠노 카즈오

《한방의학개론韓方醫學槪論》　　　　　　중국한방의학개론간행회

《도해침구의학입문圖解針灸醫學入門》　　이케다 마사카즈

《소문素問》　　　　　　　　　　　　　　이케다 마사카즈

《영추靈樞》　　　　　　　　　　　　　　이케다 마사카즈

《상한론傷寒論》　　　　　　　　　　　　이케다 마사카즈

《난경難經》　　　　　　　　　　　　　　이케다 마사카즈

01／藏府經絡先後病脈證

장 부 경 락 선 후 병 맥 증

제 일
第一

한의학에서는 오장(五臟)의 정기(精氣)가 허해짐으로써 병이 시작된다고 생각한다. 그 병의 형태는 두 가지로 나뉜다. 하나는 정기의 허(虛)가 심한 정신 활동(내인內因)이나 노동에 의해 조장되어 허로서의 증상을 나타내는 경우다. 이것은 장부(臟腑)에서부터 병이 들기 시작한 것이다. 또 하나는 정기의 허가 있기 때문에 기후 변화(외인外因)에 영향을 받아 한열(寒熱) 증상을 나타내는 경우다. 이것은 경락(經絡)으로부터 병이 들기 시작한 것이다.

이 장부(내內 또는 리裏)에서부터 시작된 병인지, 경락(표表 또는 외外)에서부터 시작된 병인지를 구별하는 일은 임상에서 대단히 중요한 일이다. 이 중에서 어느 쪽이 먼저이고, 어느 쪽이 나중인지를 구별하기 위해서 참고가 되는 맥(脈)이나 병증(病症)이 설명되어 있는 부분이 이 편이다. 또, 《금궤요략》의 전편에 걸쳐서 우선적으로 특히 주의하면서 읽어야 할 부분을 부기(附記)해둔다. 그러면 제1조부터 통석(通釋)하여 간단히 해설해본다.

[제1조. **질문:** 명인이라고 불리는 의사는 아직 병이 생기기 전에 치료한다는 말을 들었는데 이것은 어떠한 방법으로 이루어집니까?

대답: 병들어 있지 않은 것을 치료한다는 말은, 예를 들어 간장이 병들

어 있는 경우 병은 간장에서 비장으로 전해 가고자 합니다. 훌륭한 의사라면 이 원리를 알고 있기 때문에 간장에서 병을 발견했을 때, 아직 병들어 있지 않은 비장을 앞질러 치료합니다. 단, 각 계절의 토용(土用)은 비장이 충실해지는 시기이므로 간장에서 생긴 병의 영향을 받지 않습니다. 따라서 비장을 치료하지 않아도 됩니다. 그런데 보통의 의사들은 간장의 병이 비장에 전해지는 이치를 모르고 있기 때문에 단순히 간장 하나만을 치료하고자 하는 것입니다.

무릇 간장의 병을 치료하는 데에는 세 가지 방법이 있습니다. 산미약(酸味藥)은 간기(肝氣)의 수렴(收斂) 능력을 충실하게 하기 때문에 산미약으로 직접 간장을 보충하여 피를 모아주는 방법이 우선 한 가지입니다. 그리고 고미약(苦味藥)은 심기(心氣)를 보충하여 열을 가라앉히는 작용이 있습니다. 이 고미약으로 음성인 간장의 기(氣)를 도와주어 간장의 열을 가라앉혀 주는 것이 또 하나의 방법입니다. 마지막으로 감미약(甘味藥)은 비장을 보충하는 작용이 있기 때문에 감미로 비장을 충실하게 만들어 피를 많이 만들게 하면 좋습니다. 간장은 비장과 상극하는 관계에 있습니다. 다시 말하면 간장은 항상 비장으로부터 피를 빼앗고 있습니다. 그러므로 비장에서 피를 많이 만들어 주면 간장은 '피'라는 이익을 받아 편안하게 되는 것입니다. 이것이 세 번째 방법입니다.

비장은 실로 귀중한 곳으로서, 비장이 제대로 피를 만들어주면 신수(腎水)가 지나치게 많아지는 일은 없습니다. 신수가 적으면 심장의 양기가 왕성하게 됩니다. 심장의 양기가 많아지면 폐장이 발산하는 기(氣)가 약해집니다. 폐장이 발산하는 기가 약하면, 간장의 수렴(收斂)하는 기가 제대로 기능하게 되면서 비장으로부터 피를 잘 모아들여 간장에 생긴 병이 좋아지는 것입니다. 이 방법을 잘 알아두었다가 간장이 허할 때에는 먼저 비장

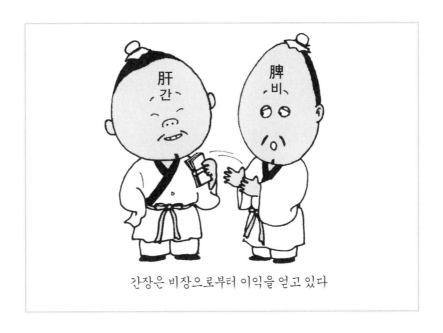

간장은 비장으로부터 이익을 얻고 있다

을 보충해 주어야 합니다. 하지만 간장이 실(實)할 때에는 이 방법을 쓰지 않습니다. 허(虛)와 실(實)을 제대로 구별할 줄 알아야 합니다. 마찬가지로 다른 병에 대해서도 이와 같이 생각하고 치료하는 것이 좋습니다.]

통석(通釋)만으로도 이해했을지 모르겠지만 자주 문제가 되는 부분에 관해서 해설해둔다. 이 조문의 마지막에 간장이 병들어 있을 때에 비장을 보충하는 방법에서 '간허(肝虛)일 때에 쓰는 것이고 간실(肝實)일 때는 쓰면 안 된다'는 말이 있다. 그런데 오행설을 관념적으로 쓰면 이 조문이 신경 쓰이게 된다. 요컨대 간실이 되면 상극 관계에 있기 때문에 비허(脾虛)가 되지만, 간허가 있으면 비실(脾實)이 아닌데도 불구하고 간허일 때에 비장을 보충하는 것은 이상하다는 의문이다. 그러나 이것은 한방의 생리를 모르기 때문에 생겨난 의문이다.

실(實)이란 기혈수(氣血水) 등이 지나치게 많아진 상태를 말한다. 그 기혈수를 만들어내는 근원은 비장이다. 따라서 비장이 허해졌을 때는 기혈 등이 부족하기 때문에 간실(肝實)은 물론이고 어떠한 실(實)도 나타나지 않는다. 여기에 관해서는 《황제내경의 난경難經》을 참조하기 바란다.

이어서 간장이 허해졌을 때의 비장의 상태인데 이 상태는 무엇인가 과도하게 넘치게 되는 실(實)과는 다르다. 간장은 피를 저장하고 필요에 따라서 각 부분으로 분배한다. 혹시 간장의 피가 부족하게 되면 피를 만드는 근원인 비장에 부담이 생긴다. 그러므로 비장의 부담을 가볍게 덜어 주지 않으면 안 되는데, 이때 비장의 상태를 왕기실(旺氣實)이라고 한다.

예를 들어 출산 후의 부인들이 자주 설사를 하고, '식욕은 없지만 음식을 먹으면 먹을 수는 있다', '자주 지치고 피로하다', '빈혈이고 냉증(冷症), 요통 같은 근육통이 있다', 이렇게 말하는 경우에는 맥이 전체적으로 가라앉아 왼쪽의 관상(關上)과 척중(尺中)의 맥이 허하고 오른쪽의 관상이 가늘고 매끄럽지 못하다. 이것은 간장의 피가 부족해져 비장이 피를 만들기 위해서 풀가동되고 있는 상태다. 결코 비장을 소진하게 해서는 안 된다. 침구(鍼灸)라면 간경(肝經)과 신경(腎經)의 토혈(土穴)과 비경(脾經)의 목혈(木穴)을 보충한다. 탕액(湯液)이라면 당귀(當歸: 감미약)를 포함한 약의 처방을 생각한다. 이 모든 방법이 비장을 충실하게 만들어 피를 충만하게 하는 방법이다.

다른 약미(藥味)에 관해서도 설명한다. 간혈(肝血)이 부족해지면 불면증이 생기는데 그렇게 될 때에는 산미(酸味)인 산조인(酸棗仁) 등으로 간장의 수렴의 기를 충만하게 하여 피를 모아주면 잠을 이룰 수 있게 된다. 고미약으로서 간장에 작용하는 것은 소시호탕(小柴胡湯)이다. 시호(柴胡)와

황금(黃芩)으로 간장의 음기를 보충하여 간장의 열을 다스리고 인삼, 감초, 대조 같은 감미약으로 비장을 보충하여 진액(津液: 피를 포함)을 충만하게 만든다.

[제2조. 무릇 인간이란 하늘로부터 인(仁)·의(義)·예(禮)·지(智)·신(信)의 오상(五常)을 받아 풍기(風氣) 즉, 풍(風)·한(寒)·서(暑)·습(濕)·조(燥) 등의 자연계 활동에 의해서 자라나고 있다. 그러나 '물은 배를 잘 뜨게 하고, 또한 배를 자주 뒤집기도 한다'는 예처럼 풍기는 만물을 성장시킴과 동시에 만물에 해를 입힐 때도 있다.

그렇지만 오장(五臟)의 정기(精氣)가 충실하여 허해지는 곳이 없으면 어떠한 자연의 변화나 병원(病源)도 인체에 해를 끼칠 수가 없다. 혹시 정기가 허해져 있는 부분에 어떠한 병의 원인이 가해지면 대부분의 사람들이 병에 걸리고 마침내는 죽음에 이르는 일조차 있다. 그러한 병변(病變)은 헤아릴 수 없을 정도로 많지만 원인을 정리하여 보면 세 종류가 있다.

① 정기의 허가 있는 곳에 외부 요인이 가해지면 낙맥(絡脈)에서부터 병이 들어 경맥, 부(腑), 내장의 순서를 따라 병이 진행된다. 이것이 하나이다.

② 육체나 정신적 과로로 인하여 수족(手足)이나 구규(九竅), 요컨대 귀, 눈, 입, 코, 전음(前陰), 후음(後陰) 등을 통하여 돌아다니는 혈맥이 조여지기도 하고 느슨해지기도 한다. 이것은 외(外: 피모皮毛, 피부, 힘줄, 뼈)에서부터 병에 걸리는 경우이다.

③ 세 번째 원인은 과도한 방사(房事), 음식의 과부족, 외상(外傷), 벌레나 짐승에 의한 상해이다. 병의 원인은 이상의 어느 것인가에 포함된다. 그러므로 혹시 경락에 병사(病邪)를 받아 발열·오한 등이 시작

되면 곧바로 의사에게 진찰을 받아 장부(臟腑)에까지 이르지 못하도록 해야 한다. 또한 수족에 조금이라도 권태감을 느낀다면 도인(導引: 운동요법), 토납(吐納: 호흡법), 침구(鍼灸), 안마, 마사지 등을 해서 구규(九竅)의 기능이 좋아지도록 항상 주의한다. 그리고 계절을 거스르지 않는 생활(《황제내경 소문素問》 참조)을 하는데, 의복이나 음식물을 항상 알맞게 하고 과도한 방사에 주의한다. 그렇게 해서 피로가 축적되지 않도록 하면 병이 주리(腠理)에 침입하는 일은 없다. 주(腠)란 삼초(三焦)의 양기와 오장의 정기가 합쳐져 개합(開闔), 출입 같은 음양의 기의 활동이 이루어지는 장소이다. 리(理)란 피부나 장부의 문리(文理)이다.]

소위 주리란 피부뿐만 아니라 장부에도 있다. 이 주리에서 음양의 기가 활동을 하면 피모를 열어 양기를 발산함과 동시에 땀을 배출하기도 하고, 닫아서 양기의 발산을 막기도 한다. 장부에서는 기의 출입을 담당한다. 부(腑)에서 만들어진 양기는 표(表)를 향하여 나가려고 하고, 장(臟)에 있는 음기는 내(內)를 향하여 들어가 양기의 반란을 진정시키려고 한다. 이 활동이 제대로 이루어진다면 절대로 병에 걸리지 않는다. 그러나 심한 정신 활동이나 노동, 방사(房事), 음식의 과부족 등으로 인하여 음양의 기의 과부족, 즉 출입에 변화가 생기면 표(表)에서도 기의 과부족이 발생하여 주리의 개합이 불규칙하게 된다. 불규칙해지면 풍(風)이나 한(寒) 등의 기후 변화(외부 요인)를 느껴 발병하는 것이다.

따라서 병의 원인은 심한 정신 활동의 내적 요인, 풍한(風寒) 같은 외적 요인, 방사·노동·음식 등 내·외적 요인도 아닌 것으로 나뉘는데 어떤 것이든지 음양의 기의 변화로서 인식할 수 있다. 이 기의 변화가 어떤 장소(병위病位)에서 어떻게 변화하고 있는가(병리病理)를 아는 것이 진단이며, 그 기의 변화를 조정하는 일이 치료다.

앞서 말한 것들이 이 편에서는 가장 중요한 조문이다. 이제부터는 항목별로 정리해보자.

망진(望診)

[제3조. 환자의 기혈(氣血) 상태는 안면에 나타난다. 눈과 눈 사이, 즉 미간의 약간 아래 부분이 푸르스름한 경우에는 신체가 차가워지고 있는 것이다. 조금 거무스름한 빛에 가까워지는 경우는 부종(浮腫)이 있다. 누르스름한 색일 경우에는 가슴에 한기(寒氣)가 있고 가슴보다 위쪽에는 열이 있다. 색이 하얗다면 피가 부족하다는 것이다. 혹시 병 상태에 반하여 붉은 색이 나타날 경우에는 위험하다. 또한, 눈이 동그란 사람이 경련을 일으키면 낫기가 어렵다. 눈 주위가 푸르스름한 경우에는 어딘가에 통증이 있다. 거무스름한 것은 과로이다. 붉은 것은 열이 있는 것이다. 누르스름한 것은 이열(裏熱)이 있는 것이므로 대변을 보기 어려울 것이다. 색이 한쪽으로 치우치지 않는 것은 내장에 수분이 막혀 있는 것이다.]

눈과 눈 사이를 명당(明堂)이라고 말하고, 조금 위의 미간을 궐(闕), 이마를 정(庭)이라고 한다. 이 주변의 피부색을 보고 대략적인 병의 상태를 짐작할 때가 있다. 기본적인 사항은 《황제내경 소문》〈오장생성편五臟生成篇〉, 《황제내경 영추》〈오색五色〉에도 설명되어 있으니 참조하기 바란다. 기본을 통달하게 되면 많은 환자들을 살펴보기 바란다. 고전서적의 내용을 더욱 잘 이해할 수 있을 것이다.

[제5조. 환자가 어깨를 움직이며 호흡을 하는 것은 가슴에서부터 위장 주변에 걸쳐서 무엇인가 막혀 있기 때문이다. 숨을 들이마실 때 얼굴이 붉어지는 사람은 기침이 나올 것이다. 호흡이 괴롭고 숨이 차는 사람은 폐위(肺痿)라는 병이 있다. 타액이 다량으로 나온다.]

[제6조. 들이쉬는 숨이 조금 **빠른** 것은 중초(中焦)에 뭉침이 있는 것이다. 하제(下劑)를 복용시키면 낫는다. 뭉침이 없고, 반대로 허해져 있는 경우에는 낫지 않는다. 양위(陽位)인 가슴에 병이 있는 것으로서 들이쉬는 숨이 급할 때에는 가슴의 음허(陰虛)이다. 음위(陰位)인 하초(下焦)에 병이 있는 것으로서 들이쉬는 숨이 느린 것은 하초의 양허(陽虛)이다. 어느 쪽의 경우라도 낫기 어렵다.]

색에 관한 것은 아니지만 이러한 것도 망진이다. 또, 호흡기에 관한 질병에 관해서는 후편에 상세히 기재되어 있다. 호흡의 음양에 관해서는 《황제내경의 난경》을 참고하면 된다.

문진(聞診)

[제4조. 환자의 목소리가 잠겨 있어 때때로 무리하게 큰 소리를 지르고자 하는 것은 관절에 병이 있기 때문이다. 목소리가 잠겨 있어 무엇을 말하는지 분명치 않을 경우에는 가슴과 배 사이에 병이 있다. 고음(高音)이고 떨리는 것 같은 목소리, 가늘고 긴 경우에는 머릿속에 병이 있다.]

문진(聞診)이란 음성, 호흡 등을 귀로 듣고 병을 판단하는 방법이다. 어렵게 생각할 필요는 없다. 목소리에 힘이 있으면 건강이 양호한 상태이기 때문에, 반대로 목소리에 힘이 없고 잠겨 있는 것은 양허일 것이다. 원기가 좋다고 말하는 방법에서도 목소리에 생기가 없는 상태를 음허라고 생각한다. 일반적으로 목소리가 크고 힘이 있는 것은 양명(陽明)의 기(氣: 위장의 기)가 충만하기 때문이다.

맥진(脈診)

[제9조. 환자의 맥이 떠 있는 경우, 그 맥이 떠 있는 상태가 오전이라면 병은 표(表)에 있다. 등에서부터 허리에 걸쳐 걸리면서 아프다. 부맥(浮脈)을 나타내고 있어도 오후가 되면 병이 리(裏)에 있다. 숨을 쉬는 것조차도 지독하게 힘들 것이다.]

양기는 체표로부터 적당히 발산되고 있는데 삼양경(三陽經)의 기는 시간에 따라서 양기의 발산을 돕는다. 이른 아침에는 소양경(少陽經)의 기가 기능함에 따라 양기를 발산한다. 단, 그 양은 극히 적다. 정오 전후 즉, 양기가 다량으로 발산되는 시간대에는 태양경(太陽經: 표)의 기가 기능하여 양기의 발산을 도와준다. 그러나 태양경의 기가 부족하게 되면 양기가 표에 정체되어 맥이 뜨게 된다. 마황탕(麻黃湯)이나 계지탕(桂枝湯)으로 양기의 발산을 도와준다. 오후 2시 이후가 되면 양명경(陽明經: 리裏)의 기가 기능하여 양기의 발산을 도와준다. 그러나 리(裏)에 이상이 있으면 양명경의 기가 부족해져서 양기가 발산되지 않기 때문에 표에 정체되어 맥이 뜨게 된다. 이 경우에는 발한제를 이용해도 별 소용이 없으므로 리(裏)의 기를 충만하게 하는 소건중탕(小建中湯)이나 인삼탕을 사용하여 양기의 발산을 도와준다. 어떠한 병의 경우이든 오후에 접어들어서도 병의 상태가 달라지지 않거나 혹은 더 악화될 경우에는 리(裏)를 보충하는 처방을 쓰면 좋아진다.

치료의 원칙

[제14조. 병에는 재빨리 리(裏)를 치료하고 나서 표(表)를 치료해야만 하는 병이 있다. 예를 들면, 하제를 복용하였기 때문에 뱃속이 텅 빌 정도로 설사를 하게 되고 동시에 관절이나 근육에 통증이 생기게 되는 경우가 있다. 이러한 때는 우선 리(裏)를 치료한다. 그렇게 해서 대변이 정상이 된 후에 관절 등의 통증이 남아 있으면 표를 치료하면 된다.]

병이 표리(表裏)에 걸쳐 있는 경우에는, 우선 리(裏)를 보충하는 것이 원칙이다. 사역탕(四逆湯), 인삼탕 등을 사용한다. 가벼울 경우라면 그것만으로도 낫지만, 리(裏)가 정상이 된 후에도 표의 증상이 남아있다면 그때 비로소 계지탕이나 마황탕 같은 발표제(發表劑)를 쓴다.

이것은 이허표병(裏虛表病)을 치료할 때의 중요한 원칙이다. 이 조문에 있는 것처럼 이증(裏症)이 반드시 설사라고는 국한할 수 없다. 동계(動悸), 숨이 차는 증세, 식욕부진 등도 이증이다. 이증이 하나라도 있다면 아무리 표증이 강하더라도 먼저 리(裏)를 보충해야 한다. 여기에 관해서는《상한론傷寒論》을 참조하기 바란다.

[제15조. 만성병이 있는 사람에게 혹시 급성 열병이 생겼을 경우에는 급한 병을 먼저 치료하고 나서 만성병을 치료하는 일이 원칙이다.]

예를 들어 요통을 앓고 있는 사람이 오한, 발열이 나면 요통 치료제는 일시적으로 중단하고 오한, 발열을 위한 치료제를 처방한다. 당연한 일인데도 불구하고 자주 틀리게 된다. 즉, 체질을 중요시한 나머지 증(證)을 잘못 이해하는 것이다. 맥진(脈診), 복진(腹診), 망진(望診), 문진(問診) 등으로

병의 정보를 수집하는 것은 좋지만, 체질적인 것이나 급성병의 증세까지 혼동하여 증(證)을 결정하려 하는 것이다. 이렇게 해서는 적절한 치료를 할 수 없다. 환자가 가장 괴로워하는 증상을 중심으로 진찰하고 주증(主症)과 객증(客症)을 구별하여 약의 처방을 결정해야 한다. 체질적으로는 시호제(柴胡劑)가 적절하다고 해도 현재의 증(證)은 영출제(苓朮劑)가 좋다고 말하는 경우가 종종 있다.

이상이 이 편의 주요 내용이다.

藏府經絡先後病脈證 第一

問曰: 上工治未病, 何也?

師曰: 夫治未病者, 見肝之病, 知肝傳脾, 當先實脾, 四季脾王不受邪, 即勿補之, 中工不曉相傳, 見肝之病, 不解實脾, 惟治肝也. 夫肝之病, 補用酸, 助用焦苦, 益用甘味之藥調之. 酸入肝, 焦苦入心, 甘入脾, 脾能傷腎, 腎氣微弱, 則水不行, 水不行, 則心火氣盛, 心火氣盛, 則傷肺, 肺被傷, 則金氣不行, 金氣不行, 則肝氣盛, 肝氣盛, 則肝自愈, 此治肝補脾之要妙也. 肝虛則用此法, 實則不在用之. 經曰: 虛虛實實, 補不足, 損有餘, 是其義也, 餘藏準此.

夫人秉五常, 因風氣而生長, 風氣雖能生萬物, 亦能害萬物, 如水能浮舟, 亦能覆舟; 若五藏元眞通暢, 人即安和. 客氣邪風, 中人多死, 千般疢難, 不越三條; 一者, 經絡受邪, 入藏府, 爲內所因也; 二者, 四肢九竅血脈相傳, 壅塞不通, 爲外皮膚所中也. 三者, 房室金刃蟲獸所傷, 以此詳之, 病由都盡. 若人能養愼, 不令邪風干忤經絡, 適中經絡, 未流傳府藏, 即醫治之. 四肢纔覺重滯, 即導引吐納, 鍼灸膏摩, 勿令九竅閉塞. 更能無犯王法, 禽獸災傷, 房室勿令竭乏, 服食節其冷熱苦酸辛甘, 不遺形體有衰, 病則無由入其腠理. 腠者, 三焦通會元眞之處, 爲血氣所注; 理者, 是皮膚藏府之文理也.

問曰: 病人有氣色見於面部, 願聞其說.

師曰: 鼻頭色靑, 腹中痛, 苦冷者死, 鼻頭色微黑者, 有水氣; 色黃者, 胸上有寒; 色白者, 亡血也; 設微赤非時者, 死. 其目正圓者痓, 不治. 又色靑爲痛, 色黑爲勞, 色赤爲風, 色黃者便難, 色鮮明者有留飮.

師曰: 病人語聲寂然, 喜驚呼者, 骨節間病; 語聲暗暗然不徹者, 心膈間病; 語聲啾啾然細而長者, 頭中病.

師曰: 息搖肩者, 心中堅; 息引胸中上氣者, 咳; 息張口短氣者, 肺痿唾沫.

師曰: 吸而微數, 其病在中焦. 實也, 當下之卽愈, 虛者不治. 在上焦者, 其吸促; 在下焦者, 其吸遠, 此皆難治. 呼吸動搖振振者, 不治.

師曰: 寸口脈動者, 因其王時而動, 假令肝王色靑, 四時各隨其色. 肝色靑而反色白, 非其時色脈, 皆當病.

問曰: 有未至而至, 有至而不至, 有至而不去, 有至而太過, 何謂也?

師曰: 冬至之後, 甲子夜半少陽起. 少陽之時陽始生, 天得溫和. 以未得甲子, 天因溫和, 此爲未至而至也; 以得甲子, 而天未溫和, 此爲至而不至也; 以得甲子, 而天大寒不解, 此爲至而不去也; 以得甲子, 而天溫如盛夏五六月時, 此爲至而太過也.

師曰: 病人脈浮者在前, 其病在表; 浮者在後, 其病在裏. 腰痛背强不能行, 必短氣而極也.

問曰: 經云厥陽獨行, 何謂也?

師曰: 此爲有陽無陰, 故稱厥陽.

問曰: 寸脈沈大而滑, 沈則爲實, 滑則爲氣. 實氣相搏, 血氣入藏卽死, 入府卽愈, 此爲卒厥. 何謂也?

師曰: 脣口靑, 身冷, 爲入藏, 卽死; 如身和, 汗自出, 爲入府, 卽愈.

問曰: 脈脫, 入藏卽死, 入府卽愈, 何謂也?

師曰: 非爲一病, 百病皆然, 譬如浸淫瘡, 從口起流向四肢者可治, 從四肢流來入口者不可治; 病在外者可治; 入裏者卽死.

問曰: 陽病十八何謂也?

師曰: 頭痛項腰脊臂脚掣痛. 陰病十八何謂也?

師曰: 咳, 上氣喘, 噦, 咽, 腸鳴脹滿, 心痛拘急. 五藏病各有十八, 合爲九十病; 人又有六微, 微有十八病, 合爲一百八病, 五勞七傷六極婦人三十六病, 不在其中, 淸邪居上, 濁邪居下, 大邪中表, 小邪中裏, 槃飪之邪, 從口入者, 宿食也. 五邪中人, 各有法度, 風中於前, 寒中於暮, 濕傷於下, 霧傷於上, 風令脈浮, 寒令脈急, 霧傷皮腠, 濕流關節, 食傷脾胃, 極寒傷經, 極熱傷絡.

問曰: 病有急當救裏救表者, 何謂也?

師曰: 病, 醫下之, 續得下利清穀不止, 身體疼痛者, 急當救裏; 後身體疼痛,
清便自調者, 急當救表也.

夫病痼疾, 加以卒病, 當先治其卒病, 後乃治其痼疾也.

師曰: 五藏病各有所得者愈; 五藏病各有所惡各隨其所不喜者爲病. 病者素
不應食, 而反暴思之, 必發熱也.

夫諸病在藏, 欲攻之, 當隨其所得而攻之, 如渴者與猪苓湯, 餘皆倣此.

02 / 痙濕暍病脈證幷治
경 습 갈 병 맥 증 병 치

第二
제 이

이 편에는 경병(痙病), 습병(濕病), 갈병(暍病)의 맥과 증후 그리고 치료법에 관해서 설명되어 있다.

1. 경병(痙病)

경병(반신半身 운동 마비—역주)은 진액(津液: 체액의 전반적인 것을 가리킴)이 부족하게 되어 근육이 땅기는 병이다. 조병(燥病)이라고도 한다. 현대의 파상풍 같은 병도 포함되어 있는 것 같다.

병의 원인

[제4조. 태양경(太陽經)이 병들어 있을 때에 발한하게 되면 경병이 된다.]

[제5조. 뇌졸중 등으로 병들어 있을 때에 하제를 처방하게 되면 경병이 된다. 또한 발한을 하게 해도 근육이 땅긴다.]

[제6조. 외상(外傷)이 있는 경우에는 관절이나 근육이 아프다고 해도 발한제를 주면 안 된다. 땀이 나면 경병이 된다.]

경병은 기후의 변화 즉, 건조함에 의해서도 생기지만 땀을 냄으로써 진액이 부족해져도 생긴다. 외상이 있는 사람은 원래 진액이 부족해지기 쉽기 때문에 땀을 내게 되면 더욱 부족해져서 경병이 된다. 또한, 뇌졸중 등의 후유증이 있는 사람은 변비에 걸리기 쉬운데 결코 하제를 주어서는 안된다. 설사를 하게 되면 진액이 부족해져 근육의 경련이 심해진다. 이러한 것들 이외에도 출산 후에는 땀이 나기 쉬워지므로 경병이 되지 않도록 주의한다. 또한, 노동 등으로 땀을 지나치게 많이 내는 것도 좋지 않다.

병증(病症)과 치료법

[제7조. 경병이 생기면, 신체는 뜨거워지고 발은 차가워진다. 목덜미가 강하게 땅긴다. 오한이 나고 때때로 머리에 열이 나며 안면이 붉어지고 눈도 충혈된다. 머리를 뒤흔들고, 이를 악물며 활처럼 몸을 뒤튼다.]

경병의 일반적인 병증이다. 그러나 별로 눈에 띄지는 않는다. 경병으로서 치료하는 것은 이와 같이 심각한 병증에만 한정되지 않는다. 노동 등으로 땀을 흘린 후에 근육이 땅기는 것을 경병이라고 여기고 치료를 한다. 또한, 땀을 많이 흘리는 체질을 가진 사람의 어깨 결림도 경병이라고 생각한다.

괄루계지탕증(括蔞桂枝湯證)

[제11조. 태양경(太陽經)이 병들어, 목덜미에 강한 통증이 있고 오한이 일어나는 증상이 나타나고 신체에도 경련이 심하게 일어나며 태양병증과는 반대로 맥이 가라앉아 있고 느린 경우는 경병이다. 괄루계지탕이 주치(主治)한다.]

[괄루계지탕방(括蔞桂枝湯方)

괄루근(括蔞根) 2g, 계지 작약(芍藥) 각 3g, 감초 2g, 대조(大棗) 4g.

다섯 가지 재료를 물 360cc에 넣고 달여 120cc로 만들고 세 번에 나누어 따뜻하게 마신다. 복용 후에는 조금 땀을 내주는 것이 좋다. 땀이 나지 않을 경우에는 뜨거운 죽을 먹이면 땀이 난다.]

괄루계지탕은 땀을 많이 흘리는 체질을 가진 사람이 어깨 결림이 있을 때에 잘 이용된다. 일반적으로 야윈 타입으로서 근육의 경련 같은 결림에 사용한다. 그때, 맥이 가라앉아 있고 가늘다면 확실하다. 반드시 지맥(遲脈)은 아니다. 괄루근의 기미(氣味)는 고한(苦寒)하다. 근육을 촉촉하게 적셔 통증을 완화시키는 작용이 있다.

[제12조. 태양경이 병들어 땀이 나지 않고, 소변은 땀이 나지 않으니 많아야 하는데도 불구하고 반대로 양이 적고, 가슴에 무엇인가 치밀어 올라오는 듯한 느낌이 있고, 입을 악물어 열리지 않을 경우에는 강한 경병이 되려는 것이다. 갈근탕(葛根湯)이 주치한다.](《상한론》참조)

[제13조. 경병이 되어 가슴이 답답해지고 입을 굳게 다물며, 신체를 뒤틀고, 다리에 경련이 일어나고, 이를 가는 경우에는 대승기탕(大承氣湯)을 처방해야 한다.](《상한론》참조)

대승기탕은 양명내실증에 쓰는 약의 처방이다. 원인은 달라도 병리만 같으면 어떠한 병에라도 쓸 수 있다.

2. 습병(濕病)

습병(濕에 의한 마비증상-역주)이란 관절에 통증이 있는 병으로서 습기가 원인이라고 말한다. 확실히 습기가 많은 곳에서 일을 하는 사람은 관절이 나빠진다. 또한, 관절이 좋지 않은 사람은 습기가 많아지면 그 통증

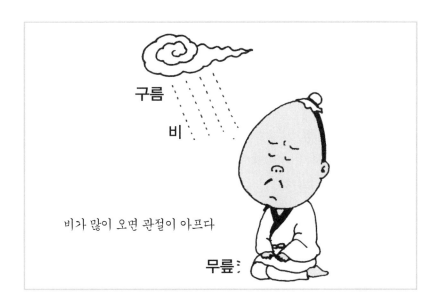

구름

비

비가 많이 오면 관절이 아프다

무릎

이 상당히 심해진다.

병증과 치료법

[제14조. 태양경이 병들어 관절이 쑤시고 아프며, 맥이 가라앉아 있고 가는 것은 습비(濕痺)라는 병이다. 습비에 걸리면 소변불리(小便不利)가 생기고 대변은 잘 보게 된다. 따라서 이뇨(利尿)를 하면 좋아진다.]

습기가 침범하면 관절의 통증이나 열이 나는 느낌이 있고 맥이 가라앉으며 소변량이 줄어드는 현상이 일반적 증후다. 치료에는 마황(麻黃)을 포함한 것이나 방기(防己), 황기제(黃耆劑)를 사용한다.

[제15조. 습병에 걸린 사람은 신체의 속이 아프고 발열하며 피부색이 흐트러져 누런색이 된다.]

신체의 습기가 있는 곳에 열이 가해진 경우, 소변량이 적으면 열을 방출할 수 없기 때문에 노란색이 된다. 그러나 치자(梔子)나 대황(大黃)을 써야 하는 황달병은 아니기 때문에 하제를 쓸 수는 없다. 혹시 하제를 쓰게 되면 위장이 차가워져 딸꾹질이 나기 시작하거나, 가슴의 양기가 부족해져 가슴이 답답해지기도 하고, 진액이 부족해져서 더욱 더 소변량이 줄어들기도 한다. 또한 설사가 시작되거나 기침을 하기 시작한다면 그 사람의 관절염은 난치성이다. 관절이 좋지 않은 사람은 이뇨를 해야 하며 하제는 금기다.

[제18조. 바람과 습기가 함께 관절을 병들게 하는 경우 원칙적으로 발한을 하면 낫는다. 그러나 발한을 하여도 낫지 않는 이유는 풍기(風氣)만 떠나고 습기는 남아있기 때문이다. 땀을 낸다고 하더라도 극히 조금만 내는 것이 좋다. 그렇게 하면 풍습(風濕)이 함께 사라진다.]

관절염이나 류머티즘 중에서 땀을 내게 해서 치료하는 일이 있다. 그러나 일반적인 열병과 같이 마음대로 땀을 내면 좋다는 말은 아니다. 극히 조금, 그것도 시간을 들여 천천히 발한시켜야 한다. 발한을 시켜서 치료하는 관절염 등은 극히 초기 상태에 한정된다.

[제19조. 습병에 걸린 사람이 신체가 아프고 발열하며, 안면이 노란색으로 변하고 숨이 차며, 두통, 코가 막혀 애를 먹고 있는 경우, 맥이 크고 식욕이 정상이라면 리(裏)에 병은 없다. 표(表)에 한기와 습기가 침입하였기 때문에 코가 막혀 있을 뿐이다. 코에 약을 넣어 주면 낫는다.]

원래 습기(수독水毒)가 많은 사람이 바람에 노출되면 관절에 병이 들지만, 한랭(寒冷)에 의해서도 나빠진다. 그 경우, 맥이 크고 식욕이 정상이라면 리(裏)에 이상이 없는 표열증(《상한론》참조)이라고 생각된다. 표의 기와 관련하여 치료를 해주면 낫는다. 또한, 콧속에 신미성(辛味性) 약으로 된 분말을 불어 넣어주면 재채기가 나와 표의 막힘이 뚫리게 되는 것이다. 약의 처방으로는 마황가출탕(麻黃加朮湯)을 쓰고, 침구(鍼灸)로는 폐경(肺經)과 태양경(太陽經)을 보충한다.

마황가출탕증(麻黃加朮湯證)

[제20조. 습병인 사람이 신체가 쑤시고 아픈 경우에는 마황가출탕을 처방해주어 발한하게 하여야 한다. 화열(火熱) 요법은 금기이다.]

[마황가출탕방(麻黃加朮湯方)

마황 3g, 계지 감초 각 2g, 행인(杏仁) 3g, 대조(大棗) 3g.

물 360cc로 우선 마황을 달여 280cc로 만들고 나서, 다른 재료를 넣어 100cc로 졸인 후에 세 번에 나누어 따뜻하게 마신다. 복용 후에는 신체를 감싸고 조금 땀을 내준다.]

이 처방은 신체가 조금 붓고 관절에 통증이 있을 때에 쓴다. 관절이 부어 있을 때에는, 소위 실종(實腫)으로 발적(發赤), 종창(腫脹: 염증으로 인하여 붓는 것-역주)이 심하게 나타난다. 염좌(捻挫)로 인하여 붓고 아플 때에도 쓸 수 있다. 이 처방에 적응하는 사람을 보면 대변정(大便正), 소변불리(小便不利)이고 코막힘, 숨이 차고 피부가 노란색을 띠며 두통, 발열 등의 증상이 다소 나타나는 사람이 있다.

마황행인의이감초탕증(麻黃杏仁薏苡甘草湯證)

[제21조. 신체 속이 쑤시고 아프며 발열이 있고, 오후가 되면 발열이나 통증이 극심해지는 것을 풍습(風濕)이라고 한다. 이 병은 땀을 낸 후 풍기(風氣)에 닿거나 오랫동안 신체를 식혔을 때 일어나는 병이다. 마황행인의이감초탕을 처방해주어야 한다.]

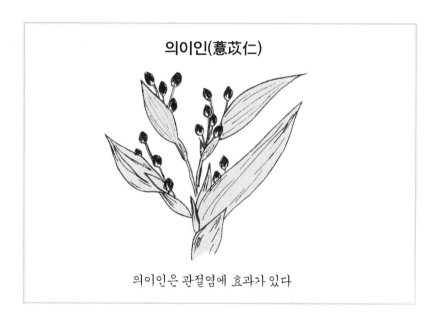

의이인(薏苡仁)

의이인은 관절염에 효과가 있다

[마황행인의이감초탕방(麻黃杏仁薏苡甘草湯方)

마황 5g, 감초 10g, 의이인 5g, 행인 5g.

네 가지 재료를 잘게 썬 후에 물 120cc에 넣고 달여 80cc로 만들고 앙금을 제거한 후 따뜻하게 마신다. 복용 후에는 바람에 닿지 않도록 주의한다.]

이 처방은 오후가 되어서 악화되는 병이라면 관절염 류머티즘은 물론이고 단순한 근육통에도 적용할 수 있다. 단, 환자는 앞서 말한 마황가출탕증(麻黃加朮湯證)처럼 소변량은 적지만 식욕 등에 이상은 없다. 다시 말해서 내(內)에 이상이 없고, 표(表)의 피부에 열이 있을 때에 쓰는 것이 이 처방이다. 이 처방에 포함되는 의이인의 기미(氣味)는 감미한(甘微寒)하다. 피부의 열을 다스리기 때문에 사마귀를 제거하는 데 효과가 있다. 또한, 이 처방을 쓸 때는 원인을 확인하고 나서 적용하는 일이 중요하다.

마황가출탕이나 이 처방이 적응하는 관절염은 대부분의 경우 실종(實腫)이다. 따라서 구두침(灸頭鍼)이나 직접 뜸을 뜨는 일은 금기다. 반드시라고 말해도 좋을 정도로 악화시킨다. 그러나 지열(知熱) 뜸으로 국소(局所)를 발한시키는 것은 효과가 있다. 약품으로 말하면, 발한 또는 이뇨의 작용하는데 마디를 제거한 마황을 사용하는 편이 효과가 있다.

이 처방은 오후에 들어서 더 악화되는 관절염이나 류머티즘에 이용하지만, 그 중에는 아침에 움직이기가 더 어렵고 오후가 되면 오히려 편안해지는 관절염이나 류머티즘이 있다. 이러한 것은 습기가 아니라 노동 등에 의한 혈허(血虛)가 원인이다. 황기건중탕(黃耆建中湯)이나 자감초탕(炙甘草湯)이 쓰인다.

방기황기탕증(防己黃耆湯證)

[제22조. 수기(水氣: 습기)가 많은 사람이 바람을 맞았기 때문에 맥이 뜨고 신체가 무거우며 땀이 나기 때문에 오풍(惡風)하는 경우는 방기황기탕이 주치한다.]

[방기황기탕방(防己黃耆湯方)

방기 4g, 감초 2g, 백출(白朮) 3g, 황기 5g, 대조(大棗) 4g, 생강 3g

모든 재료를 물 240cc로 달여 80cc로 만든 후 네 번에 나누어 따뜻하게 마신다.

혹시 숨이 찰 경우에는 마황 2g을 가한다. 복통이나 변비가 있으면 작약 3g을 가한다. 흥분되고 두통이 심한 경우에는 계지 3g을 가한다. 하반신이 차가워질 경우에는 세신(細辛) 3g을 가한다. 또한, 이불 등으로 허리부터 아래 부분을 덮어주어 따뜻하게 한다.]

이 처방은 수기(水氣)가 많은 사람 즉, 물살이 찌는 사람이 감기에 걸려 땀이 나고 바람을 맞아 기분이 나빠지고 두통, 발열이 있고 신체가 나른하다고 말할 때에 사용한다. 열이 없더라도 물살이 찌는 사람으로서 땀이 나기 쉽고 소변량이 적으며 발이 붓기 쉽다고 말하는 사람의 관절염에도 사용한다. 그 경우, 관절의 발적(發赤)은 거의 없고 움직였을 때에만 아프다고 말하는 사람이 많은 것 같다. 종창(腫脹)도 퉁퉁 붓는데 소위 허종(虛腫)이다. 이 처방증에서 추워지거나 바람을 맞았을 때 통증이 더욱 심해질 경우, 세신을 가한다. 이 처방증으로 식욕부진이나 변비를 호소하는 사람은 적지만 혹시 그와 같은 증상이 나타나면 작약을 가한다. 수기(水氣)가 지나치게 많아지면 수기가 가슴으로 가서 호흡기 증상이 나타난다. 이러한 증상이 나타날 때에는 마황을 가한다.

[제23조. 신체에 수분이 많은 사람이 외사(外邪)에 침범당하면 신체의 여기저기가 아프고 혼자서 자다가 뒤척일 수도 없게 된다. 이러한 때 구역질이나 입이 마르는 증상이 없으며 맥이 부허(浮虛)하고 매끄럽지 않은 경우에는 계지부자탕(桂枝附子湯)이 주치한다. 혹시 대변이 단단하고 소변이 잘 나오는 경우에는 백출부자탕(白朮附子湯)이 주치한다.]《상한론》참조)
[제24조. 수분이 많은 사람이 외사에 침범당하면 관절이 쑤시고, 당기는

것 같은 통증이 있어 몸을 굽히거나 펼 수도 없게 된다. 조금만 닿아도 심한 통증을 느낀다. 숨이 차고 땀이 나는 등의 증상이 있으며 소변은 적고, 오풍(惡風) 때문에 의복을 벗으려 하지 않는다. 또한, 신체가 조금 부어 있다. 이러한 때는 감초부자탕(甘草附子湯)이 주치한다.]《상한론》참조)

3. 갈병(暍病)
갈병이란 현대에서 흔히 말하는 일사병이나 열사병이다.

병증과 치료법
[제25조. 태양경이 더위를 느끼게 되면 발열과 오한이 일어나 신체가 나른하고 아프다. 맥은 굽어 있고 가늘고 느리며, 안압(按壓)하면 규맥(芤脈)이 된다. 소변을 본 뒤에 몸이 오싹오싹하고 손발도 차가워진다. 조금만 노동을 해도 신체에 열이 나기 때문에 입을 벌리고 호흡한다. 이러한 때에 발한을 하면 오한이 심해진다. 온침(溫鍼: 구두침)을 가하면 열이 더욱 심해진다. 몇 번씩 하제를 복용시키면 소변 배출이 어려워진다.]

[제26조. 태양경이 더위 먹었다는 것을 갈(暍)이라고 한다. 이 경우, 땀이 나면서 오한을 느끼고 신체에 열이 나면서 목이 마르면 백호가인삼탕(白虎加人蔘湯)이 주치한다.]《상한론》참조)

양기는 내(內)에서 외(外)를 향해 전진하여 체표에서 적당히 발산되고 있다. 그러나 더위 때문에 표(表)의 기(氣)의 균형이 무너지면 땀이 새나간다. 또한 발산되지 않은 양기가 안쪽에 정체되기 때문에 신체에 열이 나고, 외(外)에는 양기가 관련되지 않기 때문에 오한이 난다.

이러한 병리(病理) 상태라면 원인이나 병명에 관계없이 백호가인삼탕을 쓸 수 있다. 석고(石膏)와 지모(知母)로 열을 식혀주고 감초, 갱미(粳米), 인삼으로 진액을 충만하게 해주어 축여준다. 단순한 발한제나 하제, 혹은 뜸 치료를 가하면 더욱 진액을 부족하게 만들어 열을 가득 차게 한다. 그러나 혹시 허로(虛勞) 증상이 있으면 석고제(石膏劑)가 아니라 소건중탕(小建中湯)이나 팔미환(八味丸)으로 진액을 충만하게 한다.

일물과체탕증(一物瓜蔕湯證)

[제27조. 신체에 열이 나면서 몸이 무겁고 아프며 맥이 미약한 증세는 여름에 냉수를 마시거나 목욕을 자주 하여 땀을 내주지 못하기 때문에 일어난다. 일물과체탕이 주치한다.]

[일물과체탕방(一物瓜蔕湯方)

과체 0.6g

과체를 물 80cc로 달여 40cc로 졸인 후 찌꺼기를 제거하고 복용한다.]

여름은 양기를 많이 발산하는 시기이므로 양기는 내(內)에 적고 외(外)에 많이 있다. 그런데 냉수를 많이 마시게 되면 위장을 차갑게 식혀주기 때문에 양기의 생산을 적게 함으로써 체표에서도 양기가 부족해져 땀을 내보내기 어려워진다. 냉수로 샤워를 한 경우에는, 외(外)에 많아진 양기의 발산을 직접 중지시키게 된다. 양기가 발산되지 못하면 정체되어 신체에 열이 나고 땀이 나지 않기 때문에 신체가 나른해진다.

이러한 병리(病理)는 여름에 자주 볼 수 있다. 냉방을 해 놓은 방에서 장시간 있는 상태에서 냉수를 마시거나, 해수욕을 한 후에 냉수를 마시게 되면 신체가 나른해지고 땀이 나지 않으며 두통이나 발열이 생긴다. 구토 증상을 호소할 때도 있다. 이러한 때에는 인삼탕(人蔘湯)으로 위장을 따뜻하게 해주어 발한을 시켜주거나 오령산(五苓散)으로서 이뇨해주면 낫는다. 혹시 가슴이 답답하다고 호소할 경우에는 이 처방을 쓴다. 과체를 복용하면 구토를 하고 양기의 순환이 원활해진다.

痙濕暍病脈證併治 第二

太陽病發熱無汗, 反惡寒者, 名曰剛痙.

太陽病發熱汗出, 而不惡寒, 名曰柔痙.

太陽病, 發熱, 脈沉而細者, 名曰痙, 爲難治.

太陽病, 發汗太多, 因致痙.

夫風病, 下之則痙, 復發汗, 必拘急.

瘡家, 雖身疼痛, 不可發汗, 汗出則痙.

病者, 身熱足寒, 頸項强急, 惡寒, 時頭熱面赤目赤, 獨頭動搖, 卒口噤, 背反張者, 痙病也. 若發其汗者, 寒濕相得, 其表益虛, 即惡寒甚, 發其汗已, 其脈如蛇.

暴腹脹大者, 爲欲解, 脈如故; 反伏弦者痙.

夫痙脈, 按之緊如弦, 直上下行.

痙病有灸瘡, 難治.

太陽病, 其證備, 身體强, 几几然, 脈反沈遲, 此爲痙, 栝蔞桂枝湯主之.

栝蔞桂枝湯方:

栝蔞根二兩 桂枝三兩 芍藥三兩 甘草二兩 生薑三兩 大棗十二枚

以上六味, 以水九升, 煮取三升, 分溫三服, 取微汗; 汗不出, 食頃, 啜熱粥發之.

太陽病, 無汗而小便反少, 氣上衝胸, 口噤不得語, 欲作剛痙, 葛根湯主之.

痙爲病, 胸滿口噤, 臥不著席, 脚攣急, 必齘齒, 可與大承氣湯.

太陽病, 關節疼痛而煩, 脈沈而細者, 此名濕痺. 濕痺之候, 小便不利, 大便反快, 但當利其小便.

濕家之爲病, 一身盡疼, 發熱, 身色如薰黃也.

濕家, 其人但頭汗出, 背强, 欲得被覆向火, 若下之早則噦, 或胸滿, 小便不利, 舌上如胎者, 以丹田有熱, 胸中有寒, 渴欲得水飮而不能飮, 則口燥煩也.

濕家, 下之, 額上汗出, 微喘, 小便利者死, 若下利不止者亦死.

風濕相搏, 一身盡疼痛, 法當汗出而解, 值天陰雨不止, 醫云: 此可發汗. 汗之病不愈者, 何也?

蓋發其汗, 汗大出者, 但風氣去, 濕氣在, 是故不愈也. 若治風濕者, 發其汗, 但微微似欲汗出者, 風濕俱去也.

濕家病, 身疼發熱, 面黃而喘, 頭痛鼻塞而煩, 其脈大, 自能飮食, 腹中和無病, 病在頭中寒濕, 故鼻塞, 內藥鼻中則愈.

濕家身煩疼, 可與麻黃加朮湯, 發其汗爲宜, 愼不可以火攻之.

麻黃加朮湯方:

麻黃三兩(去節) 桂枝二兩(去皮) 甘草二兩(炙) 杏仁七十個(去皮尖) 白朮四兩

以上五味, 以水九升, 先煮麻黃, 減二升, 去上沫, 內諸藥, 煮取二升半, 去滓, 溫服八合, 覆取微似汗.

病者一身盡疼, 發熱, 日晡所劇者, 名風濕. 此病傷於汗出當風, 或久傷取冷所致也, 可與麻黃杏仁薏苡甘草湯.

麻黃杏仁薏苡甘草湯方:

麻黃半兩(去節,湯泡) 甘草一兩(炙) 薏苡仁半兩 杏仁十枚(去皮尖,炒)

以上剉麻豆大, 每服四錢匕, 水盞半, 煮八分, 去滓, 溫服, 有微汗, 避風.

風濕脈浮, 身重, 汗出惡風者, 防己黃耆湯主之.

防己黃耆湯方:

防己一兩 甘草半兩 白朮七錢半 黃耆一兩一分(去蘆)

以上剉麻豆大, 每抄五錢匕, 生薑四片, 大棗一枚, 水盞半, 煎八分, 去滓, 溫服, 良久再服. 喘者, 加麻黃半兩. 胃中不和者, 加芍藥三分. 氣上衝者, 加桂枝三分. 下有陳寒者, 加細辛三分. 服後當如蟲行皮中, 從腰下如冰, 後坐被上, 又以一被繞腰以下, 溫令微汗差.

傷寒八九日, 風濕相搏, 身體疼煩, 不能自轉側, 不嘔不渴, 脈浮虛而濇者, 桂枝附子湯主之; 若大便堅, 小便自利者, 去桂枝加白朮湯主之.

風濕相搏, 骨節疼煩, 掣痛不得屈伸, 近之則痛劇, 汗出短氣, 小便不利, 惡風不欲去衣, 或身微腫者, 甘草附子湯主之.

太陽中暍, 發熱惡寒, 身重而疼痛, 其脈弦細芤遲, 小便已, 灑灑然毛聳, 手足逆冷, 小有勞, 身卽熱, 口開前板齒燥. 若發其汗, 則其惡寒甚; 加溫針則發熱甚; 數下之則淋甚.

太陽中熱者, 暍是也. 汗出惡寒, 身熱而渴, 白虎加人參湯主之.

太陽中暍, 身熱疼重, 而脈微弱, 此以夏月傷冷水, 水行皮中所致也, 一物瓜蒂湯主之.

一物瓜蒂湯方:

瓜蒂二十個

上剉, 以水一升, 煮取五合, 去滓, 頓服.

03 / 百合狐惑陰陽毒病脈證併治

백 합 호 혹 음 양 독 병 맥 증 병 치

第三

제 삼

이 편에는 백합병(百合病)과 호혹병(狐惑病), 음양독병(陰陽毒病)의 맥과 증상 그리고 그 치료법이 설명되어 있다. 각각의 병을 정리해본다.

1. 백합병(百合病)

백합병이란 현대의 우울증에 해당할 것이다. 주요 병증과 치료법은 다음과 같다.

병증과 치료법

[제1조. 백합병은 삼음삼양경(三陰三陽經)의 어딘가에서 병들기 시작하는 것이다. 식욕은 있지만 먹지 못하고 언제나 멍한 상태로 있다. 자려고 해도 잠을 이룰 수가 없다. 행동하려는 마음을 먹어도 실행으로 옮길 수가 없다. 음식물이 맛있다고 생각될 때도 있지만 때로는 냄새를 맡는 일조차도 꺼려진다. 음병(陰病)처럼 보이면서도 한(寒)이 없고, 내열병(內熱病)처럼 보이면서도 열이 없다. 입은 쓰고 소변은 붉다. 이러한 백합병의 증세를 열병 등이라고 오인하여 발한시키거나, 구토제·하제를 복용시키면 토하거나 설사를 한다. 마치 어떠한 뒤탈이라도 발생한 것 같은 상태가 된다. 외관상으로는 정상이고 맥은 약간 삭(數)하다.

백합병에 걸린 사람이 소변볼 때 두통을 느끼는 것은 기(氣)가 머리로 올라온 것이므로 낫는 데 60일 정도 걸린다. 소변볼 때 두통을 느끼지 않고 오싹오싹 한기를 느끼는 사람은 표허(表虛)가 있다. 낫는 데 40일 정도 걸린다. 소변볼 때 현기증이 나는 사람은 가벼운 표허가 있는 것이다. 낫는 데 10일 정도 걸린다.

백합병에 걸린 경우에는 앞에서 기재했던 증상이 처음부터 전부 나타난다고 할 수는 없으므로 그 병리를 잘 생각하고 치료해야 한다.]

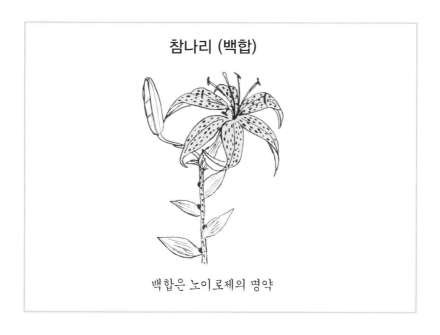

참나리 (백합)

백합은 노이로제의 명약

소변은 태양방광경(太陽膀胱經)의 기(氣)가 내려가는 힘에 의해서 배출되는 것이다. 그러나 태양경의 기가 부족하면 소변이 배출될 때에 현기증이나 두통을 일으킨다.

백합지모탕증(百合知母湯證)

[제2조. 백합병을 열병이라고 오인하여 발한시켰을 경우에는 백합지모탕이 주치(主治)한다.]

[백합지모탕방(百合知母湯方)

백합의 인편(鱗片) 7개, 지모 3g

이 두 가지 재료 중에서 우선 백합을 하룻밤 물에 담가놓아 떫은맛을 제거한다. 그 백합을 물 80cc에 넣어 40cc가 되도록 달인다. 별도로 물 80cc에 지모를 넣어 40cc가 될 때까지 달인다. 이렇게 두 가지를 따로 달인 액을 섞어서 다시 바짝 졸여 60cc가 되도록 한다. 이것을 두 번에 나누어 따뜻하게 마신다.]

이 처방에는 지모가 포함되어 있기 때문에, 발한으로 진액이 부족해지고 그로 인하여 내열이 생겼을 경우에 쓴다고 생각된다.

활석대자탕증(滑石代赭湯證)

[제3조. 백합병을 잘못 알고 설사를 시켰기 때문에 소변이 잘 나오지 않게 된 경우에는 활석대자탕이 주치한다.]

[활석대자탕방(滑石代赭湯方)

백합 7개, 활석 3g, 대자석(代赭石) 3g

앞에 있는 처방과 같은 방법으로 백합을 달인 액 40cc를 취한다. 별도로 물 80cc에 활석과 대자석을 함께 넣은 후 40cc가 되도록 달인다. 두 가지를 달여 놓은 액을 합쳐서 60cc가 될 때까지 졸인 후 두 번에 나누어 따뜻하게 마신다.]

백합계자탕증(百合鷄子湯證)

[제4조. 백합병을 잘못 알고 토하게 만든 경우 백합계자탕이 주치한다.]

[백합계자탕방(百合鷄子湯方)

백합 7개, 난황(卵黃) 1개

앞에 있는 처방과 같은 방법으로 얻은 백합을 달인 액에 난황을 첨가하여 절반이 되도록 달인 후에 따뜻하게 마신다.]

백합지황탕증(百合地黃湯證)

[제5조. 백합병으로서 발한, 구토, 설사의 치료를 가하지 않고서 병증이 처음과 같다면 백합지황탕이 주치한다.]

[백합지황탕방(百合地黃湯方)

백합 7개, 생지황즙(生地黃汁) 40cc

앞에 있는 처방과 같은 방법으로 얻은 백합을 달인 액 40cc에 지황즙 40cc를 첨가하여 60cc가 되도록 달인 후, 두 번에 나누어 따뜻하게 마신다. 복용 후에 옻처럼 검은 대변이 나오는 경우는 효과가 있는 것이다.]

백합세방증(百合洗方證)

[제6조. 백합병에 걸린 후 1개월이 지나도 낫지 않고 소갈병(消渴病)처럼 입이 마르는 경우에는 백합세방이 주치한다.]

[백합세방(百合洗方)

백합 1되[升] 정도를 물 1말[斗]에 하룻밤 담가 둔다. 그 액으로 신체를 씻는다. 백합은 삶아서 먹는다. 단지 짠맛[鹽味]을 곁들여서는 안 된다.]

괄루모려산증(括蔞牡蠣散證)

[제7조. 백합병의 구갈(口渴)이 앞서 말한 처방을 해도 낫지 않을 경우에는 괄루모려산이 주치한다.]

[괄루모려산방(括蔞牡蠣散方)

괄루근(括蔞根), 모려 각 등분

이 두 가지 재료를 분말로 만든 후, 한 번에 2g씩 하루 세 번 복용한다.]

백합활석산증(百合滑石散證)

[제8조. 백합병으로 인하여 발열하는 경우는 백합활석산이 주치한다.]

[백합활석산방(百合滑石散方)

백합 1g(구운 것), 활석 3g

이 두 가지 재료를 분말로 만든 후 한 번에 2g씩 하루 세 번 복용한다. 설사를 조금만 해도 해열되므로 그 다음에는 복용하지 않아도 된다.]

[제9조. 백합병에 걸린 경우로서 한증(寒證)을 나타내면 양기를 보충하고, 열증(熱證)을 나타내면 음기를 보충한다. 만약 열증을 나타내고 있을 때 발한을 하게 하거나, 한증을 나타내고 있을 때에 설사를 시키는 것은 역치(逆治)이다.]

백합병은 계마제(桂麻劑)로 발한시키거나 승기탕류(承氣湯類)로 설사를 시켜서는 안 된다. 한증을 나타내고 있다면 온보(溫補: 온성溫性의 약으로서 신체를 돕는 것－역주)하는 정도로 양기를 보충한다. 예를 들어 건강제(乾薑劑)를 쓴다. 땀이 날 정도로 보충해서는 안 된다. 또한 열이 있는 경우에 그것을 양기가 정체된 탓이라고 간주하고 발한하거나 내실(內實)로서 설사를 시켜서는 안 된다. 작약이나 지황(地黃) 등으로 음기를 보충하여 윤활하게 하는 것이 좋다.

2. 호혹병(狐惑病)

호혹병이란 현대의 신경증에 해당될 것이다.

병증과 치료법

감초사심탕증(甘草瀉心湯證)

[제10조. 호혹병의 상태는 상한(傷寒)과 비슷한 점이 있다. 자려고 해도 눈이 맑아져서 잠을 이룰 수 없고, 누워있거나 앉아있어도 마음이 안정되지 않는다. 식욕이 없고 음식 냄새조차 꺼려진다. 안색이 갑자기 붉어지기도 하고, 검어지거나 또는 하얗게 되기도 한다. 이와 같은 경우에 음부(陰部)가 침해당한 것을 호(狐)라고 하고, 상부(上部)가 침해당한 것을 혹(惑)이라고 한다. 상부가 침해당하면 목이 잠긴다. 그때에는 감초사심탕이 주치한다.]《상한론》 참조)

감초사심탕은《상한론》에 기재되어 있듯이 설사 같은 위장병일 때에 자주 쓰인다. 단지 적응증은 대부분이 신경성인 것 같다. 신경성일 경우에는 목이 잠기게 된다. 그 밖에도 한밤중에 잠에서 깬다거나, 한번 잠에서 깨어나면 잠을 이룰 수 없는 상태의 불면에 효과가 있다. 또한 치질이나 방광염과 같은 증상에도 쓰인다. 즉, 호혹병이라고 생각되는 것이다. 물론 심하비(心下痞), 장명(腸鳴), 설사 같은 증상은 다소 있다.

[제11조. 하부(下部)가 침해를 당하면 인후(咽喉)가 건조해지는데 고삼탕

(苦蔘湯)으로 씻어주면 좋다. 항문이 침해를 당한 경우에는 웅황(雄黃) 연기로 그슬려준다.]

완선(頑癬: 음부나 샅에 생기는 홍색 습진−역주), 백선(白癬), 또는 치질 등으로 음부가 가려울 경우에 고삼(苦蔘)을 달인 액으로 도포(塗布)해준다. 고삼을 달인 액은 또 다른 피부병으로 인한 가려움을 억제하는 데에도 효과가 있다. 또한 치질을 웅황 연기로 그슬려주면 효과가 있다. 특히 치루(痔瘻)에 좋은 것 같다. 웅황이 없을 때에는 대용품으로 약쑥을 써도 효과가 있다.

적소두당귀산증(赤小豆當歸散證)

[제12조. 환자의 맥이 삭(數)인데도 불구하고 열은 없다. 단, 약간 달아오르는 기미(氣味)가 있다. 맥이 빠져서 자꾸 누우려고만 하고 땀이 난다. 이것은 내(內)에 열이 있기 때문이다. 이러한 상태가 된 지 3, 4일째에 눈이 충혈되고 7, 8일째에 눈 주위가 검어지며 식욕이 있는 경우에는 어딘가에 화농이 있다. 적소두당귀산이 주치한다.]

[적소두당귀산방(赤小豆當歸散方)

적소두 42g(물에 담가 싹을 틔운 후 햇볕에 말린 것), 당귀 3g

이 두 가지 재료를 분말로 만든 후, 한 번에 2g씩 하루 세 번 복용한다.]

이 처방은 후편에 기재되어 있는 하혈병(下血病)에도 쓰인다. 그렇게 생각해볼 때 치질이 화농되었을 경우에 이용되는 것도 같다.

3. 음양독병(陰陽毒病)

승마별갑탕증(升麻鼈甲湯證)

[제13조. 양독(陽毒)의 병이 생기면 안면에 붉은 반점이 생기고, 인후에 통증이 있으며, 타액에 피가 섞인다. 발병 후 5일 정도가 지났다면 쉽게 고칠 수 있지만, 7일 이상 지나면 고치기 힘들다. 승마별갑탕이 주치한다.]

[제14조. 음독(陰毒)의 병이 생기면 안면이 푸르게 된다. 또한 등이 지팡이로 두들겨 맞은 것처럼 아프고 인후에 통증이 있다.

발병 후 5일 정도가 지났다면 쉽게 고칠 수 있지만, 7일 이상 지나면 고치기 힘들다. 승마별갑거웅황촉초탕(升麻鼈甲去雄黃蜀椒湯)이 주치한다.]

[승마별갑탕방(升麻鼈甲湯方)

승마 1g, 당귀 1g, 촉초 1g, 감초 2g, 별갑 손가락 크기, 웅황 0.5g

이 여섯 가지 재료를 물 160cc에 넣어 40cc가 되도록 달여서 한꺼번에 마신다. 노인이나 어린이에게는 두 번에 나누어 복용시킨다.]

음양독병이 현대의 어떠한 병에 해당하는지는 명확하지 않다. 다만 교원병(膠原病)의 일종일 것이라고 생각된다. 그러한 기회가 있으면 이 처방을 사용해보라.

百合狐惑陰陽毒病脈證幷治 第三

論曰: 百合病者, 百脈一宗, 悉致其病也, 意欲食復不能食, 常默默然, 欲臥不能臥, 欲行不能行, 欲飲食或有美時, 或有不用聞食臭時, 如寒無寒, 如熱無熱, 口苦, 小便赤, 諸藥不能治, 得藥則劇吐利, 如有神靈者, 身形如和, 其脈微數. 每溺時頭痛者, 六十日乃愈; 若溺時頭不痛, 淅然者, 四十日愈; 若溺快然, 但頭眩者, 二十日愈. 其證或未病而預見, 或病四五日而出, 或病二十日, 或一月微見者, 各隨證治之.

百合病, 發汗後者, 百合知母湯主之.

百合知母湯方:

百合七枚(擘)　知母三兩(切)

上先以水洗百合, 漬一宿, 當白沫出, 去其水, 更以泉水二升, 煎取一升, 去滓; 別以泉水二升, 煎知母, 取一升, 去滓, 後合和, 煎取一升五合, 分溫再服.

百合病, 下之後者, 滑石代赭湯主之.

滑石代赭湯方:

百合七枚(擘)　滑石三兩(碎, 綿裹)　代赭石如彈丸大二枚(碎, 綿裹)

上先以水洗百合, 漬一宿, 當白沫出, 去其水, 更以泉水二升, 煎取一升, 去滓; 別以泉水二升, 煎滑石代赭, 取一升, 去滓, 後合和, 重煎, 取一升五合, 分溫服.

百合病, 吐之後者, 用後方主之.

百合雞子湯方:

百合七枚(擘)　雞子黃(一枚)

上先以水洗百合, 漬一宿, 當白沫出, 去其水, 更以泉水二升, 煎取一升, 去滓, 內雞子黃, 攪勻, 煎五分, 溫服.

百合病, 不經吐下發汗, 病形如初者, 百合地黃湯主之.

百合地黃湯方:

百合七枚(擘)　生地黃汁一升

上以水洗百合, 漬一宿, 當白沫出, 去其水, 更以泉水二升, 煎取一升, 去滓, 內地黃汁, 煎取一升五合, 分溫再服. 中病勿更服, 大便常如漆.

百合病, 一月不解, 變成渴者, 百合洗方主之.

百合洗方:

百合一升

上以水一斗, 漬之一宿, 以洗身. 洗已, 食煮餅, 勿以鹽豉也.

百合病, 渴不差者, 栝蔞牡蠣散主之.

栝蔞牡蠣散方:

栝樓根　牡蠣(熬, 等分)

上爲細末, 飮服方寸匕, 日三服.

百合病變發熱者, 百合滑石散主之.

百合滑石散方:

百合一兩(炙) 滑石三兩

上爲散, 飮服方寸匕, 日三服. 當微利者止服, 熱則除.

百合病見於陰者, 以陽法救之; 見於陽者, 以陰法救之. 見陽攻陰, 復發其汗, 此爲逆; 見陰攻陽, 乃復下之, 此亦爲逆.

狐惑之爲病, 狀如傷寒, 默默欲眠, 目不得閉, 臥起不安. 蝕於喉爲惑, 蝕於陰爲狐. 不欲飮食, 惡聞食臭, 其面目乍赤乍黑乍白. 蝕於上部則聲喝, 甘草瀉心湯主之.

蝕於肛者, 雄黃薰之.

病者脈數, 無熱微煩, 默默但欲臥, 汗出. 初得之三四日, 目赤如鳩眼, 七八日目四眥黑, 若能食者, 膿已成也, 赤小豆當歸散主之.

赤小豆當歸散方:

赤小豆三升(浸令芽出, 曝乾) 當歸

上二味, 杵爲散, 漿水服方寸匕, 日三服.

陽毒之爲病, 面赤斑斑如錦文, 咽喉痛, 唾膿血. 五日可治, 七日不可治, 升麻鱉甲湯主之.

陰毒之爲病, 面目靑, 身痛如被杖, 咽喉痛, 五日可治, 七日不可治, 升麻鱉甲湯去雄黃蜀椒湯主之.

升麻鱉甲湯方:

升麻二兩 當歸二兩 蜀椒二兩(炒, 去汗) 甘草二兩 鱉甲手指大一片(炙) 雄黃半兩(硏)

上六味, 以水四升, 煮取一升, 頓服之; 老小再服取汗.

04 / 학병맥증병치
瘧病脈證幷治
제 사
第四

　학(瘧)이란 일명 학질(瘧疾)이라고도 한다. 우선 오들오들 떨리는 오한을 느끼고 그 후에 발열하는 병형(病型)을 나타낸다. 단, 오한이 적고 열이 많은 형이나 열이 적고 오한이 많은 형이 있으며, 그 정도에 따라서 치료법이 달라진다.

　학병은 감기 등의 열이 악화되어 내(內)에 가득 차게 되었을 때에 발생한다. 가득 찬 열로 인하여 양기가 순환하지 않는 부분이 생기기 때문에 오한을 느끼게 되고, 순환하지 않는 양기가 정체되기 때문에 발열한다. 그렇게 가득 차 있는 열을 다스리는 것이 치료인데, 시호(柴胡)나 석고(石膏)로 다스릴 수 있는 병과 모려(牡蠣)나 괄루근(括蔞根)으로 윤활하게 만들어 다스리는 병이 있다. 경락(經絡)으로 말할 때 소양경(少陽經)을 치료하면 다스릴 수 있는 열이 많은 것 같다. 《황제내경 소문》의 〈학론편瘧論篇〉도 참조하기 바란다.

　이 편은 학병의 맥과 증상 그리고 치료법에 관해서 언급되어 있다. 순서대로 설명해보도록 한다.

　[제1조. 학병의 맥은 현(弦)을 나타내는 것이 보통인데, 현이고 삭(數)이라면 열이 많은 것이고, 현이고 지(遲)라면 한(寒)이 많은 것이다. 또한 현

이고 작게 긴장하고 있는 경우에는 설사를 시키면 낫는다. 현(弦)이고 지(遲)라면 따뜻하게 해주면 좋다. 현이고 긴(緊)이라면 발한을 하게 하거나 침구를 시술해주어야 한다. 부(浮)하고 대(大)일 때는 구토시키면 좋다. 현삭(弦數)은 감기로부터 오는 것이므로 위장을 따뜻하게 하여 양기를 충만하게 해주면 좋다.]

양기가 발산하려고 해도 외(外: 피모 부분)에까지 도달하지 못하면 현맥이 된다. 양기가 외(外)에 도달하지 못하는 이유는 음허나 수체(水滯)가 있기 때문이다. 즉 현맥은 음허에 의해 진액이 부족해져서 내(內)에는 열이 정체되어도 외(外)에까지 발산할 만큼의 양기가 없을 때나, 물이 많기 때문에 내(內)에 양기가 갇히게 되었을 경우에도 나타난다. 또한 감기 등의 열이 소양경에 가득 차도 현맥이 된다.

별갑전환증(鼈甲煎丸證)

[제2조. 학병에 걸렸을 경우에는 15일 정도만 지나면 낫는다. 그래도 낫지 않았을 경우 30일 정도만 지나면 낫는다. 그러나 1개월이 지나도 낫지 않는 이유는 왜일까? 그 경우에는 병이 한 곳에 뭉쳐서 응어리가 생긴 것이다. 이것을 학모(瘧母)라고 한다. 서둘러서 이것을 치료해야만 한다. 별갑전환이 좋다.]

[별갑전환방(鼈甲煎丸方)

별갑 12분(分), 오선(烏扇) 황금(黃芩) 서부(鼠婦) 건강(乾薑) 대황(大黃) 계지 석위(石韋) 후박(厚朴) 자위(紫葳) 아교(阿膠) 각 3분, 시호(柴胡) 강랑(蜣蜋) 각 6분, 작약(芍藥) 목단피(牡丹皮) 자충(蟅蟲) 각 5분, 정력(葶藶) 반하(半夏) 인삼(人蔘) 각 1분, 구맥(瞿麥) 도인(桃仁) 각 2분, 봉과(蜂窠) 4

분, 적초(赤硝) 12분

이렇게 스물세 가지 재료를 분말로 만든다. 부뚜막의 재[灰] 1홉을 청주 1되 5홉과 합하여 재에 술이 충분히 스며들면 그것을 짜내고 재를 걷어낸다. 그 액에 별갑을 넣고 달여서 아교처럼 만든다. 그것을 또다시 짜내고 액체를 받아낸 후, 다른 약의 분말을 넣고 달여서 0.3g의 환으로 만들고 나서 한 번에 7환을 하루 세 번 복용한다.]

[제3조. 음기가 허해지고 양기만 왕성하게 되면 열이 나서 참을 수 없는 고통을 느끼며, 손발에도 열이 나고 구역질이 난다. 이것을 달학(疸瘧)이라고 한다. 열만 나고 한(寒)이 없는 경우, 열이 체내에서는 심장에 많아지고 체외에서는 피륙 부분에 많아져서 살이 빠지게 된다.]

학(瘧) 중에서도 열이 많을 때의 증상을 언급하고 있다. 내열이 많으면 양기가 발산될 때에 땀이 나므로 신체가 마르게 된다. 말랐는데도 열이 나고 땀을 많이 흘리는 사람은 체질적으로 내열이 많은 사람이다. 석고제(石膏劑)가 적응(適應)하는 사람이다.

백호가계지탕증(白虎加桂枝湯證)

[제4조. 온학(溫瘧)이 되면 맥은 마치 정상인 것 같고 오한은 없다. 열뿐만 아니라 관절이 쑤시고 아프며 때때로 구토할 것 같은 느낌이 든다. 이러한 때는 백호가계지탕이 주치한다.]

[백호가계지탕방(白虎加桂枝湯方)

지모(知母) 6g, 감초 2g, 석고(石膏) 16g, 갱미(粳米) 3g, 계지 3g

이 다섯 가지 재료를 물 400cc에 넣어 200cc가 되도록 달인 후, 다섯 번에 나누어 따뜻하게 마신다. 땀이 나면 낫는다.]

달학(疸瘧)이나 온학(溫瘧) 또는 그 이외의 병이라도 오한이 없고 열감(熱感)이 강한 경우에 이 처방을 쓴다. 이때 환자는 구갈(口渴), 관절의 통증, 손발이나 신체 전체에 열이 나는 느낌도 있다. 또한 위장이 좋지 않아서가 아니라 열이 많기 때문에 머리로 피가 올라가 구역질이 나고 두통도 느낀다. 그러나 열이 많다고 해도 양명경(陽明經)의 열일 뿐, 양명내실증(陽明內實症)은 아니므로 승기탕(承氣湯)을 처방해서는 안 된다.

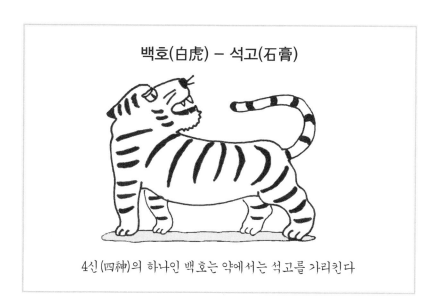

백호(白虎) – 석고(石膏)

4신(四神)의 하나인 백호는 약에서는 석고를 가리킨다

촉칠산증(蜀漆散證)

[제5조. 학병(瘧病)으로서 한(寒)이 많은 것을 모학(牡瘧)이라고 한다. 촉칠산이 주치한다.]

[촉칠산방(蜀漆散方)

촉칠 운모(雲母) 용골(龍骨) 각 등분

이 세 가지 재료를 분말로 만든 후 한 번에 0.5g을 복용한다.]

모려탕(牡蠣湯)은 모학(牡瘧)을 치료한다.
[모려탕방(牡蠣湯方)
모려 4g, 마황 4g, 감초 2g, 촉칠 3g
이 네 가지 재료 중 물 320cc에 우선 마황과 촉칠을 넣어 240cc가 될 때까지 달인 후, 거기에 다른 약을 넣고 80cc가 되도록 달여서 한 번에 40cc를 따뜻하게 마신다. 만약 구토를 하면 그 다음에는 복용시키지 않는다.]

시호거반하가괄루탕증(柴胡去半夏加括蔞湯證)
[제7조. 시호거반하가괄루탕은 학병으로 입이 마르는 것을 치료한다. 순조롭게 낫지 않고 악화된 학도 고친다.]
[시호거반하가괄루탕방(柴胡去半夏加括蔞湯方)
시호 8g, 인삼 3g, 황금 3g, 감초 3g, 괄루근 4g, 생강 2g, 대조 4g
이 일곱 가지 재료를 물 480cc에 넣어 240cc가 되도록 달인 후, 찌꺼기를 제거하고 다시 120cc가 되도록 달여서 한번에 40cc를 하루 세 번 따뜻하게 마신다.]

이 처방은 소시호탕(小柴胡湯)에서 반하를 제거하고 괄루근을 첨가한 것과 같은 내용이다. 학 증상에 잘 쓰이는데 오한과 발열은 그 정도가 비슷하다. 또한 소시호탕증으로서 정도가 심한 구갈에 쓴다고 생각하면 쓰기 쉬울 것이다. 이 처방에 인삼을 증량하면 당뇨병에도 효과가 있다.

[제8조. 시호계지건강탕(柴胡桂枝乾薑湯)은 학으로서 한(寒)이 많고 열

이 적거나, 단순히 한(寒)하기만 할 때의 경우를 치료한다.](《상한론》 참조)

이 처방의 적응증에도 구갈이 있지만 한(寒)이 많은 것이 특징이다. 열병이라면 오한이 심하고, 잡병(雜病)의 경우라면 족랭(足冷)이 있다.

瘧病脈證倂治 第四

師曰: 瘧脈自弦, 弦數者多熱, 弦遲者多寒. 弦小緊者下之差, 弦遲者可溫之, 弦緊者可發汗鍼灸也, 浮大者可吐之, 弦數者風發也, 以飮食消息止之.
病瘧, 以月一日發, 當以十五日愈; 設不差, 當月盡解. 如其不差, 當云何?
師曰: 此結爲癥瘕, 名曰瘧母, 急治之, 宜鱉甲煎丸.
鱉甲煎丸方:
鱉甲十二分(炙) 烏扇三分(燒) 黃芩三分 柴胡六分 鼠婦三分(熬) 乾薑三分 大黃三分 芍藥五分 桂枝三分 葶藶一分(熬) 石葦三分(去毛) 厚朴三分 牡丹五分(去心) 瞿麥二分 紫葳三分 半夏一分 人參一分 蟅蟲五分(熬) 阿膠三分 蜂窠四分(炙) 赤硝十二分 蜣螂六分(熬) 桃仁二分
上二十三味爲末, 取煆竈下灰一斗, 淸酒一斛五斗, 浸灰, 候酒盡一半, 著鱉甲於中, 煮令泛爛如膠漆, 絞取汁, 內諸藥煎爲丸, 如梧子大, 空心服七丸, 日三服.
師曰: 陰氣孤絶, 陽氣獨發, 則熱而少氣煩冤, 手足熱而欲嘔, 名曰癉瘧; 若但熱不寒者, 邪氣內藏於心, 外舍分肉之間, 令人消爍肌肉.
溫瘧者, 其脈如平, 身無寒但熱, 骨節疼煩, 時嘔, 白虎加桂枝湯主之.
白虎加桂枝湯方:
知母六兩 甘草二兩(炙) 石膏一斤 粳米二合 桂枝三兩
上剉, 每五錢, 水一盞半, 煎至八分, 去滓, 溫服, 汗出愈.
瘧多寒者, 名曰牡瘧, 蜀漆散主之.
蜀漆散方:
蜀漆(洗, 去腥) 雲母(燒二日夜) 龍骨等分上三味, 杵爲散, 未發前以漿水服半錢, 溫瘧加蜀漆半分, 臨發時服一錢匕.

牡蠣湯: 治牡瘧.

牡蠣湯方:

牡蠣四兩(熬)　麻黃四兩(去節)　甘草二兩　蜀漆三兩

上四味, 以水八升, 先煮蜀漆麻黃, 去上沫, 得六升, 內諸藥, 煮取二升, 溫服一升, 若吐, 則勿更服.

柴胡去半夏加括蔞湯, 治瘧病發渴者, 亦治勞瘧.

柴胡去半夏加括蔞湯方:

柴胡八兩　人參　黃芩　甘草各三兩　括蔞根四兩　生薑二兩　大棗十二枚

上七味, 以水一斗二升, 煮取六升, 去滓, 再煎取三升, 溫服一升, 日二服.

柴胡桂薑湯, 治瘧寒多, 微有熱, 或但寒不熱.

05 中風歷節病脈證併治 第五

중 풍 역 절 병 맥 증 병 치
제 오

이 편은 중풍병(中風病)과 역절병(歷節病)의 맥과 증상 그리고 치료법에 관하여 언급하고 있다. 중풍은 현대에서 말하는 뇌내출혈류(腦內出血類)다. 뇌내출혈 등으로 반신불수가 된 환자는 진액(津液)이 부족해졌기 때문에 열을 갖고 있다. 이러한 상태에서 바람을 너무 많이 쏘이면 후끈 달아오른다는 체험으로 미루어보아, 바람을 직접 쏘였기 때문에 일어나는 병이라고 생각했던 것 같다. 역절병이란 관절염을 가리킨다. 그러나 습(濕)이 중심이 되어 일어나는 관절염과 달리 진액이 부족해져서 열을 가지게 된 병리 상태를 나타낸다. 즉, 습병의 관절염과는 반대로 원인이나 병리가 중풍과 매우 유사하다. 그렇기 때문에 이 편에서 정리된 것 같다. 다시 한 번 말하면 이 편에서는 진액이 부족해짐으로써 열을 가졌기 때문에 손발이 마비되기도 하고 아프기도 하는 병에 관해서 언급하고 있다.

1. 중풍병

병증과 치료법

[제1조. 바람에 의한 병은 반신불수를 초래하고, 맥은 미(微)하며 삭(數)이 된다. 팔이나 발만 움직이기 힘들게 될 경우에는 중풍이 아니라 비(痺)

이다.]

반신불수일 때의 맥이 삭(數)인 이유는 진액이 부족하다는 의미다. 실열 (實熱)에 의한 삭(數)은 아니다. 한쪽 손 또는 한쪽 발만 마비되는 현상의 원인은 바람이 아니다. 즉, 병리가 다른 것이다. 비(痺)는 풍(風) · 한(寒) · 습(濕)의 세 가지에 의해서 일어난다. 자세한 사항은 《황제내경 소문》의 〈비론편痺論篇〉을 참조하라.

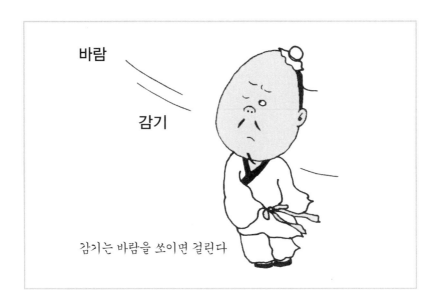

감기는 바람을 쏘이면 걸린다

[제2조. 촌구(寸口)의 맥이 부(浮)하고 긴(緊)인 경우, 긴(緊)은 한(寒) 때문에 일어나고 부(浮)는 허(虛) 때문에 일어나고 있다. 허가 있는 곳에 한이 오면 피부에 병사(病邪)가 침입한다. 맥이 떠 있는 것은 혈허(血虛)하여 낙맥(絡脈)이 허한 상태이므로 병사를 내쫓을 힘이 없는 것이다. 우측이나

또는 좌측에 병사가 오면 침해를 당한 부위가 경련을 일으키거나 불수(不隨)가 된다. 병사가 낙맥에 침입한 경우는 피부의 감각이 둔해지고 경맥(經脈)에 침입하면 왠지 무겁고 나른하여 움직일 수 없게 된다. 부(腑)에 침입하면 인사불성이 되고, 장(臟)에 침입하면 언어장애를 일으키고 침을 흘리게 된다.]

이 조문은 뇌내출혈 등에 의한 질병의 원인이나 정도를 나타낸 것이다. 중증인 경우에는 전문의의 진단도 필요하겠지만, 가벼운 병이라면 간단히 낫는 일도 있다. 단지 언어장애가 있는 경우에는 치료하기도 힘들고 예후도 좋지 않다.

후씨흑산증(侯氏黑散證)

[제3조. 후씨흑산은 바람을 맞아 사지의 맥이 풀려 몹시 무겁고 후끈 달아오르는 것 같으며, 가슴속에 뭔지 모를 불안감을 느끼는 것을 다스린다.]

[후씨흑산방(侯氏黑散方)

국화(菊花) 40분(分), 백출(白朮) 방풍(防風) 각 10분, 세신(細辛) 복령(茯苓) 모려(牡蠣) 인삼 반석(礬石) 당귀 건강(乾薑) 천궁(川芎) 계지 각 3분, 길경(桔梗) 8분, 황령(黃苓) 5분

이렇게 열네 가지 재료를 분말로 만든 후에 하루 한 번, 2g을 술로 복용한다. 어류, 육류, 마늘은 먹으면 안 된다. 또한 무엇이든지 냉식(冷食)하는 것이 좋다.]

[제4조. 촌구(寸口)의 맥이 지(遲)이고 완(緩)인 경우, 지는 한(寒) 때문이지만 완은 영(榮: 피의 작용—역주)의 허(虛), 즉 망혈(亡血)에 의한 경우와 위기(衛氣)의 허에서 오는 경우가 있다. 위기의 허가 있을 때에 바람을 쏘

이게 되면 습진(濕疹)이 생긴다. 그보다 더 깊이 바람이 침입하게 되면 가슴이 답답해져서 숨이 찬다.]

실제로 바람이 신체에 침입하는 것은 아니다. 위기가 허해졌기 때문에 양기를 발산하지 못하게 된 정도를 말하는 것이다. 양기를 발산하지 못하면 습진이 생긴다. 양기를 발산하지 못하는 원인을 찾아내고 적절한 약을 선택해야 하는데, 그 원인에는 여러 가지가 있다. 우선 표(表)만의 이상에 의한 양기의 발산 부족(이화표병裏和表病: 계마각반탕桂麻各半湯 적응증), 리(裏)의 양허에 의한 것(이허표병裏虛表病: 건강부자탕乾薑附子湯 적응증), 내열(內熱)에 의한 것(석고제石膏劑 적응증), 어혈(瘀血)에 의한 것(계령환桂苓丸 등의 적응증), 수체(水滯)에 의한 것(마행의감탕麻杏薏甘湯 등의 적응증), 허열(虛熱)에 의한 것(황련아교탕黃連阿膠湯 적응증) 등이다. 이 중에서 바람에 의해서 일어난다고 말하는 습진은 진액이 부족해져 허열을 갖게 되는 것을 말한다. 따라서 지황, 아교, 당귀 등으로 진액을 충만하게 만들어주고 황련 등으로 열을 다스리는 치료약을 고려해야 한다.

풍인탕증(風引湯證)

[제5조. 풍인탕은 열을 가졌기 때문에 경련을 일으키는 것을 다스린다.]
[풍인탕방(風引湯方)

대황(大黃) 건강(乾薑) 용골(龍骨) 각 4g, 계지 감초 모려 각 2g, 한수석(寒水石) 활석(滑石) 적석지(赤石脂) 백석지(白石脂) 자석영(紫石英) 석고(石膏) 각 6g

이 열두 가지 재료를 거친 분말로 만든 후, 세 개의 손가락으로 집은 정도를 물 120cc에 넣어 팔팔 끓였다가, 한 번에 40cc를 따뜻하게 마신다.]

이 처방은 반신불수로 근육의 마비가 상당히 심할 경우, 또는 간질에 사용한다.

방기지황탕증(防己地黃湯證)
[제6조. 방기지황탕은 머리가 몽롱해져 마치 미친 것처럼 혼잣말로 중얼거리는 것을 다스린다.]

소위 노인성 치매를 다스리는 약의 처방이다. 사용할 때에는 맥이 부(浮)한지를 확인한다. 특히 조상태(躁狀態)일 때에 효과가 있다.

[방기지황탕방(防己地黃湯方)
방기 1g, 계지 방풍(防風) 각 3g, 감초 1g
이 네 가지 재료를 술 80cc에 넣어 하룻밤 담가 놓았다가 다음날 아침에 즙을 짜낸다. 따로 생지황(生地黃) 32g을 찧어서 즙을 짜낸다. 이 두 가지를 섞어서 두 번에 나누어 따뜻하게 마신다.]

생지황은 구하기가 어렵기 때문에 다음과 같은 편법(便法)도 있다.
방기 계지 방풍 각 3g, 감초 1g, 건지황(乾地黃) 4g, 청주 40cc
이 여섯 가지 재료를 물 320cc에 넣어 120cc가 될 때까지 달인 후, 세 번에 나누어 따뜻하게 마신다.

속명탕증(續命湯證)
[제16조. 속명탕은 신체가 자유롭지 못하고 언어장애가 있으며 의식이 명확하지 않고, 통증도 느끼지 않는 것을 다스린다. 또는 신체에 경련이 일

어날 때 등에 사용한다.]

　[속명탕방(續命湯方)

　마황 계지(桂枝) 당귀 인삼 석고 건강(乾薑) 감초 각 2g, 천궁(川芎) 1.5g, 행인(杏仁) 1.7g

　이 아홉 가지 재료를 물 400cc에 넣어 160cc가 되도록 달인 후, 한 번에 40cc를 따뜻하게 마신다. 땀이 약간 나면 낫는다. 또한 안면이 붓고 옆으로 누우면 심한 기침이 나와서 괴로워하는 것도 치료한다.]

　이 처방은 뇌출혈 등으로 마비, 언어장애가 있으며 신체에 통증이 있고 경련을 일으킬 때에 쓴다. 통증이 있다는 것이 하나의 목표가 된다. 또한 기침이 나고 얼굴이 부을 때에도 쓴다.

천금삼황탕증(千金三黃湯證)

　[제17조. 천금삼황탕은 중풍으로 인하여 손발이 경련을 일으키고, 신체 중의 관절이 동통(疼痛)하며 열이 나서 안달이 나고 오한을 느끼며, 날이 갈수록 식욕이 떨어지는 것을 다스린다.]

　[천금삼황탕방(千金三黃湯方)

　마황 5g, 독활(獨活) 4g, 세신 황기(黃耆) 각 2g, 황금 3g

　이 다섯 가지 재료를 물 240cc에 넣어 80cc가 되도록 달인 후, 세 번에 나누어 따뜻하게 마신다. 한 번 복용하면 땀이 약간 나고, 두 번 복용하면 땀이 많이 난다.

　만약 심장에 열이 있다면 대황(大黃) 2g을 첨가한다. 배가 당긴다면 지실(枳實) 0.7g을 첨가한다. 구갈(口渴)이 있다면 괄루근(括蔞根) 3g을 첨가한다. 오한이 심하면 부자(附子) 0.2g을 첨가한다.]

근효방출부탕증(近効方朮附湯證)

[제18조. 근효방출부탕은 바람에 의한 허(虛) 때문에 머리가 극심하게 무겁고 현기증이 나며, 음식물의 맛을 느끼지 못하게 된 사람을 치료한다. 이 처방은 신체를 따뜻하게 하고 중초(中焦)를 보충하여 정기(精氣)를 충만하게 하는 작용이 있다.]

[근효방출부탕방(近効方朮附湯方)

백출(白朮) 2, 부자(附子) 0.3, 감초 1

이 세 가지를 제시한 비율대로 조합한 것을 5g만 취하고, 거기에 생강(生薑)과 대조(大棗) 각 3g을 첨가하여 물 60cc에 넣고 40cc가 되도록 달인 후, 따뜻하게 마신다.]

이 처방은 백출부자탕(白朮附子湯)과 같은 내용이지만 약의 용량이나 복용법으로 미루어 생각해볼 때 백출부자탕의 4배 정도의 양에 해당한다.

이 처방은 노동이나 과도한 방사(房事) 또는 병을 앓고 난 후에 눈앞이 어질어질하여 눈을 뜰 수가 없고 현기증이 나는 사람에게 쓴다. 즉 양허(陽虛)가 심한 사람에게 쓴다. 또한 환자는 체력도 없고 신체도 냉(冷)한 상태다. 중증(重症) 백출부자탕증인 사람에게 쓴다고 생각해도 좋을 것이다. 따라서 푸룬켈(Furunkel), 카분켈(Karbunkel)이나 관절염으로서 양허가 심할 경우에도 이용한다.

2. 역절병(歷節病)

진액의 부족에 의해서 일어나는 관절염 및 같은 병리하에 일어나는 각기(脚氣)에 관하여 언급하고 있다. 각기라고 하는 것은 다리(각脚)에만 일어나는 병인 것 같다. 아울러 병리만 같으면 중풍에 쓰는 약을 역절(歷節)

에 쓰고, 역절에 쓰는 약을 중풍이나 다른 병에도 적용할 수 있다.

원인과 병리

[제7조. 촌구(寸口)의 맥이 침(沈)이고 약(弱)한 경우, 침(沈)은 뼈와 신장에 관계가 있고 약(弱)은 근육과 간장에 관계가 있다. 즉 침이고 약한 맥은 신장의 허(虛)를 나타낸다. 이러한 때에 땀을 내고 물을 뒤집어쓰면 심장이 침해를 당하여 관절에서 노란색 땀이 난다. 이것을 역절이라고 한다.]

간장은 피를 저장하고 신장은 정(精)을 저장하므로 물이 많은 곳이다. 이 간장과 신장이 허(虛)하면 피나 정(精), 즉 진액이 부족해지고 건조해져 내열을 갖게 된다. 한편 심장은 양장(陽臟)으로서 열이 많은 곳이다. 따라서 진액이 부족해져서 내열이 많아지면 심장이 부담을 느끼게 된다. 이때에 땀이 나서 열을 빼앗긴다고 하는 것인데, 물을 뒤집어쓰면 내열이 빠져나가지 못하게 된다. 빠져나가지 못한 내열은 신허(腎虛) 때문에 약해져 있는 관절에 모여서 열을 갖게 한다. 그로 인하여 통증이 생기거나 붓게 된다. 그러나 관절에서 땀이 나면 내열이 줄어들게 되어 통증이나 부종이 모두 조금은 완화된다. 노란색 땀이라는 것은, 땀이 배출됨으로써 내열이 빠져나가고 있다는 의미다.

[제9조. 소음(少陰)의 맥이 떠 있고 약한 경우에는 혈허(血虛)가 있는 부분에 바람이 닿았기 때문이다. 관절 등이 경련을 일으키듯이 동통(疼痛)이 있다.]

소음이란 신장의 맥이다. 피가 부족한데다가 다시 바람에 의해 위기(衛

氣)까지 상처를 당하면 통증이 심해진다.

　침구요법으로 말하자면 제7조의 관절염은 간장의 양허증(陽虛證)으로 치료하고, 이 조문의 통증은 신허증(腎虛症)으로 치료한다.

　[제10조. 외관상으로는 튼튼한 것 같은데 맥이 삽(澁)하고 작으며, 숨이 차면서 땀이 나고, 관절이 아파서 굽히거나 펼 수 없는 사람이 있다. 이것은 술을 마시고 땀이 났을 때에 바람을 쏘였기 때문에 일어나는 현상이다.]

　술은 양성이기 때문에 술을 마시면 열이 생겨서 땀이 난다. 그때에 바람을 맞게 되면 주리(腠理)가 닫히고 말아 열이 빠져나가지 못하게 되어 내열이 생긴다. 내열이 생기면 관절에 통증이 있다.

　[제12조. 산미(酸味)의 음식을 많이 먹으면 근육이 풀어지고, 함미(鹹味)의 음식을 많이 먹으면 물이 부족해져 뼈가 나른해진다. 이렇게 되면 영기(榮氣)의 순환이 나빠지기 때문에 위기(衛氣)도 작용하지 않게 된다. 영위(榮衛)의 순환이 나빠지면 삼초(三焦)의 양기도 작용하지 않게 되어 신체는 마르고 발만 부으며 황한(黃汗), 즉 내열(內熱)을 초래하기 때문에 땀이 나서 무릎이 냉(冷)해진다. 이러한 때에 만약 발열하고 있다면 역절병이다.]

　역절병은 신장이 허하고 심장이 왕성해져 있는 병리 상태다. 심장이 왕성해지면 발열한다. 그 때문에 발열하고 있다면 역절병이라고 단정할 수 있는 것이다. 마찬가지로 관절이 나쁘더라도 비허(脾虛)에 의한 경우에는 심장이 왕성해지지 않는다. 그렇기 때문에 발열하지 않는다. 발열의 유무에 따라 습병과 역절병을 구별하는 것이다. 단, 열이 없더라도 맥이나 증상으로 구별할 수 있는 경우도 있다.

병증과 치료법

계지작약지모탕증(桂枝芍藥知母湯證)

[제11조. 모든 관절에 동통(疼痛)이 있고, 신체는 야위어 있는데 무릎 등은 붓고 빠질 것 같은 느낌이 들며, 현기증이 나고 숨이 차서 구토할 것 같은 때에는 계지작약지모탕이 주치한다.]

[계지작약지모탕방(桂枝芍藥知母湯方)

계지 4g, 작약 3g, 감초 마황 각 2g, 생강 백출 각 5g, 지모 방풍 각 4g, 부자 0.4g

이 아홉 가지 재료를 물 280cc에 넣어 120cc가 되도록 달인 후, 세 번에 나누어 따뜻하게 마신다.]

이 처방은 내열이 있는 관절염에 쓴다. 구역질, 현기증, 숨이 차는 증상 등은 내열 때문에 일어나는 증상일 뿐, 위약(胃弱)이나 수체(水滯)에 의해 일어나는 것은 아니다. 내열이 있으면 구갈, 신체가 무겁고 땀이 나는 증상이 있다. 잘못해서 이 처방을 쓰게 되면 위장에 정체되어 구역질을 느끼기 시작한다.

오두탕증(烏頭湯證)

[제13조. 역절병으로서 관절에 동통이 있어 구부리거나 펴기도 힘들 때에는 오두탕이 주치한다.]

[제14조. 오두탕은 각기(脚氣) 즉, 발의 힘이 빠지고 동통이 있어 구부리

거나 펴지도 못하는 증상을 치료한다.]

　[오두탕방(烏頭湯方)

　마황 작약 황기 감초 각 3g, 오두 1g

　이 다섯 가지 재료 중에서 먼저 꿀 48cc와 물 32cc를 합한 것에 오두를 넣어 40cc가 될 때까지 달인다. 다음에 나머지 네 가지 재료를 물 120cc에 넣어 40cc가 되도록 달인 후, 오두를 달여서 준비해 둔 액과 합하여 다시 한 번 60cc가 되도록 달인다. 우선 30cc를 복용한다. 효과가 없으면 나머지를 복용한다.]

　이 처방은 위장이 허하여 하반신의 힘이 빠졌을 뿐만 아니라 관절이 나빠져서 동통이나 부종 증상을 나타내는 경우에 쓴다. 신허(腎虛)가 되면 하반신이 냉해진다. 그 냉기가 중증이 되면 음부(陰部)까지 움츠러들어서 복통이 심해지는 경우도 있다.

반석탕증(礬石湯證)

　[제15조. 반석탕은 각기(脚氣)가 되어 심장을 찌르는 것을 치료한다.]

　[반석탕방(礬石湯方)

　반석 20g을 2,700cc의 물에 넣고 달여서 용해시킨 후, 그 액에 환자의 발을 담근다.]

　신기(腎氣)가 허하면 가슴에 뭔가가 치밀어 올라오는 듯한 느낌이 들고, 심할 때에는 인사불성이 된다. 그러한 때에 이 처방을 쓴다. 졸중(卒中)으로 의식을 잃었을 경우에도 쓸 수 있다. 단, 이 액은 빨리 식기 때문에 다른 것을 준비해 두었다가 열탕으로 해서 발목부터 아래쪽을 담가준다. 의

외로 효과가 있다.

팔미환증(八味丸證)

[제19조. 팔미환은 하반신의 힘이 빠지고, 기가 위쪽으로 치밀어 올라와서 소복불인(小腹不仁: 하복부의 지각知覺 둔마鈍痲－역주)이 된 것을 치료한다.]

[팔미환방(八味丸方)

건지황(乾地黃) 8g, 산수유 산약(山藥) 각 4g, 택사(澤瀉) 복령 목단피(牡丹皮) 각 3g, 계지 부자 각 1g

이 여덟 가지 재료를 분말로 만든 후, 꿀을 섞어 0.1g의 환으로 만들어서 한 번에 15환씩 하루에 두 번, 술로 복용한다.]

팔미환은 이 편 이외에도 허로(虛勞), 담음(痰飮), 소갈(消渴), 부인잡병(婦人雜病)의 각 편에도 기재되어 있다. 결국 병리만 같다면 어떠한 병에든지 쓸 수 있다는 말이다.

팔미환을 쓸 때의 병리는 다음과 같다. 우선 허리부터 아래쪽의 힘이 빠진다. 물론 아랫배(소복少腹)의 힘도 빠지므로 요통(腰痛), 각약(脚弱: 하지下肢 무력증－역주), 소변자리(小便自利: 소변이 너무 자주 나오는 것－역주) 또는 소변불리(小便不利: 소변이 배출은 되지만 시원스럽게 쾌통 순리하지 못하며 난삽한 것－역주), 음위(陰痿) 등의 증상이 나타난다. 또한 아래쪽이 허하면 머리에 피가 올라와 동계(動悸), 숨이 차는 증상이나 구갈 등의 증상도 나타난다. 증상이 모두 갖추어지지 않더라도 신허라는 것만 확실하면 고혈압이나 신장염 등 어떠한 병이라도 적용할 수 있다. 그러나 병리, 병증이 비슷한 것 같아도 위약(胃弱)한 사람에게는 쓸 수 없는 경우가 많은 것 같다. 그때에는 소건중탕(小建中湯)이나 황기건중탕(黃耆建中湯)을 쓴다.

월비가출탕증(越婢加朮湯證)

[제20조. 월비가출탕은 기육(肌肉)에 열이 있기 때문에 피부가 짓무르고 땀이나 분비물이 많이 나오며 다리가 덜덜 떨리는 것을 치료한다.]

[월비가출탕방(越婢加朮湯方)

마황 6g, 석고 8g, 생강 3g, 대조 5g, 감초 2g, 백출 4g

이 여섯 가지 재료 중에서 먼저 물 240cc에 마황을 넣고 달여서 펄펄 끓이고, 그 다음에 나머지 다른 약을 넣어 120cc가 될 때까지 달인다. 그 액을 하루 세 번에 나누어 따뜻하게 마신다. 만약 오풍(惡風)이 있으면 부자(附子) 0.3g을 첨가한다.]

이 처방은 수기병(水氣病)에도 쓴다. 그 사용 방법을 정리하면 다음과 같다.

전신이 붓고 소변이 적으며 맥이 가라앉아 있는 사람에게 쓴다. 단, 소변이 잘 나오므로 입이 마르거나 물을 많이 마시기 때문에 부어 있는 경우에도 쓴다. 또한 이 조문에 있듯이 내열로 인한 피부병이나 관절염 등에도 쓴다. 땀이 나는 것이 보통이다. 피부병인 경우에는 그것이 분비물이 되고 열 때문에 더러워진 느낌이 든다.

주리(腠理)가 열려서 땀이 너무 많이 나면 오풍(惡風)을 느끼거나 통증이 심해지는 경우가 있다. 그때에는 부자를 첨가해서 쓴다.

이 처방은 소위 내열증(內熱症)의 약처방이므로 위장(리裏)의 허한증(虛寒症)인 사람에게는 쓸 수 없다.

中風歷節脈證倂治 第五

夫風之爲病, 當半身不遂, 或但臂不遂者, 此爲痺, 脈微而數, 中風使然.

寸口脈浮而緊, 緊則爲寒, 浮則爲虛, 寒虛相搏, 邪在皮膚. 浮者血虛, 絡脈空虛, 賊邪不瀉, 或左或右; 邪氣反緩, 正氣卽急, 正氣引邪, 喎僻不遂. 邪在於絡, 肌膚不仁. 邪在於經, 卽重不勝; 邪入於府, 卽不識人; 邪入於藏, 舌卽難言, 口吐涎.

侯氏黑散, 治大風, 四肢煩重, 心中惡寒不足者.

侯氏黑散方:

菊花四十分　白朮十分　細辛三分　茯苓三分　牡蠣三分　桔梗八分　防風十分　人參三分　礬石三分　黃芩五分　當歸三分　乾薑三分　芎藭三分　桂枝三分

上十四味, 杵爲散, 酒服方寸匕, 日一服, 初服二十日, 溫酒調服, 禁一切魚肉大蒜, 常宜冷食, 六十日止, 卽藥積在腹中不下也, 熱食卽下矣, 冷食自能助藥力.

寸口脈遲而緩, 遲則爲寒, 緩則爲虛. 榮緩則爲亡血, 衛緩則爲中風. 邪氣中經, 則身痒而癮疹; 心氣不足, 邪氣入中, 則胸滿而短氣.

風引湯, 除熱癱癇

風引湯方:

大黃　乾薑　龍骨各四兩　桂枝三兩　甘草　牡蠣各二兩　寒水石　滑石　赤石脂　白石脂　紫石英　石膏各六兩

上十二味, 杵, 粗篩, 以韋囊盛之, 取三指撮, 井花水三升, 煮三沸, 溫服一升.

防己地黃湯, 治病如狂狀妄行, 獨語不休, 無寒熱, 其脈浮.

防己地黃湯方:

防己一錢　桂枝三錢　防風三錢　甘草一錢

上四味, 以酒一杯, 漬之一宿, 絞取汁, 生地黃二斤, 㕮咀, 蒸之如斗米飯久, 以銅器盛其汁, 更絞地黃汁, 和分再服.

寸口脈沈而弱, 沈卽主骨, 弱卽主筋, 沈卽爲腎, 弱卽爲肝, 汗出入水中, 如水傷心. 歷節黃汗出, 故曰歷節.

趺陽脈浮而滑, 滑則穀氣實, 浮則汗自出.

少陰脈浮而弱, 弱則血不足, 浮則爲風, 風血相搏, 卽疼痛如掣.

盛人脈濇小, 短氣自汗出, 歷節疼不可屈伸, 此皆飮酒汗出當風所致.

諸肢節疼痛, 身體魁羸, 脚腫如脫, 頭眩短氣, 溫溫欲吐, 桂枝芍藥知母湯主之.

桂枝芍藥知母湯方:

桂枝四兩 芍藥三兩 甘草二兩 麻黃二兩 生薑五兩 白朮五兩 知母四兩 防風二兩 附子二枚(炮)

上九味, 以水七升, 煮取二升, 溫服七合, 日三服.

味酸則傷筋, 筋傷則緩, 名曰泄; 鹹則傷骨, 骨傷則痿, 名曰枯. 枯泄相搏, 名曰斷泄. 榮氣不通, 衛不獨行, 榮衛俱微, 三焦無所御, 四屬斷絶, 身體羸瘦, 獨足腫大, 黃汗出, 脛冷. 假令發熱, 便爲歷節也.

病歷節不可屈伸, 疼痛, 烏頭湯主之.

烏頭湯方, 治脚氣疼痛, 不可屈伸.

烏頭湯方:

麻黃 芍藥 黃耆 甘草(炙)各三兩 川烏五枚(㕮咀, 以蜜二升煎取一升, 卽出烏頭)

上五味, 㕮咀四味, 以水三升煮取一升, 去滓, 內蜜煎中, 更煎之, 服七合, 不知, 盡服之.

礬石湯, 治脚氣衝心.

礬石湯方:

礬石二兩

上一味, 以漿水一斗五升, 煎三五沸, 浸脚, 良.

續命湯, 治中風痱, 身體不能自收, 口不能言, 冒昧不知痛處, 或拘急不得轉側.

續命湯方:

麻黃 桂枝 當歸 人參 石膏 乾薑 甘草各三兩 芎藭一兩 杏仁四十枚

上九味, 以水一斗, 煮取四升, 溫服一升, 當小汗, 薄覆脊, 憑几坐, 汗出則愈, 不汗更服, 無所禁, 勿當風, 並治但伏不得臥, 咳逆上氣, 面目浮腫.

千金三黃湯, 治中風手足拘急, 百節疼痛, 煩熱心亂, 惡寒, 經日不欲飮食.

千金三黃湯方:

麻黃五分 獨活四分 細辛二分 黃耆二分 黃芩三分

上五味, 以水六升, 煮取二升, 分溫三服. 一服小汗. 二服大汗. 心熱加大黃二分, 腹滿加枳實一枚, 氣逆加人參三分, 悸加牡蠣三分, 渴加括蔞根三分, 先有寒, 加附子一枚.

近效方朮附子湯, 治風虛, 頭重眩苦極, 不知食味, 暖肌補中, 益精氣.

近效方朮附子湯方:

白朮二兩 附子一枚半(炮,去皮) 甘草一兩(炙)

上三味剉, 每五錢匕, 薑五片, 棗一枚, 水盞半, 煎七分, 去滓溫服.

八味丸, 治脚氣上入, 少腹不仁.

八味丸方:

乾地黃八兩 山茱萸 山藥各四兩 澤瀉 茯苓 牡丹皮各三兩 桂枝 附子(炮)各一
兩

上八味, 末之, 煉蜜和丸, 梧子大, 酒下十五丸, 日再服.

越婢加朮湯, 治肉極, 熱則身體津脫, 腠理開, 汗大泄, 厲風氣, 下焦脚弱.

越婢加朮湯方:

麻黃六兩 石膏半斤 生薑三兩 甘草二兩 白朮四兩 大棗十五枚

上六味, 以水六升, 先煮麻黃, 去上沫, 內諸藥, 煮取三升, 分溫三服, 惡風加
附子一枚炮.

06 / 血痺虛勞病脈證併治
혈 비 허 로 병 맥 증 병 치
第六
제 육

이 편은 혈비병(血痺病)과 허로병(虛勞病)의 맥과 증상, 치료법에 관해서 설명하고 있다. 모두 피의 부족이 주원인이 되어 일어나는 병이다.

1. 혈비병(血痺病)

비(痺)란 마비 증상을 말한다. 우선 첫 번째 조문을 살펴보자.

[제1조. **질문:** 혈비의 병은 어떠한 원인으로 일어나는 것입니까?

대답: 윤택한 삶을 누리고 있는 사람은 겉보기와는 달리 체력이 없는 상태입니다. 그와 같은 사람이 피로하게 땀을 낸 후, 지쳐 있는데도 불구하고 방사(房事)로 인해 자극을 받고, 그 상태에서 바람을 쐬기도 하면 혈비가 됩니다. 맥은 촌구(寸口)가 미삽(微澁)하고 관상(關上)은 작으며 긴장하고 있습니다. 이러한 때에는 침(鍼)으로 양기를 충만하게 해 주면 좋습니다. 긴맥(緊脈)이 사라지면 치료 효과가 있었다고 판단해도 좋습니다.]

지쳐서 땀을 내면 피가 부족해지고, 방사로 피와 양기를 부족하게 만든 후에 바람을 쐬면 혈기의 순환이 정체되어 비(痺)를 일으킨다. 바람에 의해 기혈의 순환이 나빠지는 것으로부터 생각하면, 중풍병의 병리(病理)와

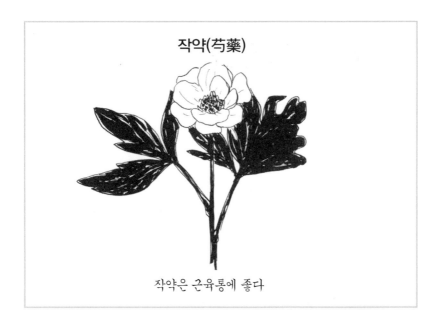

작약(芍藥)

작약은 근육통에 좋다

상통하는 구석이 있다. 또한 혈허(血虛)를 주로 생각하면 다음의 허로병과 같은 병리다. 즉 비(痺)를 호소하는 사람에게는 허로병이나 중풍병의 처방도 쓸 수 있다는 것이다.

맥의 미삽(微澁)과 소긴(小緊)은 모두 피의 부족으로부터 온 양허(陽虛)가 있는 것을 나타낸다.

황기계지오물탕증(黃耆桂枝五物湯證)

[제2조. 혈비의 병으로 촌구와 관상의 맥이 작고 척중(尺中)이 소긴(小緊)이 되며, 신체가 마비되어 중풍병 증상과 같을 경우에는 황기계지오물탕이 주치한다.]

[황기계지오물탕방(黃耆桂枝五物湯方)

황기 작약 계지 각 3g, 생강 6g, 대조 4g

이 다섯 가지 재료를 물 240cc에 넣고 80cc가 되도록 달여서, 하루 세 번에 나누어 따뜻하게 마신다.]

과도한 방사, 산후, 심한 노동이나 운동 등을 한 후 '아침에 일어나 보니 손이나 발이 마비되어 있었다'고 말하는 환자가 있다. 병원 검사에서는 아무런 이상이 없기 때문에 단순한 혈행장애라고 생각되는 사람에게 이 처방을 쓰는 경우가 있다. 물론 침이나 마사지를 해도 좋아진다. 맥은 전체적으로 정체되어 있는 경우가 많은 것 같다.

또한 이 처방은 땀이 많은 사람이나 도한(盜汗)이 나는 사람에게도 쓴다.

2. 허로병(虛勞病)

허로병이라는 것은 노동 등에 의해 피가 부족해짐으로써 일어나는 병이라고 생각하면 좋을 것이다. 따라서 쉽게 지친다거나 무리한 일을 했기 때문이라고 환자가 호소하면 허로병으로서 치료한다. 단순한 피로뿐만 아니라 천식, 심장병, 고혈압, 위장병 중에서도 허로병이라고 생각하고 치료해서 좋아지는 경우가 많이 있다.

또한 노동이라고 하더라도 종류가 있다. 자세한 사항은 《도해침구의학입문圖解鍼灸醫學入門》을 참조하기 바란다. 또한 과도한 방사도 허로에 포함된다.

병증과 치료법

[제3조. 남자로서 평인(平人)인데 맥이 대(大)한 것은 허로이다. 지극히 허(虛)한 맥도 역시 허로이다.]

첫머리에 남자 운운하며 시작되는 조문이 몇 개 있다. 이것은 방사에 의해서 일어나는 맥이나 증을 나타내기 위한 것으로 생각된다. 평인이란 외관상으로는 건강한 것 같다고 하는 의미다. 맥이 대하다는 것은 뜨고 크며, 눌러보면 힘이 없는 맥을 가리킨다. 여름에 흔히 볼 수 있는 맥이다. 이러한 맥이 나타나는 사람이 있다면 무슨 병이든 허로라고 생각을 하고 치료한다.

[제4조. 남자로서 안색이 전체적으로 창백한 사람은 피가 부족한 상태이다. 입이 잘 마른다. 또한 갑자기 숨이 차거나 심장이 두근거리는 경우가 있다. 이것은 이허(裏虛)가 있기 때문으로 맥은 떠 있다.]

얼굴 전체나 입술이 창백하다는 것으로 판단된다. 이허에 관해서는 《상한론》을 참조하기 바란다. 맥이 뜨는 이유는 리(裏)가 텅 비게 되면 표(表)에 기(氣)가 모이기 때문이다. 상한(傷寒)이나 중풍으로 양기를 발산할 수 없기 때문에 나타나는 현상은 아니다.

[제5조. 남자로서 맥이 허하고 침현(沈弦)인 경우에 오한·발열이 없고 숨이 차며, 소변이 잘 안 나오고, 일어설 때 또는 오래 서있을 때 현기증이 나며, 코피가 나고, 아랫배가 땅기는 증상이 있으며 안색이 창백한 증상은 노(勞: 피로한 데서 오는 병—역주)에 의해 일어나는 것이다.]

가령 발열, 오한이 있더라도 노(勞)의 증상, 즉 이허의 증상이 있으면 허로로서 치료한다. 그렇게 함으로써 낫는 경우가 많지만 그래도 소용이 없을 때에는 그때 비로소 계마제(桂麻劑)를 주는 것이 원칙이다.

[제6조. 노(勞)에 의해 병이 일어나면 맥이 부대(浮大)해지고 손발이 화끈해진다. 이렇게 손발이 화끈거리거나 나른해지는 것은 봄 여름에 심하게 나타나고, 가을 겨울에는 나타나지 않는다. 또한 음부가 냉하고 정액이 저절로 새나오거나 손발이 저리거나 하는 것도 노(勞)에 의해 일어난다.]

　봄이나 여름에는 손발이 나른하다, 화끈거린다, 저린다, 아프다고 호소함에도 불구하고 가을부터 겨울에 걸쳐서는 편안하고, 오히려 차가워진다고 호소하는 경우는 허로다. 또한 정력이 없다든지, 피곤해서 지쳐 있는데도 몽정이 있다든지, 음경(陰莖)이 강직(强直)한 경우도 허로다.

　[제7조. 남자로서 맥이 부약(浮弱)하고 삽(澁)한 경우에는 아이를 만들 수 없다.]

　맥의 부약은 이허를 나타내고, 삽은 피가 부족한 것을 의미한다. 이허가 심해져서 피까지 모자라게 되면 아기를 만들 만한 체력이 없다고 하는 것이다. 병원에서 정자가 적다는 말을 들은 사람의 대부분은 이러한 맥이다.

　[제9조. 남자가 평인(平人)으로서 맥이 허약(虛弱)하고 세미(細微)한 자는 도한(盜汗)을 잘 흘린다.]

　도한은 내(內)에 열이 가득 차 있을 때에도 나지만 노(勞)에 기인하여 나오는 경우도 있다.

　[제10조. 50, 60세가 될 때까지 무리를 한 사람은 등 부분이 나른해지거

나 저리기도 하고 굽기도 한다. 장(腸)이 빙빙 울리는 경우가 많다. 또한 귀의 앞부터 턱에 걸쳐서 멍울이 생긴다.]

젊은 사람이라도 등 부분이 나른해지는 것은 허로다. 또한 경부(頸部)의 임파선염 허로라고 생각하고 치료해서 좋아지는 경우도 있다.

[제11조. 맥이 작고 느린 이유는 양기가 부족하기 때문이다. 이러한 사람이 갑자기 달리기라도 하면 숨이 차고 입이 마른다. 또한 손발이 냉해지고, 배가 땅긴다. 심할 때에는 설사를 하고 먹은 것이 소화되지 않는다.]

계단을 오르거나 언덕길을 올라가기라도 하면 곧 동계(動悸)가 있거나 숨이 차고, 입이 바짝바짝 말라 목소리가 쉬는 경우가 있다. 이러한 경우는 허로다.

[제12조. 맥이 현(弦)이고 대(大)한 경우, 현은 양기가 부족하여 냉해져 있기 때문이며, 대는 혈허(血虛) 때문이다. 혈허의 부분에 냉기가 침입하면 부인은 유산을 하고, 남자는 정력이 없어진다.]

이와 같은 것들이 허로에 의해 일어나는 증상이다. 이러한 증상을 나타내고 있는 사람이 있다면 다음에 제시하는 약의 처방 중에서 적당한 약을 선택한다.

계지가용골모려탕증(桂枝加龍骨牡蠣湯證)

[제8조. 방사를 과도하게 하면 소복(小腹)의 혈관이 굳어지고 음부가 냉

하며 현기증이 나고 머리카락이 잘 빠진다. 이러한 때의 맥은 상당히 허(虛)하고 규(芤)하며 느리다. 단, 설사를 하거나 피의 부족에 기인하여 이러한 맥이 되는 경우도 있다. 또한 방사를 과도하게 하면 동(動)이나 미(微)나 긴(緊)의 맥을 나타내는 경우도 있다. 이것은 남녀 모두에게 해당되는 것이다. 이러한 때에는 계지가용골모려탕이 주치한다.]

[계지가용골모려탕방(桂枝加龍骨牡蠣湯方)

계지 작약 생강 각 3g, 감초 2g, 대조 4g, 용골 모려 각 3g

이 일곱 가지 재료를 물 280cc에 넣고 120cc가 되도록 달여서, 세 번에 나누어 따뜻하게 마신다.]

앞에서 설명하였던 허로증상 이외에 이 조문에서 나타내는 증상이 한두 개라도 나타나면 이 처방을 쓴다. 이 처방은 방사(房事)에 관한 고민을 해소하는 데 잘 쓰인다.

천웅산증(天雄散證)

[천웅산방(天雄散方)

천웅 3g, 백출 8g, 계지 6g, 용골 3g

이 네 가지 재료를 찧어 분말로 만들어, 하루 세 번, 한 번에 0.5g을 술로 복용한다.]

천웅산은 방(方)은 있지만 증(證)이 없다. 그러나 계지가용골모려탕이 나온 다음에 있는 것으로 보아 유사한 병증에 쓰이는 것으로 생각된다. 그리고 약미(藥味)로 미루어 생각해보면 양기가 허하고, 기력과 체력이 모두 없는 사람에게 쓰이는 것 같다.

[제13조. 허로로서 이급(裏急: 복리腹裏 즉, 복부의 피하皮下에서 싸르르 아프면서 잡아당기는 것 같은 느낌—역주)이 되면 동계, 코피, 복통, 몽정, 사지의 저림이나 통증, 달아오름, 구건(口乾) 등의 증상이 나타난다. 이것은 소건중탕(小建中湯)이 주치한다.](《상한론》 참조)

소건중탕은 허로를 치료하는 대표적인 약 처방이다. 여기에서 언급되고 있는 증상이나 이급(裏急)이라는 것을 함께 고려하여 위장병이나 고혈압, 저혈압, 야뇨증 등에도 적용할 수 있다. 또한 단순한 피로회복제로 쓸 수도 있으며 피로로 인해서 생긴 열에도 효과가 있다. 단, 위장병이라고 해도 구기(嘔氣)가 있는 사람에게는 이 처방을 써서는 안 된다.

황기건중탕증(黃耆建中湯證)
[제14조. 허로로서 이급이 생기고 모든 부족한 증상이 나타날 경우에는 황기건중탕이 주치한다.]
[황기건중탕방(黃耆建中湯方)

소건중탕에 황기 1.5g을 첨가하여 사용한다. 숨이 차고 가슴이 답답한 사람에게는 생강을 증량한다. 배가 땅기는 사람에게는 대조를 빼고 복령 1.5g을 첨가한다. 폐기(肺氣)가 허하고 기의 순환이 나쁜 사람에게는 반하(半夏) 3g을 첨가한다.]

모든 부족한 증상이라는 것은 다한(多汗), 도한(盜汗: 침한寢汗이라고도 하는데 수면 중에만 발한되고 깨어나면 땀이 멈춤—역주), 동계, 복통, 현기증, 대소변의 자리(自利) 또는 불리(不利) 등을 나타낸다. 소건중탕과 거의 유사한 증상에 쓰지만 다한, 도한, 소변불리, 관절염, 고혈압 등의 증상이 있을 때에는 이 처방이 유효한 경우가 많은 것 같다.

[제15조. 허로로서 허리의 통증이 있고 아랫배가 당기며 소변이 잘 나오지 않는 경우에는 팔미환(八味丸)이 주치한다.]

팔미환은 입이 마를 때에 자주 사용하는데, 소변이 잘 나오지 않을 때에는 입이 마르지 않는 것 같다. 또한 소변이 잘 나오지 않아서 설사를 하는 경우도 있다.

서여환증(薯蕷丸證)
[제16조. 허로로서 모든 부족한 증상이 있을 뿐만 아니라 풍기(風氣)에 의한 여러 가지 증상이 있으면 서여환이 주치한다.]
[서여환방(薯蕷丸方)

서여 30분(分), 당귀 계지 누룩[麴] 지황(地黃) 두황권(豆黃卷) 각 10분, 감초 28분, 인삼 7분, 천궁(川芎) 작약 백출 맥문동(麥門冬) 행인 각 6분, 시호 길경(桔梗) 복령 각 5분, 아교 7분, 건강(乾薑) 3분, 백렴(白蘞) 2분, 방풍(防風) 6분, 대조 30개

이 스물한 가지 재료를 비율대로 분말로 만들고 꿀을 섞어 반죽해서 3g의 환으로 만든다. 하루 한 개를 공복에 술로 복용한다.]

풍기에 의한 증상이란 외사의 바람에 의한 것이 아니라, 간기(肝氣)의 허(虛)에 의한 증상이라는 의미일 것이다. 고전의학에서는 바람이 간장과 관련이 있다고 생각하기 때문에 이와 같이 해석해봤다. 또한 이 편은 허로병편(虛勞病篇)이지 중풍편(中風篇)은 아니기 때문이다.

산조인탕증(酸棗仁湯證)

[제17조. 허로(虛勞)가 되어, 별로 대수롭지 않은 일까지 걱정이 되어 잠을 이루지 못하는 경우에는 산조인탕이 주치한다.]

[산조인탕방(酸棗仁湯方)

산조인 12g, 감초 1g, 지모(知母) 복령 천궁(川芎) 각 2g

우선 산조인을 물 320cc에 넣어 240cc가 되도록 달인 후에 다른 약을 넣고 120cc가 될 때까지 달여서 세 번에 나누어 따뜻하게 마신다.]

피로한 것과 쓸데없는 사소한 걱정으로 인하여 잠을 이루지 못할 때 이 처방을 쓴다.

대황자충환증(大黃䗪蟲丸證)

[제18조. 오로(五勞: 심로心勞, 폐로肺勞, 간로肝勞, 비로脾勞, 신로腎勞—역주)로 인하여 극도로 허해졌기 때문에 신체가 야위고 복부팽만으로 식욕이 없어진 사람, 또한 음식의 과부족, 노동, 과도한 방사, 지나친 걱정 등으로 인하여 신체 내에 마른 피가 정체되고, 그로 인하여 피부가 거칠어지고 시력이 떨어진 사람, 이러한 사람은 마음을 안정시키고 허를 보충하는 것이 좋다. 거기에는 대황자충환이 좋다.]

[대황자충환방(大黃䗪蟲丸方)

대황 2.5g, 황금 2g, 감초 3g, 도인(桃仁) 행인 각 10g, 작약 4g, 지황(地黃) 10g, 건칠(乾漆) 1g, 맹충(虻蟲) 1.3g, 수질(水蛭) 6g, 제조(蠐螬) 4g, 자충 2g

이 열두 가지 재료를 분말로 만든 후 꿀로 반죽하여 0.3g의 환으로 만들어 하루 세 번, 한 번에 5환을 술로 복용한다.]

이 처방의 약미(藥味)에는 소위 어혈약(瘀血藥)이 많이 포함되어 있다. 따라서 어혈과 허로의 증상이 합쳐진 것에 쓴다고 생각해도 크게 잘못은 없을 것이다. 피부가 거칠어져 있는 것이 이 처방을 쓸 때의 결정적인 수단이 되는 경우가 있다. 신체가 야위고 전체적으로 윤기가 없을 때이다.

자감초탕증(炙甘草湯證)

[제19조. 자감초탕은 허로로서 모든 부족한 증상이 나타나며 땀이 나고 고통스러워하며 동계하거나 맥이 결체(結帶)하였을 때에 쓴다.]《상한론》참조)

이상으로 허로병을 마친다.《상한론》도 함께 참고하면서 읽기 바란다. 이 편에는 이 밖에도 달간산증(獺肝散證)이 있지만 생략하였다.

血痺虛勞病脈證幷治 第六

問曰: 血痺病從何得之?

師曰: 夫尊榮人骨弱肌膚盛, 重因疲勞汗出, 臥不時動搖, 加被微風遂得之, 但以脈自微濇, 在寸口關上小緊, 宜針引陽氣, 令脈和, 緊去則愈.

血痺, 陰陽俱微, 寸口關上微, 尺中小緊, 外證身體不仁, 如風痺狀, 黃耆桂枝五物湯主之.

黃耆桂枝五物湯方:

黃耆三兩 芍藥三兩 桂枝三兩 生薑六兩 大棗十二枚

上五味, 以水六升, 煮取二升, 溫服七合, 日三服.

夫男子平人, 脈大爲勞, 極虛亦爲勞.

男子面色薄者, 主渴及亡血, 卒喘悸. 脈浮者, 裏虛也.

男子脈虛沈弦, 無寒熱, 短氣裏急, 小便不利, 面色白, 時目瞑兼衄, 少腹滿, 此爲勞使之然.

勞之爲病, 其脈浮大, 手足煩, 春夏劇, 秋冬瘥, 陰寒精自出, 酸削不能行.

男子脈浮弱而濇, 爲無子, 精氣淸冷.

夫失精家, 少腹弦急, 陰頭寒, 目眩髮落. 脈極虛芤遲, 爲淸穀亡血失精. 脈得諸芤動微緊, 男子失精, 女子夢交, 桂枝龍骨牡蠣湯主之.

桂枝加龍骨牡蠣湯方:

桂枝 芍藥 生薑各三兩 甘草二兩 大棗十二枚 龍骨 牡蠣各三兩

上七味, 以水七升, 煮取三升, 分溫三服.

天雄散方:

天雄三兩(炮) 白朮八兩 桂枝六兩 龍骨三兩

上四味, 杵爲散, 酒服半錢匕, 日三服, 不知稍增之.

男子平人, 脈虛弱細微者, 善盜汗也.

人年五六十, 其病脈大者, 痺俠背行. 若腸鳴, 馬刀俠癭者, 皆爲勞得之.

脈沈小遲, 名脫氣, 其人疾行則喘喝, 手足逆寒, 腹滿, 甚則溏泄, 食不消化也.

脈弦而大, 弦則爲減, 大則爲芤; 減則爲寒, 芤則爲虛, 虛寒相搏, 此名爲革. 婦人則半産漏下, 男子則亡血失精.

虛勞裏急, 悸, 衄, 腹中痛, 夢失精, 四肢酸疼, 手足煩熱, 咽乾口燥, 小建中湯主之.

虛勞裏急, 諸不足, 黃耆建中湯主之.

黃耆建中湯方:

於小建中湯內加黃耆一兩半, 餘依上法.

若氣短胸滿者加生薑; 腹滿者去棗, 加茯苓一兩半; 及療肺虛損不足, 補氣加半夏三兩.

虛勞腰痛, 少腹拘急, 小便不利者, 八味腎氣丸主之.

虛勞諸不足, 風氣百疾; 薯蕷丸主之.

薯蕷丸方:

薯蕷三十分 當歸 桂枝 麴 乾地黃 豆黃卷各十分 甘草二十八分 人參七分 芎藭 芍藥 白朮 麥門冬 杏仁各六分 柴胡 桔梗 茯苓各五分 阿膠七分 乾薑三分 白蘞二分 防風六分 大棗百枚(爲膏)

上二十一味, 末之, 煉蜜和丸如彈子大, 空腹酒服一丸, 一百丸爲劑.

虛勞虛煩不得眠, 酸棗湯主之.

酸棗湯方:

酸棗仁二升 甘草一兩 知母二兩 茯苓二兩 芎藭二兩

上五味, 以水八升, 煮酸棗仁得六升, 内諸藥, 煮取三升, 分溫三服.

五勞極虛羸瘦, 腹滿, 不能飮食, 食傷憂傷飮傷房室傷飢傷勞傷經絡榮衛氣傷, 内有乾血, 肌膚甲錯, 兩目黯黑, 緩中補虛, 大黃䗪蟲丸主之.

大黃䗪蟲湯方:

大黃十分(蒸) 黃芩二兩 甘草三兩 桃仁一升 芍藥四兩 乾漆一兩 虻蟲一升 水蛭百枚 蠐螬半升 蟅蟲一升 乾地黃十兩

上十二味, 末之, 煉蜜和丸小豆大, 酒飮服五丸, 日三服.

《千金翼》炙甘草湯: 治虛勞不足, 出汗而悶, 脈結悸, 行動如常, 不出百日, 危急者十日死.

07／肺痿肺癰咳嗽上氣病脈證并治 第七

폐위폐옹해수상기병맥증병치

제 칠

폐위(肺痿)란 현대의학에서 말하는 폐결핵(肺結核), 폐옹(肺癰)은 농흉(膿胸)에 해당한다. 이러한 병에 걸리면 해수(咳嗽: 담과 기침소리가 있는 것-역주)를 발하고 잘 상기(上氣: 흥분)한다. 또한 폐위나 폐옹이 아니더라도 병리가 같을 때 해수나 상기를 발하는 경우도 있다. 어쨌거나 이 편에서는 해수를 주증상으로 하는 병에 관해서 언급하고 있다. 단, 해수는 수체(水滯)에 의해서도 일어나기 때문에 병리를 제대로 알고 구별해야 한다.

병의 원인과 병리(病理)

[제1조. **질문:** 열이 상초(上焦)에 있기 때문에 기침을 하는 것을 폐위(肺痿)라고 하는 것 같은데, 폐위라는 병은 어떠한 원인 때문에 일어나는 것입니까?

대답: 땀을 지나치게 많이 흘리거나 빈번하게 구토를 하거나 소갈병(消渴病)으로서 다량으로 소변이 나오거나, 하제(下劑)를 복용시켜 지나치게 설사를 하게 하면 진액이 부족해져서 열을 가지게 되어 폐위가 되는 것입니다.]

이 조문을 통해 알 수 있듯이, 이 편에서는 가슴의 진액이 부족해져서 일어나는 해수를 주증상으로 하는 병에 관해서 언급하고 있다. 또한 가슴의 진액이 부족해져서 열을 가지게 되면 조금만으로도 상기하기 쉬워진다. 거꾸로 말하면, 상기라는 증상이 있으면 가슴의 진액이 부족한 상태에 있다고 병리에 결부시켜서 생각하고 치료해야 한다. 해수만으로는 병리를 알 수 없다.

[제2조. **질문:** 촌구(寸口)의 맥이 삭(數)하고 기침(咳)을 하며, 탁하고 끈적끈적한 타액이 나오는 것은 무슨 병입니까?

대답: 그것은 폐위입니다. 만약 입이 보송보송 말라 있고 기침을 하면 가슴속이 아프며, 맥이 활(滑)하고 삭(數)하다면 이것은 폐옹입니다. 기침을 하면 타액에 고름이나 피가 섞이는 경우에 맥이 삭허(數虛)라면 폐위이고, 삭실(數實)이라면 폐옹입니다.]

맥이 삭하고 허하다면 진액이 부족한 상태다. 예를 들어 끈적끈적한 타액이 나온다고 해도 이것은 폐위다. 반대로 맥이 삭하며 활이나 실인 경우에는 폐장에 고름이 있다. 고름은 진액이 열을 가지게 됨으로써 발생한다. 따라서 폐위나 폐옹은 모두 가슴에 열을 가지는 병이지만 그 병리와 병증에는 조금 다른 점이 있다.

[제3조. **질문:** 치밀어 오르는 듯한 기침을 하는 경우, 그 환자의 맥을 보고 그 병이 폐옹이니 당연히 고름이나 피가 나고, 이것을 무리하게 많이 내뱉으면 죽는다는 둥 하는 것은 어떻게 알 수 있습니까? 그것은 어떠한 종류의 맥입니까?

대답: 촌구의 맥이 미(微)하고 삭(數)인 경우, 미는 풍(風) 때문이고 삭은

열 때문입니다. 맥이 미한 경우에는 풍 때문에 피모(皮毛)에 상처가 나고, 위기(衛氣)가 작용하지 않게 되므로 땀이 납니다. 또한 숨을 들이마시기가 힘들어집니다. 맥이 삭인 경우에 열이 혈맥(血脈)에까지 침입하여 영기(榮氣)가 작용하지 않게 된 상태입니다. 그렇게 되면 내(內)에는 열이 정체됩니다. 그런데 풍(風)으로 인하여 표(表)의 기능이 나빠져 있는 상태이기 때문에 양기가 표에까지 도달하지 못합니다. 그로 인하여 오한을 느끼고 숨을 내뱉기도 힘들어집니다.

이와 같이 열이 폐장에까지 침입하면 기침을 하고 입이 마르며 가슴이 답답해집니다. 그러나 입은 마르지만 물은 마시고 싶지 않고, 탁한 타액을 많이 내뱉습니다. 또한 때때로 몸을 부르르 떨기도 합니다. 열이 침입하면 그로 인하여 피의 흐름이 응체(凝滯)되고 굳어져서 고름이 생기며, 미음과 같은 가래를 내뱉게 됩니다. 서둘러 치료하지 않으면 농혈(膿血)이 굳어지는데 그렇게 되면 이미 생명이 위태롭게 됩니다.]

풍은 피모의 기능을 나쁘게 하고, 양기의 발산을 방해하기 때문에 열을 발생시킨다. 이 열과 원래 있던 열이 합쳐져서 폐열(肺熱)이 되어 고름을 만든다. 원래 있던 열이란 노동이나 다한(多汗), 다뇨(多尿) 등에 의해서 진액이 부족해졌기 때문에 발생한 것이다.

[제4조. 상기(上氣)하여 얼굴이 붓고, 어깨로 숨을 쉬며, 맥이 부대(浮大)하다면 치료하기가 어렵다. 만약 그때에 설사까지 하고 있다면 더욱 중증이다.]

상기란 흥분하는 것을 말하는데 양기가 밑으로 내려가지 않기 때문에 상승하여 일어난다. 바꿔 말하면 양기부족이다. 양기가 위쪽에서 발산하는 것만이 아니기 때문에 정체하여 상기되고 얼굴이 붓게 된다. 또한 양기가 부족하면 하반신으로 내려가지 않기 때문에 설사를 하게 된다.

[제5조. 상기하여 그렁그렁 소리를 내며 고통스러워 하는 것은 폐창(肺脹)이다. 그러는 동안에 풍수(風水)가 될 우려가 있다. 땀을 내어 주면 낫는다.]

폐창은 폐렴을 가리킨다. 풍수에 관해서는 후편에 나오는데, 신장병의 일종이다. 치료에는 소청룡탕이나 월비가반하탕(越婢加半夏湯)을 쓴다.

병증과 치료법
[제6조. 폐위의 병으로서 끈적끈적한 타액이 나오고 입은 마르지 않으며, 야뇨 증세가 나타나거나 소변 횟수가 많아지는 경우가 있다. 이것은 폐기(肺氣)가 허하여 신장까지 양기가 순환되지 않기 때문이다. 요컨대 폐장 속이 냉한 상태이다. 그로 인하여 현기증이 나고 타액이 많아지는 것이다. 감초건강탕(甘草乾薑湯)으로 따뜻하게 해주면 좋다. 만약 이 처방을 복용한 후에 입이 마르는 것 같다면 이것은 소갈병(消渴病)이다.]《상한론》 참조)

폐장이 냉해지면 양기의 순환이 좋지 않게 된다. 그로 인하여 신장의 양기가 부족해져서 소변 횟수가 많아진다. 이 상태가 급격하게 일어난 경우가 《상한론》에 기재되어 있다. 하지만 폐위이기 때문에 폐장 속은 냉하더라도 주위에는 열이 있다. 그 열이 자각적으로 또는 체온계에 나타나는 경우도 있다. 그러나 표면의 열을 다스릴 수 없기 때문에 폐장을 따뜻하게 해주면 표의 열은 사라진다. 이것은 인삼탕이나 사역탕을 쓸 때에도 주의해야 할 것이다.

만약 폐장을 따뜻하게 했는데 입이 마르는 것 같다면, 이것은 폐장의 내외(內外)에 모두 열이 있고 아래쪽만 냉한 상태인 소갈병이다. 소갈병도 소변이 삭(數)이기 때문에 그 구별을 언급하고 있는 것이다.

사간마황탕증(射干麻黃湯證)

[제7조. 치밀어 오르듯이 기침을 하고 인후(咽喉)가 천둥처럼 우르르 울리는 경우에는 사간마황탕이 주치한다.]

[사간마황탕방(射干麻黃湯方)

사간 3g, 마황 생강 각 4g, 세신 자완(紫菀) 관동화(款冬花) 각 3g, 오미

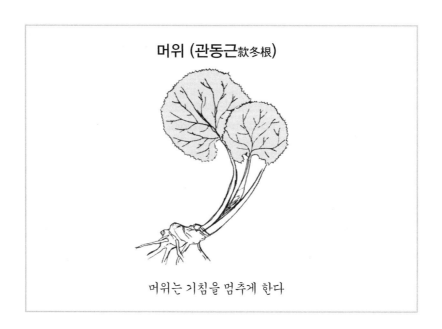

머위 (관동근款冬根)

머위는 기침을 멈추게 한다

자 3g, 대조 2g, 반하 5g

이 아홉 가지 재료 중에서 먼저 물 480cc에 마황을 넣고 팔팔 끓인 후에 한 번 불에서 내렸다가 여기에 다른 약을 넣고 120cc가 되도록 달여 졸인 후 하루 세 번에 나누어 따뜻하게 마신다.]

인후에 열이 있기 때문에 목구멍이 아프고 기침을 할 때에 쓴다. 기침을 할 때 천둥처럼 우르르 울리는 것이 특징이다. 이것은 물이 많기 때문일 것이다.

조협환증(皂莢丸證)

[제8조. 치밀어 오르는 듯한 기침이 맹렬하게 나오므로 옆으로 눕지도 못하고, 때때로 탁한 타액이 나오는 경우에는 조협환이 주치한다.]

[조협환방(皂莢丸方)

조협을 분말로 만들고, 꿀로 반죽하여 0.3g의 환으로 한다. 이것을 복용할 때에는 물 180cc에 대조 10g을 넣고 60cc가 되도록 바짝 졸인 액으로 복용한다. 한 번에 3환, 하루에 세 번, 밤에 한 번 복용한다.]

이 처방은 기침이 심해서 아무리 멈추려고 해도 멈춰지지 않을 때에 쓴다. 이런 기침은 밤중에 심해진다. 대개가 마른기침이지만 때때로 엷은 가래가 인후에 눌러 붙는다. 전신이 냉해지는 것이 특징이다. 인후의 통증을 호소하는 경우도 있다. 마황부자세신탕(麻黃附子細辛湯)의 기침과 유사하지만 좀 더 심할 경우에 쓴다. 단, 이 처방을 잘못 쓰게 되면 부종(浮腫)을 일으킨다.

후박마황탕증(厚朴麻黃湯證)

[제9조. 기침이 나고 맥이 부(浮)한 경우에는 후박마황탕이 주치한다.]

[후박마황탕방(厚朴麻黃湯方)

후박 5g, 마황 4g, 석고 10g, 행인 4g, 반하 5g, 건강 세신 각 2g, 소맥(小麥) 14g, 오미자 3g

이 아홉 가지 재료 중에서 먼저 물 480cc에 소맥을 넣고 달이다가 끓어오르면 찌꺼기를 걸러낸다. 여기에 다른 약을 넣고 다시 달여서 120cc가 되도록 졸인다. 이것을 하루 세 번에 나누어 따뜻하게 마신다.]

맥이 떠 있는 이유는 양기가 발산되지 못하고 표에 정체되어 있기 때문이다. 양기가 표에 정체되는 원인은 여러 가지가 있는데, 이 처방의 경우에는 내열 때문일 것이다. 내열이 있으면 입이 마르고, 주리가 열려서 땀이 난다. 특히 기침을 할 때에 식은땀과 같은 느낌으로 땀이 난다.

아울러 이 내열이라고 하는 것은 양명경(陽明經)에 정체된 열을 가리키는 것으로서, 넓은 의미의 외(外)에 포함되는 부분에 있는 열을 가리킨다. 이 처방의 내용으로 미루어 생각할 때 가장 외측(外側)은 땀이 나는 상태이기 때문에 냉하고, 그 바로 내측(內側)에는 열이 있으며, 폐장이 있는 깊은 곳은 냉한 상태다. 이 처방은 소청룡탕가석고(小靑龍湯加石膏)와 상당히 유사한 약의 처방이다. 조협환증(皂莢丸證)과 병리는 반대이지만 증상은 상당히 유사하다. 땀과 구갈의 유무에 따라 구별한다.

택칠탕증(澤漆湯證)

[제9조. 기침이 나고 맥이 침(沈)한 경우에는 택칠탕이 주치한다.]

[택칠탕방(澤漆湯方)

반하 5g, 자삼(紫蔘) 5g, 택칠 48g, 생강 백전(白前) 각 5g, 감초 황금 인삼 계지 각 3g

이 아홉 가지 재료 중에서 먼저 물 1800cc에 택칠을 넣고 600cc가 될 때까지 달인다. 그 액 속에 다른 약을 넣고 200cc가 될 때까지 달인 후, 한 번에 20cc를 따뜻하게 마신다. 하룻밤 안에 모두 마셔버리도록 한다.]

이 처방은 후박마황탕(厚朴麻黃湯)의 조문에 계속 이어져서 기재되어 있다. 요컨대 똑같은 기침이라고 해도 맥이 부(浮)인지 침(沈)인지에 따라 처방이 다른 것이다. 맥부(脈浮)는 표(表)가 막히는 것이지만, 맥침(脈沈)은 내(內)에 뭉침이 있기 때문이다. 무엇이 뭉쳤는가를 생각해보면 우선 물을 생각할 수 있다. 그러나 이 처방의 내용으로 미루어보면 자삼, 택칠, 황금과 고제(苦劑)가 많기 때문에 소양경(少陽經: 반표반리半表半裏) 주변에 열도 있는 것으로 생각된다. 물론 후박마황탕증보다 깊은 곳의 열이다. 이 처방은 열과 물 때문에 일어나는 기침에 쓴다. 얼굴이 붓거나 가래가 많고, 오후에 더 나빠지는 증상이 있다.

맥문동탕증(麥門冬湯證)

〔제10조. 인후가 아릿해지고, 기침이 나오기 시작하면 여간해서 멈출 수가 없고 상기되어 얼굴이 붉어지는 경우에는 맥문동탕이 주치한다.〕

〔맥문동탕방(麥門冬湯方)

맥문동 70g, 반하 10g, 인삼 감초 각 2g, 쌀 4.2g, 대조 4g.

이 여섯 가지 재료를 물 480cc에 넣고 240cc가 되도록 달여서 한 번에 40cc까지를 하루에 세 번, 밤에 한 번으로 나누어 따뜻하게 마신다.〕

이 처방은 자주 쓰이기 때문에 굳이 설명할 필요가 없을지도 모른다. 다른 약의 처방과의 차이점을 주로 언급해두도록 한다.

이 처방은 폐장이 건조해져 기침을 할 때에 쓴다. 건조해졌기 때문에 열이 있다고 생각해도 좋을 것이다. 그로 인하여 인후가 아릿해지는 것이다. 또한 단단하게 굳은 가래가 나오는 경우가 있다. 기침을 하고 상기된다고 해서 반드시 얼굴이 붉어진다고 할 수는 없다.

이 처방과 상당히 유사한 것으로서 소시호탕(小柴胡湯)의 기침이 있다. 이 처방증과 유사하면서도 식욕이 없을 때에는 소시호탕이나 소시호탕의 가감법(加減法)을 쓴다. 만약 이 처방을 썼는데 식욕이 없어지고 혀가 하얗게 되는 경우도 소시호탕증이다.

이 증상과 유사하면서 허로증상(虛勞症狀)이 있는 경우 자감초탕(炙甘草湯)을 쓴다. 이 처방 중에서 인후의 아릿함은 발작적이고, 반하후박탕증(半夏厚朴湯證)과 같이 인후가 항상 이상하다고 호소하는 경우는 없다.

정력대조사폐탕증(葶藶大棗瀉肺湯證)

〔제11조. 폐옹(肺癰) 때문에 그렁그렁 소리가 나서 고통스러워하며, 위를 보고 반듯이 누울 수 없는 경우에는 정력대조사폐탕이 주치한다.〕

〔정력대조사폐탕방(葶藶大棗瀉肺湯方)

정력 2g, 대조 4g.

이 두 가지 재료 중에서 먼저 물 120cc에 대조를 넣고 80cc가 되도록 달인 후, 그 액에 정력을 넣고 40cc가 되도록 달여 한번에 마신다.〕

이 처방은 폐장의 음기가 허하여 가슴에 열을 가졌기 때문에 물이나 물 같은 고름이 정체된 경우에 쓴다. 항상 천명(喘鳴: 호흡할 때 인후의 깊은

데서 나는 소리-역주)이 있기 때문에 옆으로 누우면 고통스럽고, 어깨를 들먹이며 숨을 쉬고, 얼굴이 부어 있는 경우가 많은 것 같다. 심장의 아랫부분이 단단해져 있는 경우도 있다.

이 처방은 담음병편(痰飮病篇)에도 기재되어 있다. 거기에는 물 때문에 호흡이 고통스러울 때에 쓰도록 지시되어 있는데 폐열(肺熱)이라는 병리에는 차이가 없다. 물은 비장과 위장의 허로 인하여 정체되는 경우가 많지만 폐기(肺氣)가 허해도 정체되는 경우가 있다. 단, 여기에서 말하는 폐허란 폐장의 음허(陰虛)를 가리킨다. 폐장의 음기가 허하면 폐장이나 폐장 주변에 열을 가지게 된다. 폐장의 양허와 혼동하지 않도록 조심해야 한다. 아울러 폐장의 음기가 허하면 우촌구(右寸口)의 맥은 가라앉고 강해진다.

길경백산증(桔梗白散證)

[제19조. 기침을 해서 가슴이 고통스럽고, 오한을 느끼며, 맥은 삭(數)하고, 입은 마르는데 물을 마시려 하지는 않으며, 때때로 비린내가 나는 가래를 내뱉는다. 이러한 상태가 오래되면 미음과 같은 고름을 내뱉게 된다. 이것은 폐옹(肺癰)이다. 길경백산이 주치한다.]

[길경백산방(桔梗白散方)

길경 3분(分), 패모(貝母) 3분, 파두(巴豆) 1분

이 세 가지 재료를 제시한 비율대로 분말로 만든 다음, 체력이 있는 사람이라면 0.5g을 복용하고, 체력이 없는 사람은 그보다 적게 복용한다. 병이 격막(膈膜: 횡격막橫膈膜-역주)보다 위에 있으면 고름을 내뱉은 후에 낫게 된다. 격막보다 아래에 있으면 설사를 한 후에 낫는다. 설사가 멈추지 않을 때에는 냉수를 마시면 멎는다.]

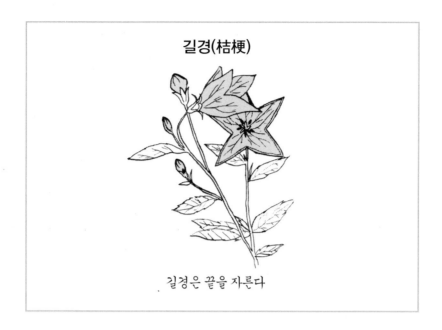

길경(桔梗)

길경은 끝을 자른다

제12조에는 같은 조문에서 길경탕이 주치한다고 되어 있다. 아마도 가슴이 답답하고 기침, 오한, 삭맥(數脈) 등의 증상이 있으며, 비린내가 나는 가래를 내뱉는 정도라면 길경탕(《상한론》 참조)이 주치하고, 중증이 되어 미음과 같은 농담(膿痰)이 나오게 되면 백산(白散)이 주치하는 것이라고 생각된다.

이 처방증에서 오한을 느끼는 이유는 내열 때문에 표(表)가 열리기 때문인데, 상한의 오한과는 다르다.

위경탕증(葦莖湯證)

[제20조. 기침, 미열, 가슴이 답답한 증상이 있고 가슴속이 뒤틀리는 듯한 느낌이 들며, 기침을 하면 사무치듯이 아픈 것은 폐옹(肺癰)이다. 위경

탕이 주치한다.]

[위경탕방(葦莖湯方)

위경 3g, 의이인(薏苡仁) 7g, 도인(桃仁) 6g, 과판(瓜瓣) 5g

이 네 가지 재료 중에서 먼저 물 400cc에 위경을 넣고 200cc가 되도록 달이고, 그 다음에 다른 약을 넣어 80cc가 되도록 달인다. 한 번에 40cc를 복용한다. 반드시 고름과 같은 것을 내뱉는다.]

이 처방도 폐옹병에 적용한다. 가슴의 고름뿐만 아니라 복벽농옹(腹壁膿癰)에도 쓸 수 있다. 이 경우 숨이 차게 되는 증상 이외에도 대·소변이 잘 안 나오는 증상이 있다.

월비가반하탕증(越婢加半夏湯證)

[제13조. 기침을 하여 상기(上氣)되는 것은 폐창(肺脹)이다. 숨이 차고, 얼굴이 붓고, 눈알이 빠질 것 같은 느낌이 드는 것은 월비가반하탕이 주치한다.]

[월비가반하탕방(越婢加半夏湯方)

마황 6g, 석고 8g, 생강 3g, 대조 5g, 감초 2g, 반하 5g

이 여섯 가지 재료 중에서 먼저 물 240cc에 마황을 넣고 팔팔 끓인 후에 한 번 불에서 내렸다가 여기에 다른 약을 넣고 120cc가 되도록 달여 졸인 후, 세 번에 나누어 따뜻하게 마신다.]

이번에는 폐창을 치료하는 방법이다. 폐창이 되면 기침, 호흡곤란, 가슴의 통증 같은 증상 이외에 폐기가 순환되지 않기 때문에 물이 정체되고, 양기가 발산되지 않기 때문에 안면에 부종이 생긴다. 여기까지 병이 진행되면 신장의 기능도 나빠지게 되어 풍수병(風水病)으로까지 발전한다.

이 처방의 적응증은 가래가 적고, 기침은 헛기침을 하듯이 한다. 또한 인후에 통증이 있거나 땀도 난다.

소청룡탕가석고증(小靑龍湯加石膏證)

[제14조. 폐창으로 기침을 하고 상기되며, 그렁그렁 소리가 나서 고통스러운 경우에는 소청룡탕가석고가 주치한다.]

이 처방은 소청룡탕(《상한론》 참조)에 석고 2g을 첨가한 것이다. 폐렴에 잘 이용된다. 소청룡탕증과 같은 병증에 쓰지만 전체적으로 더욱 심해서 긴급을 요하는 경우나 번조(煩躁: 손발을 자주 움직이면서 괴로워하는 것 –역주) 증상이 있을 경우에는 이 처방을 쓴다.

[제15조. 자감초탕(炙甘草湯)은 폐위(肺痿)로 끈적끈적한 타액을 많이 내뱉고, 가슴이 답답한 것을 주치한다.]

자감초탕을 허로(虛勞)뿐만 아니라 기침이나 천식에 쓴다는 것은 이미 언급한 바와 같다. 허로증상을 확인한 후에 사용한다.

생강감초탕증(生薑甘草湯證)

[제17조. 생강감초탕은 폐위로서 기침이 나오고, 끈적끈적한 타액이 많이 나오며, 인후가 마르는 것을 주치한다.]

[생강감초탕방(生薑甘草湯方)

생강 5g, 인삼 3g, 감초 4g, 대조 5g

이 네 가지 재료를 물 280cc에 넣고 120cc가 되도록 달여서, 세 번에 나누어 따뜻하게 마신다.]

이 처방은 인삼탕과 같은 약의 처방이다. 비장과 위장이 약한 사람의 기침에 쓴다. 열이 있더라도 쓸 수 있다.

계지거작약가조협탕증(桂枝去芍藥加皂莢湯證)

[제18조. 계지거작약가조협탕은 폐위로서 침이나 타액을 많이 내뱉는 것을 주치한다.]

이 처방은 계지거작약탕(《상한론》 참조)에 조협(皂莢) 0.2g을 첨가한 것이다. 마찬가지로 기침이 있는 병에 쓰지만, 조협이 가해지기 때문에 적응증 환자는 폐장 속은 냉하고, 그 바깥에는 열이 있다고 생각된다. 그러나 고제(苦劑)나 석고(石膏)로 다스릴 정도의 열은 아니다.

肺痿肺癰咳嗽上氣病脈證幷治 第七

問曰: 熱在上焦者, 因咳爲肺痿. 肺痿之病, 從何得之? 師曰: 或從汗出, 或從嘔吐, 或從消渴, 小便利數, 或從便難, 又被快藥下利, 重亡津液, 故得之.

問曰: 寸口脈數, 其人咳, 口中反有濁唾涎沫者何? 師曰: 爲肺痿之病. 若口中辟辟燥, 咳即胸中隱隱痛, 脈反滑數, 此爲肺癰, 咳唾膿血, 脈數虛者爲肺痿; 數實者爲肺癰.

問曰: 病咳逆, 脈之, 何以知此爲肺癰? 當有膿血, 吐之則死? 其脈何類? 師曰: 寸口脈微而數, 微則爲風, 數則爲熱; 微則汗出, 數則惡寒. 風中於衛, 呼氣不入; 熱過於榮, 吸而不出. 風傷皮毛, 熱傷血脈. 風舍於肺, 其人則咳, 口乾喘滿, 咽燥不渴, 時唾濁沫, 時時振寒. 熱之所過, 血爲之凝滯, 畜結癰膿, 吐如米粥, 始萌可救, 膿成則死.

上氣, 面浮腫, 肩息, 其脈浮大, 不治; 又加利, 尤甚.

上氣喘而躁者, 屬肺脹, 欲作風水, 發汗則愈.

肺痿吐涎沫而不咳者, 其人不渴, 必遺尿, 小便數. 所以然者, 以上虛不能制下故也. 此爲肺中冷, 必眩多涎唾, 甘草乾薑湯以溫之. 若服湯已渴者, 屬消渴.

咳而上氣, 喉中水雞聲, 射干麻黃湯主之.

射干麻黃湯方:

射干三兩 麻黃四兩 生薑四兩 細辛 紫苑 款冬花各三兩 五味子半升 大棗七枚 半夏半升

上九味, 以水一斗二升, 先煮麻黃兩沸, 去上沫, 內諸藥, 煮取三升, 分溫三服.

咳逆上氣, 時時唾濁, 但坐不得眠, 皁莢丸主之.

皁莢丸方:

皁莢八兩(刮去皮, 用酥炙)

上一味, 末之, 蜜丸梧子大, 以棗膏和湯服三丸, 日三夜一服.

咳而脈浮者, 厚朴麻黃湯主之.

厚朴麻黃湯方:

厚朴五兩 麻黃四兩 石膏如雞子大 杏仁半升 半夏半升 乾薑二兩 細辛二兩 小麥一升 五味子半升

上九味, 以水一斗二升, 先煮小麥熟, 去滓, 內諸藥, 煮取三升, 溫服一升, 日三服.

脈沈者, 澤漆湯主之.

澤漆湯方:

半夏半升 紫參五兩(一作紫苑) 澤漆三升(以東流水五斗煮, 取一斗五升) 生薑五兩 白前五兩 甘草 黃芩 人參 桂枝各三兩

上九味, 咬咀, 內澤漆汁中煮取五升, 溫服五合, 至夜盡.

大逆上氣, 咽喉不利, 止逆下氣者, 麥門冬湯主之.

麥門冬湯方:

麥門冬七升 半夏一升 人參三兩 甘草二兩 粳米三合 大棗十二枚

上六味, 以水一斗二升, 煮取六升, 溫服一升, 日三夜一服.

肺癰喘不得臥, 葶藶大棗瀉肺湯主之.

葶藶大棗瀉肺湯方:

葶藶(熬令黃色, 搗丸如彈子大)　大棗十二枚

上先以水三升, 煮棗取二升, 去棗內葶藶, 煮取一升, 頓服.

咳而胸滿, 振寒脈數, 咽乾不渴, 時出濁唾腥臭, 久久吐膿如米粥者, 爲肺癰, 桔梗湯主之.

咳而上氣, 此爲肺脹, 其人喘, 目如脫狀. 脈浮大者, 越婢加半夏湯主之.

越婢加半夏湯方:

麻黃六兩　石膏半斤　生薑三兩　大棗十五枚　甘草二兩　半夏半斤

上六味, 以水六升, 先煮麻黃, 去上沫, 內諸藥, 煮取三升, 分溫三服.

肺脹咳而上氣, 煩躁而喘, 脈浮者, 心下有水, 小青龍加石膏湯主之.

小青龍加石膏湯方:

麻黃　芍藥　桂枝　細辛　甘草　乾薑各三兩　五味子　半夏各半升　石膏二兩

上九味, 以水一斗, 先煮麻黃, 去上沫, 內諸藥, 煮取三升. 強人服一升, 羸者減之, 日三服, 小兒服四合.

《外臺》炙甘草湯, 治肺痿涎唾多, 心中溫溫液液者.

千金甘草湯

甘草

上一味, 以水三升, 煮減半, 分溫三服.

生薑甘草湯, 治肺痿咳唾涎沫不止, 咽燥而渴.

生薑甘草湯方:

生薑五兩　人參三兩　甘草四兩　大棗十五枚

上四味, 以水七升, 煮取三升, 分溫三服.

桂枝去芍藥加皂莢湯, 治肺痿吐涎沫.

桂枝去芍藥加皂莢湯方:

桂枝　生薑各三兩　甘草二兩　大棗十枚　皂莢一枚(去皮子, 炙焦)

上五味, 以水七升, 微微火煮, 取三升, 分溫三服.

桔梗白散, 治咳而胸滿, 振寒, 脈數, 咽乾不渴, 時出濁唾腥臭, 久久吐膿如米粥者, 爲肺癰.

桔梗白散方:

桔梗　貝母各三兩　巴豆一分(去皮, 熬, 研如脂)

上三味, 爲散, 強人飲服半錢匕, 羸者減之, 病在膈上者吐膿血, 膈下者瀉出,

若下多不止, 飮冷水一杯則定.
葦莖湯, 治咳有微熱, 煩滿, 胸中甲錯, 是爲肺癰.
萎莖二升　薏苡仁半升　桃仁五十枚　瓜瓣半升
上四味, 以水一斗, 先炙葦莖得五升, 去滓, 內諸藥, 煮取二升, 服一升, 再服, 當吐如膿.
肺癰胸滿脹, 一身面目浮腫, 鼻塞淸涕出, 不聞香臭酸辛, 咳逆上氣, 喘鳴迫塞, 葶藶大棗瀉肺湯主之.

8 / 奔豚氣病脈證併治
분 돈 기 병 맥 증 병 치

第八
제 팔

이 편은 분돈기병(奔豚氣病)의 맥과 증상, 치료법에 관하여 언급하고 있다.

[제1조. 분돈기병, 토농병(吐膿病), 경포병(驚怖病), 화사병(火邪病), 이
것들은 모두 놀람에 의해서 발생한다.]

신기(腎氣)는 조용히 가라앉아 있어야 좋은 것인데, 놀라게 되어 불안정
해지면 쉽게 동요하게 된다. 신기가 동요하면 분돈기병 등이 된다는 것이
다. 네 가지 병 모두 공통적인 병증을 나타내는 것으로 생각된다. 이 중 화
사(火邪)에 관해서는 《상한론》에 자세하게 언급되어 있다. 마찬가지로 분
돈의 증상을 나타내고 있다. 경포병이란 겁을 많이 내서 잘 놀라는 병으로
서 분돈과 같이 동계가 있다. 토농(吐膿: 기관지 농양−역주)이란 앞의 폐
옹과 관련된 병인 것 같다. 신기가 안정적이지 못하면 상기되어 구토하기
쉬워진다.

[제2조. 분돈기병이라는 것은 아랫배로부터 뭔가 덩어리 같은 것이 올라
와서 인후에까지 치밀어 올라오는 증상을 나타낸다. 이 증상은 발작적으
로 나타난다. 발작이 시작되면 당장이라도 죽을 것 같은 느낌이 들지만 그

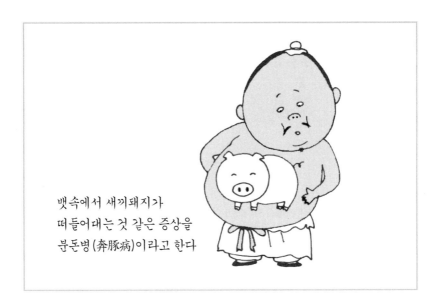

뱃속에서 새끼돼지가
떠들어대는 것 같은 증상을
분돈병(奔豚病)이라고 한다

후에 낫는다. 이것은 놀람이나 두려움 등과 같은 정신적인 타격이 원인이
되어 일어나는 증상이다.]

　아랫배에 주먹만한 크기의 덩어리가 생기고, 그것이 갑자기 정중선(正
中線)을 올라온다. 그렇게 되면 동계가 시작되고, 인후가 힘껏 조이는 듯
한 느낌을 받게 되어 숨쉬기가 고통스러워진다. 환자는 당장이라도 죽을
것 같은 기분이 들게 된다. 덩어리가 있다고는 하지만 그것은 소위 기(氣)
의 덩어리일 뿐 형태가 있는 덩어리는 아니다. 현대의학에서 말하는 자율
신경 실조증이나 심장신경증 등에 속하는 것일 것이다.
　이러한 증상이 일어나는 원인은 두려움이나 놀람 등과 같은 정신적인 타
격에 의해 신기가 불안해지기 때문이다. 그렇다면 왜 신기가 불안정해지
는지에 관하여 생각해보자.

신장에는 물과 양기가 있다. 이 양기(하초의 양기 또는 신장의 양기 또는 단순히 신기腎氣라고도 한다)는 중초에서 만들어진 것이 상초로 가서 거기에서부터 표(表)에 나와 태양경(太陽經)을 거쳐 발까지 내려가고, 신경(腎經)에 들어가 신장으로 올라온 것이다. 또한 신장은 수장(水臟)이라고 일컬어지듯이 적당한 물을 얻음으로써 상당히 안정적인 상태가 된다. 이 신장의 기와 물이 균형을 유지하고 있으면 신장은 정상적으로 작용한다.

그런데 과도한 방사(房事), 출산, 중절(中絕), 교통사고, 화상(화사火邪 포함)이나 그 밖의 스트레스(놀람이나 두려움) 등으로 인하여 신수(腎水)가 부족해지면 양기와의 균형이 무너지게 된다. 바꾸어 말하면 신수가 양기를 멈추게 하지 못하게 된다. 그렇게 되면 양기는 원래 동적(動的)이고 상승하는 성질을 가지고 있기 때문에 하부(下部)에 안정되지 못해 필요 이상으로 위로 올라가려고 한다. 이렇게 양기가 상승하는 상태를 분돈기(奔豚氣)라고 한다. 분돈과 같이 발작적이 아니더라도 쉽게 동계나 숨이 차는 것은 신수가 부족하기 때문이다. 이것을 음허화동(陰虛火動)이라고도 한다.

또한 신장의 양기 자체가 부족해도 똑같은 증상이 나타난다. 태양경을 지나고 있는 양기가 부족하게 되면 하반신은 냉해지고 상반신은 상기(上氣)되어 뜨거운 상태가 된다. 소위 상열하냉(上熱下冷), 냉한 것과 상기된 것이 함께 존재하는 상태다. 이것이 급격하게 일어나면 동계가 생긴다.

예를 들면 설사, 구토 등에 의해 내(內)의 양기가 부족해지고, 화사의 영향을 받거나 땀을 많이 흘려 태양경의 양기를 부족하게 만들면 신장의 양기가 부족해져서 하부에 안정하지 못하게 된다. 그렇게 되면 마찬가지로 아랫배로부터 뭔가가 치밀어 오르는 듯한 느낌이 들면서 동계나 현기증을 일으키게 된다.

약물(藥物)로 구별해보면 잘 알 수 있다. 신수가 부족함으로써 일어나는 동계는 용골(龍骨)이나 모려(牡蠣)가 주치(主治)한다. 양기가 부족하여 일어나는 동계는 계지와 복령을 조합한 것으로 다스린다. 따라서 이 편에는 기재되어 있지 않지만 시호가용골모려탕(柴胡加龍骨牡蠣湯), 시호계지건강탕(柴胡桂枝乾薑湯), 계지가용골모려탕(桂枝加龍骨牡蠣湯), 구역탕(救逆湯), 계지감초용골모려탕(桂枝甘草龍骨牡蠣湯), 영계미감탕(苓桂味甘湯), 영계출감탕(苓桂朮甘湯) 등, 각 약의 처방은 분돈기(奔豚氣)와 같은 증상에 썼을 때 좋은 효과를 나타낸다.

분돈탕증(奔豚湯證)

[제3조. 분돈기가 올라와서 가슴이나 배가 아프고, 한열왕래(寒熱往來)할 때에는 분돈탕이 주치한다.]

[분돈탕방(奔豚湯方)

감초 천궁 당귀 황금 작약 각 2g, 반하 생강 각 4g, 갈근(葛根) 감리근백피(甘李根白皮) 각 5g

이 아홉 가지 재료를 물 800cc에 넣고 200cc가 되도록 달여서 한 번에 40cc를 낮에 세 번, 밤에 한 번 복용한다.]

아랫배로부터 치밀어 올라와서 동계를 느낄 때, 목덜미와 등줄기가 굳어지는 사람도 있다. 또한 후끈하며 달아오르기도 하고 오싹하는 한기를 느끼기도 한다.

[제4조. 발한한 후에 다시 소침(燒鍼)을 놓아서 발한을 시켰더니 침을 놓았던 자리가 발적(發赤)하였다. 이것은 표의 양기가 허하여 냉해졌기 때문이다. 반드시 아랫배로부터 가슴으로 치밀어 올라오게 된다. 이때에는 침

을 놓은 후에 뜸을 한 번 뜨고, 계지가계탕(桂枝加桂湯)을 처방해주면 좋다.]《상한론》참조)

이것은 화사(火邪) 때문에 분돈기(奔豚氣)와 같은 증상을 발하는 경우가 있다는 것을 나타낸 조문이다.

[제5조. 발한하였기 때문에 아랫배로부터 가슴으로 치밀어 올라오듯이 동계가 있는 경우에는 복령계지감초대조탕(茯苓桂枝甘草大棗湯)이 주치한다.]《상한론》참조)

이것은 발한하였기 때문에 양허가 되었고, 그로 인하여 분돈으로 변하려 하는 경우가 있다는 것을 나타낸 조문이다.

奔豚氣病脈證併治 第八

師曰: 病有奔豚, 有吐膿, 有驚怖, 有火邪, 此四部病皆從驚發得之.
師曰: 奔豚病從少腹起, 上衝咽喉, 發作欲死, 復還止, 皆從驚恐得之.
奔豚氣上衝胸, 腹痛, 往來寒熱, 奔豚湯主之.
奔豚湯方:
甘草 芎藭 當歸各二兩 半夏四兩 黃芩二兩 生葛五兩 芍藥二兩 生薑四兩 甘李根白皮一升
上九味, 以水二斗, 煮取五升, 溫服一升, 日三夜一服.
發汗後, 燒針令其汗, 針處被寒, 核起而赤者, 必發奔豚, 氣從少腹上至心, 灸其核上各一壯, 與桂枝加桂湯主之.
發汗後, 臍下悸者, 欲作奔豚, 茯苓桂枝甘草大棗湯主之.

09/胸痺心痛短氣病脈證併治

第九

이 편에는 흉비병(胸痺病)과 심통병(心痛病), 단기병(短氣病)에 관한 맥과 증상, 치료법이 언급되어 있다. 전혀 관계없는 병을 나열한 것은 아니다. 오히려 흉비(가슴이 막히는 것처럼 아픈 것—역주)가 되면 심통이나 단기(호흡곤란—역주)를 발하는 경우가 많기 때문에 동일한 병이라고 생각해도 좋을 것이다.

[제1조. 스승이 말하였다. 손가락을 뜨게도 하고 가라앉게도 하여 맥을 보아야 한다. 그때 손가락을 뜨게 했을 때 미약하고, 손가락을 가라앉혔을 때 현(弦)과 같은 맥이라면 흉비(胸痺) 때문에 가슴이 아플 것이다. 이것은 극도로 허했기 때문이다. 미맥(微脈)에 의해서 상초의 양허가 있다는 것을 알 수 있기 때문에 극허(極虛)라고 할 수 있다. 흉비하여 심통하는 것은 현맥(弦脈)이라는 것을 통해서 알 수 있다.]

피의 질(質)은 물이지만 성(性)은 열이다. 현맥은 이 열성(熱性) 즉, 피 속의 양기가 어떠한 원인 때문에 발산되지 않을 때에 나타나는 맥이다. 물이나 열에 의해서도 발산이 멈추지만 피 자체가 부족해져서 발산할 만한 양기가 없을 때에도 현맥이 된다. 여기에서 말하는 현맥은 가슴에서 피가 부족해져 흐름이 원활하지 않기 때문에 나타나는 것일 것이다. 게다가 양기 자체의 허도 있다. 기와 혈이 모두 부족하면 흉비가 되고, 심통이나 단기를 일으킨다. 흉비에 의한 증상은 다른 것도 있지만 주로 양기가 줄어드는 밤에 일어나는 것 같다.

[제2조. 평균적인 생활을 하고 있는 사람으로서 오한이나 발열이 없는데도 불구하고 숨이 차서 호흡이 고통스러운 사람이 있다. 이것은 어딘가에 실(實)이 있기 때문이다.]

단기(短氣) 즉, 숨이 차는 증상은 양허인 사람에게 잘 나타나는 증상이다. 흉비 때문에 나타나는 단기는 허한(虛寒) 때문이다. 또한 수음(水飮: 담음痰飮, 위내 정수停水, 위액분비과다류—역주)의 정체로도 나타난다. 그런데 실(實), 즉 양명내실증(陽明內實症) 등으로서 리(裏)에 실한 것이 있을 때에도 단기를 나타낸다. 허한의 단기와 잘 구별해야 한다.

병증과 치료법

괄루해백백주탕증(括蔞薤白白酒湯證)
[제3조. 흉비(胸痺)의 병으로서 천식, 기침을 하고 가래가 나오며, 가슴과 등의 통증, 단기 등이 있고 촌구(寸口)의 맥이 가라앉고 느리며, 관상(關上)의 맥이 소긴삭(小緊數)일 때에는 괄루해백백주탕이 주치한다.]
[괄루해백백주탕방(括蔞薤白白酒湯方)]
괄루 5g, 해백 8g
이 두 가지 재료를 청주 280cc에 넣고 80cc가 되도록 달인 후, 두 번에

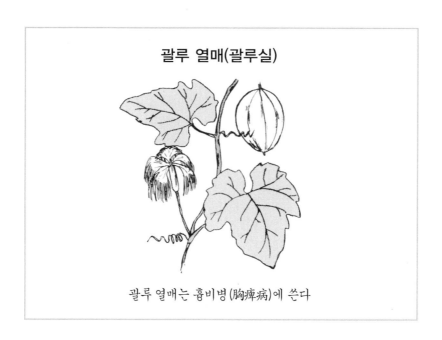

괄루 열매(괄루실)

괄루 열매는 흉비병(胸痺病)에 쓴다

나누어 따뜻하게 마신다.]

이 처방은 심장병이나 천식에 자주 이용된다. 흉배통(胸背痛)이 있는지를 확인하고 쓴다. 환자들을 보면 전신에 냉증이 있는 사람이 많은 것 같다. 목방기탕증(木防己湯證)같이 심장 하부가 단단해지는 증상은 없다. 백주는 초(醋)라고 하는 설(說)도 있지만 청주가 더 좋다고 생각된다.

촌구는 상초의 상태를 살펴보는 곳이다. 이곳의 맥이 가라앉아 있고 느린 것은 양기가 허하여 한(寒)이 있다는 것을 나타낸다. 원래 가슴은 양기가 많은 곳이지만, 한의 압박을 받아서 통증이나 단기 등의 증상을 나타내는 것이다.

촌구가 느린데도 불구하고 관상(關上)이 삭이라고 하면 이상한 것 같지만, 이것은 맥상(脈象)이 아니라 병리를 나타내는 말이라고 생각된다. 소(小)는 기혈(氣血)의 부족을 의미하고 긴(緊)은 한(寒)을 가리키며 삭(數)은 허(虛)를 가리킨다. 관상(關上)은 중초의 상태를 보는 곳이므로, 비장과 위장이 허(虛)하고 한(寒)의 상태가 되어 혈기를 만들 수 없다는 것을 나타내는 맥상일 것이다. 요컨대 이 조문은 상초가 허한이 되는 원인이 중초에 있다는 것을 가르쳐주려는 것 같다.

괄루해백반하탕증(括蔞薤白半夏湯證)

[제4조. 흉비(胸痺)로서 가슴에서부터 등을 꿰뚫는 것처럼 아파서 위를 보고 반듯이 누울 수 없을 때에는 괄루해백반하탕이 주치한다.]

[괄루해백반하탕방(括蔞薤白半夏湯方)

괄루실 5g, 해백 3g, 반하 5g

이 세 가지 재료를 청주 400cc에 넣고 160cc가 되도록 달여서, 한 번에 40cc를 하루 세 번 따뜻하게 마신다.]

이 처방은 단기(短氣), 천식, 기침 등의 증상이 적고, 통증은 강할 때에 쓴다.

지실해백계지탕증(枳實薤白桂枝湯證)

[제5조. 흉비로서 흉골(胸骨)의 가운데 쪽 주변에 뭔가가 가득 차서 막힌 느낌이 들어 가슴이 답답하고, 옆구리 쪽에서부터 심장으로 치밀어 올라오는 듯한 느낌이 있을 때에는 지실해백계지탕이 주치한다. 인삼탕도 주치한다.]

[지실해백계지탕방(枳實薤白桂枝湯方)

지실 2.8g, 후박 4g, 해백 8g, 계지 1g, 괄루실 5g

이 다섯 가지 재료 중에서 먼저 물 200cc에 지실과 후박을 넣고 80cc가 되도록 달인 후, 여기에 다른 약을 넣고 약간 끓이면 된다. 하루 세 번에 나누어 따뜻하게 마신다.]

심장병이나 천식 등으로 가슴이 답답하고, 심장의 아랫부분에서부터 가슴의 중앙이나 인후까지 가득 차서 막히는 느낌이 들 때, 또한 어깨까지 치밀어 올라오는 것 같을 때에 이 처방을 쓴다. 똑같은 증상일 때 인삼탕도 효과가 있지만 병리가 다르다. 인삼탕은 중초의 양허(陽虛)에 쓰는 약의 처방이다. 자세한 사항은《상한론》을 참조하기 바란다.

복령행인감초탕증(茯苓杏仁甘草湯證)
귤피지실생강탕증(橘皮枳實生薑湯證)

[제6조. 흉비(胸痺)로서 흉골(胸骨)의 중앙 주변에 뭔가 가득 차서 막힌 느낌이 들고, 숨이 찰 때에는 복령행인감초탕이 주치한다. 귤피지실생강탕도 주치한다.]

[복령행인감초탕방(茯苓杏仁甘草湯方)

복령 3g, 행인 2g, 감초 1g

이 세 가지 재료를 물 400cc에 넣고 200cc가 되도록 달인 후 한 번에 40cc, 하루 세 번 복용한다. 효과가 나타나지 않으면 나머지를 복용한다.]

[귤피지실생강탕방(橘皮枳實生薑湯方)

귤피 16g, 지실 3g, 생강 8g

이 세 가지 재료를 물 200cc로 80cc가 되도록 달인 후, 두 번에 나누어

따뜻하게 마신다.]

　가슴에 뭔가 가득 차고 막힌 느낌이 들며 답답하고, 동계(動悸), 숨이 찬 증상 등을 호소할 때에 이 처방을 쓴다. 흉비는 적은 것 같다. 천식에 잘 쓴다. 귤피지실생강탕도 같은 경우에 쓴다. 단, 인삼탕증일 때와 같지만 병리가 다르다.

　지실해백계지탕증은 가슴의 혈허(血虛)와 양허(陽虛), 복령행인감초탕증은 가슴의 양허가 주(主)이고 혈허는 적다. 인삼탕증은 중초의 양허가 주(主)이고 혈허는 적다. 귤피지실생강탕증은 중초의 혈허와 양허, 이와 같은 병리의 차이를 알고 구별하여 쓰는 일이 중요하다.

의이부자산증(薏苡附子散證)
　[흉비병 증상이 갑자기 시작되기도 하고 가라앉기도 할 때에는 의이부자산이 주치한다.]
　[의이부자산방(薏苡附子散方)
　의이인(薏苡仁) 15g, 부자(附子) 3g
　이 두 가지 재료를 분말로 만들어서 한 번에 2g, 하루 세 번 복용한다.]

　흉비, 숨차는 증상 등이 갑자기 시작되거나 가라앉기도 하고, 피부가 거칠거칠하며, 오한이 강할 때에 이 처방을 쓴다.

계지생강지실탕증(桂枝生薑枳實湯證)
　[제8조. 가슴이 막힌 느낌이 들고, 밑에서부터 치밀어 올라와서 심장이 잡아당겨지는 것처럼 아플 때에는 계지생강지실탕이 주치한다.]

[계지생강지실탕방(桂枝生薑枳實湯方)

계지 생강 각 3g, 지실 3.5g

이 세 가지 재료를 물 240cc에 넣고 120cc가 되도록 달인 후, 세 번에 나누어 따뜻하게 마신다.]

이 처방은 가슴의 통증이 강할 때에 쓴다. 환자는 잡아당기는 것 같은 통증을 느끼고 가슴에 맥이 없는 것 같은 느낌이 든다. 또한 딸꾹질, 기침, 구역질 등이 있고 동계가 있을 때에도 쓰지만 역시 흉통(胸痛)이 있는지를 확인하고 나서 쓴다.

오두적석지환증(烏頭赤石脂丸證)

[제9조. 심통(心痛)이 등에까지 두드려 맞은 것처럼 아프거나 배통(背痛)이 심장에까지 두드려 맞은 것처럼 아플 때에는 오두적석지환이 주치한다.]

[오두적석지환방(烏頭赤石脂丸方)

촉초(蜀椒) 1g, 오두(烏頭) 0.1g, 부자(附子) 0.5g, 건강(乾薑), 적석지(赤石脂) 각 1g

이 다섯 가지 재료를 분말로 만든 후, 꿀로 반죽하여 0.3g의 환으로 만들어서 식전(食前)에 한 번 1환을 복용한다. 하루 세 번, 효과가 없으면 양을 약간 늘린다.]

이 처방은 극도로 몸속까지 냉하고, 가슴이나 배가 아플 때에 쓴다. 환자는 해백제(薤白劑)를 써야 하는 증상처럼 가슴부터 등에 걸쳐서 꿰뚫는 것처럼 아픔을 느낀다. 단, 이 처방을 쓰는 경우에는 수족의 냉기가 심하므로 그것에 따라 구별한다.

구통환증(九痛丸證)

[구통환은 아홉 종류의 심통을 치료한다. 또한 식중독으로 배가 당기고 아프며, 말을 할 수 없게 된 사람, 오랫동안 축적된 냉기의 영향으로 일어나는 흉통, 말이나 차에서 떨어져서 타박상을 입은 후 통증이 오랫동안 낫지 않는 사람 등도 치료한다.]

[구통환방(九痛丸方)

부자 3g, 생낭아(生狼牙) 1g, 파두 1g, 인삼 건강 오수유 각 1g

이 여섯 가지 재료를 분말로 만든 후, 꿀로 반죽하여 0.3g의 환으로 만든다. 건강한 사람은 한 번에 3환, 허약자는 한 번에 2환을 하루 세 번 술로 복용한다.]

아홉 종류의 심통이란 충심통(蟲心痛), 주심통(注心痛), 풍심통(風心痛), 계심통(悸心痛), 식심통(食心痛), 음심통(飮心痛), 냉심통(冷心痛), 열심통(熱心痛), 거래심통(去來心痛)의 9종이다. 구통환(九痛丸)은 심통보다는 오히려 오래된 타박(打撲)이 원인이 되어 통증을 발생시키는 여러 가지 병에 잘 쓰인다. 건강한 사람이라도 처음에는 1환부터 복용하는 것이 좋을 것이다.

胸痺心痛短氣病脈證并治 第九

師曰: 夫脈當取太過不及, 陽微陰弦, 即胸痺而痛, 所以然者, 責其極虛也. 今陽虛, 知在上焦, 所以胸痺心痛者, 以其陰弦故也.

平人無寒熱, 短氣不足以息者, 實也.

胸痺之病, 喘息欬唾, 胸背痛, 短氣, 寸口脈沉而遲, 關上小緊數, 栝蔞薤白白酒湯主之.

栝蔞薤白白酒湯方:

栝蔞實一枚(搗) 薤白半斤 白酒七升

上三味, 同煮取二升, 分溫再服.

胸痺不得臥, 心痛徹背者, 栝蔞薤白半夏湯主之.

栝蔞薤白半夏湯方:

栝蔞實一枚(搗) 薤白三兩 半夏半斤 白酒一斗

上四味, 同煮取四升, 溫服一升, 日三服.

胸痺心中痞氣, 氣結在胸, 胸滿, 脅下逆搶心, 枳實薤白桂枝湯主之; 人參湯亦主之.

枳實薤白桂枝湯方:

枳實四枚 厚朴四兩 薤白半斤 桂枝一兩 栝蔞實一枚(搗)

上五味, 以水五升, 先煮枳實厚朴, 取三升, 去滓, 內諸藥, 煮數沸, 分溫三服.

人參湯方:

人參 甘草 乾薑 白朮各三兩

上四味, 以水八升, 煮取三升, 溫服一升, 日三服.

胸痺, 胸中氣塞短氣, 茯苓杏仁甘草湯主之, 橘枳薑湯亦主之.

茯苓杏仁甘草湯方:

茯苓三兩 杏仁五十個 甘草一兩

上三味, 以水一斗, 煮取五升, 溫服一升, 日三服, 不差更服.

橘枳薑湯方:

橘皮一斤 枳實三兩 生薑半斤

上三味, 以水五升, 煎取二升, 分溫再服.

胸痺緩急者, 薏苡附子散主之.

薏苡附子散方:

薏苡仁十五兩 大附子十枚(炮)

上二味, 杵爲散, 服方寸匕, 日三服.

心中痞, 諸逆心懸痛, 桂枝生薑枳實湯主之.

桂枝生薑枳實湯方:

桂枝三兩 生薑三兩 枳實五枚

上三味, 以水六升, 煮取三升, 分溫三服.

心痛徹背, 背痛徹心, 烏頭赤石脂丸主之.

烏頭赤石脂丸方:

蜀椒一兩(一法二分)　烏頭一分(炮)　附子半兩(炮, 一法一分)　赤石脂一兩(一法一分)　乾
薑一兩(一法一分)

上五味, 末之, 蜜丸如桐子大, 先食服一丸, 日三服, 不知稍加服.

九痛丸, 治九種心痛.

九痛丸方

附子三兩(炮)　生狼牙一兩(炙香)　巴豆一兩(去皮心, 熬, 研如脂)　人參　乾薑　吳茱萸各
一兩

上六味, 末之, 煉蜜丸如梧子大, 酒下, 强人初服三丸, 日三服, 弱者二丸. 兼
治卒中惡, 腹脹痛, 口不能言, 又治連年積冷, 流主心胸痛, 並冷衝上氣, 落馬
墜車血疾等, 皆主之, 忌口如常法.

10 / 腹滿寒疝宿食病脈證併治

제 십
第十

이 편에는 복만병(腹滿病)과 한산병(寒疝病)과 숙식병(宿食病)의 증상과 맥상(脈象)과 치료에 관하여 언급되어 있다. 쉽게 이해할 수 있도록 하기 위하여 세 가지 병을 구별하여 정리해봤다. 그러나 한산이나 숙식은 대부분의 경우에 복만이 하나의 증상으로 나타난다. 따라서 무슨 병인지를 구별하는 것보다는 그 병리를 알고 적절한 약을 선택하는 것이 중요하다. 복만에 쓰이는 약의 처방이 한산이나 숙식에도 효과를 나타내는 경우가 있다. 또한 그 반대인 경우도 있다.

1. 복만병(腹滿病)

병의 원인과 병리(病理)

[제1조. 부양(趺陽)의 맥이 미(微)하고 현(弦)이면 원칙적으로 복만할 것이다. 복만하지 않는 경우에는 반드시 변비가 생기고 옆구리가 아프다. 이것은 혈허가 있는 곳에 냉기가 깊숙이 침투했기 때문이다. 온약(溫藥)을 복용시키면 좋다.]

부양의 맥이란 비장과 위장의 기(氣)를 시중드는 곳의 맥이다. 이곳의 맥

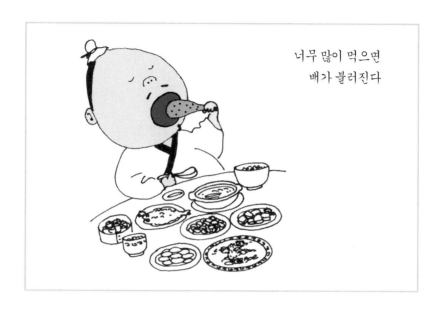

너무 많이 먹으면
배가 불러진다

이 미(微)한 것은 위기(胃氣)가 약한 것이고, 현(弦)한 것은 혈허하여 냉한 상태라는 의미다. 이러한 때에는 배가 땅기거나 변비에 걸려 옆구리 부분이 아프다고 한다. 온약(溫藥)이란 부자(附子), 건강(乾薑)의 종류다.

[제2조. 복만일 때, 배를 눌러보아서 아프지 않은 것은 허이다. 아픈 것은 실(實)이다. 설사를 시켜주어야 한다. 설태(舌苔)가 황색인 경우에도 설사를 시켜주면 좋다. 설사시키면 설태는 저절로 없어진다.]

이 조문은 복만에 허실의 구별이 있다는 것을 나타내고 있다. 따뜻하게 해주는 것뿐만 아니라 때로는 설사를 하게 해서 치료하는 복만도 있는 것이다. 설사시키는 데에는 대황제(大黃劑)를 쓴다.

[제3조. 어떨 때는 복만이 없어지고, 또 어떨 때는 심해지는 경우가 있다. 이것은 한(寒)에 의한 것이므로 온약을 주어야 한다.]

복만뿐만 아니라 복통인 경우에도 같다. 통증이 계속되고 있으면 실이며 중증이다. 통증이 갑자기 시작되기도 하고, 가라앉기도 할 때는 허이며 경증이다. 제2조에서는 복진(腹診)에 의한 구별을 나타내며, 여기에서는 문진(問診)에 의한 구별을 나타내고 있다. 상당히 참고가 되는 조문이다.

[제4조. 환자의 피부색이 광택이 없는 황색(黃色)이고, 번조(煩躁)하지만 입이 마르지 않는 경우가 있다. 이것은 가슴의 양기가 없어진 상태이다. 만약 이러한 때에 설사가 멈추지 않는 것 같으면 비장과 위장의 기(氣)도 없어진 상태이므로 죽는다.]

기혈은 비장과 위장에서 만들어지고, 상초의 기능에 의해서 전신으로 보내진다. 따라서 상·중의 이초(二焦)가 모두 허하면 죽고 만다.

[제5조. 촌구(寸口)의 맥이 현(弦)인 경우에는 옆구리가 당기며 아프고 오싹오싹 오한을 느낀다.]

현맥은 혈허에 의해서 일어나므로, 혈허에 의한 근육의 당김과 혈허로부터 오는 양허로 인한 오한이 동시에 나타나는 것이다.

[제6조. 냉하기 쉬운 사람은 하품을 자주 하거나 콧물을 흘린다. 또한 냉해지기 쉬운 사람이 발열한 경우에는 열이 있는데도 안색이 붉어지지 않

고 재채기를 자주 한다.]

　냉해지기 쉬운 사람에게도 여러 가지 타입이 있다. 위장이 냉한 사람은 하품을 자주 한다. 폐장이 냉한 사람은 콧물을 잘 흘린다. 또한 열이 나더라도 얼굴이 붉어지지 않는 사람은 리(裏)에 한(寒)이 있다. 재채기를 함으로써 한(寒)을 바깥으로 내쫓으려고 한다. 이것에 관해서는《상한론》의〈변맥법辨脈法〉제32조를 참조하기 바란다.

　[제7조. 냉하여 설사를 하는 것은 리(裏)가 허하기 때문이다. 재채기를 할 것 같다가도 재채기가 나오지 않는 것은 배[腹]가 냉하기 때문이다.]

　위장이 냉하여 그곳의 양기가 허하면 설사를 한다. 또한 재채기는 양기가 많아져서 한(寒)을 내쫓으려고 할 때에 나온다. 그런데 위장이 냉해져 있으면 한(寒)을 내쫓을 만큼의 양기가 없기 때문에 재채기도 나오지 않는 법이다.

　[제8조. 야윈 사람이 배꼽을 중심으로 배가 아픈 것은 냉하여 양기가 적기 때문이다. 위장의 기도 순환이 원활하지 못한 상태이다. 그럼에도 불구하고 설사를 하게 하면 위장의 기가 가슴으로 치밀어 올라온다. 또는 심장의 하부가 막혀서 고통스럽게 된다.]

　양기가 적은데도 불구하고 설사를 하도록 하면 더욱 냉해져서 양기가 순환하지 않게 되어 심장 하부의 막힘을 일으킨다(《상한론》참조).

병증과 치료법

후박칠물탕증(厚朴七物湯證)

[제9조. 복만(腹滿)이 있고 열이 10일 정도나 계속되며, 맥도 부(浮)하고 삭(數)임에도 불구하고 식욕은 평상시와 다르지 않을 경우에는 후박칠물탕이 주치한다.]

[후박칠물탕방(厚朴七物湯方)

후박 8g, 감초 대황 대조 각 3g, 지실 3.5g, 계지 1g

이 여섯 가지 재료를 물 400cc에 넣고 160cc가 되도록 달인 후, 한 번에 32cc를 하루 세 번 따뜻하게 마신다.

구토를 하는 경우에는 반하 5g을 첨가한다. 설사를 하는 경우에는 대황을 제외하고 생강 8g을 첨가한다.]

이 처방은 복만과 발열이 있는데도 불구하고 식욕에 변함이 없을 때에 쓴다. 이 현상은 양명위경열(陽明胃經熱)이 있을 때에 나타나는 증상이다. 원인은 과식 등이다. 이 처방에는 대황이 포함되어 있기는 하지만, 그렇다고 해서 환자에게 반드시 변비 증상이 있다고는 할 수 없다. 무른 변인 경우도 있다. 단 시원하게 나오지 않는 사람이 많은 것 같다.

부자갱미탕증(附子粳米湯證)

[제10조. 배가 냉해져서 천둥처럼 우르르 장명(腸鳴)하고, 끊어질 것처럼 아프며 옆구리 쪽에서 뭔가 치밀어 올라와서 구토하는 경우에는 부자갱미탕이 주치한다.]

[부자갱미탕방(附子粳米湯方)

부자 0.3g, 반하 5g, 감초 1g, 대조 3g, 갱미 7g

이 다섯 가지 재료를 물 320cc에 넣고 달여서 쌀이 익으면 불에서 내려 찌꺼기를 걸러낸다. 한 번에 40cc를 하루 세 번 따뜻하게 마신다.]

이 처방은 절통(切痛), 즉 장(腸)이 끊어질 것처럼 아픈 것과 아플 때에 구토하는 것을 목표로 쓴다. 냉해졌을 때에 통증이 강해지는 것과 장명이 있는 것이 이 처방을 써야 하는 증상의 특징이다.

여기에서 복통에 잘 쓰이는 약의 처방을 열기해두도록 한다. 냉해져서 복통을 느낄 때에 잘 쓰이는 것은 뒤에서 설명할 대건중탕(大建中湯)과 인삼탕(《상한론》 참조)일 것이다. 열로 인한 복통에는 황금탕(黃芩湯, 《상한론》 참조)이 쓰인다. 음허에 의한 복통에는 계지가작약탕(桂枝加芍藥湯, 《상한론》 참조)이나 소건중탕(小建中湯)을 쓴다. 참고로 기재하면, 상복부의 통증에는 시호계지탕(柴胡桂枝湯, 《상한론》 참조), 생강사심탕(生薑瀉心湯, 《상한론》 참조), 황련탕(黃連湯, 《상한론》 참조) 등이 잘 쓰인다. 이밖에 복만에는 후박생강감초반하인삼탕(厚朴生薑甘草半夏人蔘湯, 《상한론》 참조)도 쓴다. 각각의 병리에 따라 구별하여 쓴다.

후박삼물탕증(厚朴三物湯證)

[제11조. 통증이 있어 폐색(閉塞)하고 있는 경우에는 후박삼물탕이 주치한다.]

[후박삼물탕방(厚朴三物湯方)

후박 8g, 대황 4g, 지실 3.5g

이 세 가지 재료 중에서 먼저 물 480cc에 후박과 지실을 넣고 200cc가 될 때까지 달인 후, 다음에 대황을 넣고 120cc가 될 때까지 달여서 하루 세

번에 나누어 따뜻하게 마신다. 설사하면 복용을 중단한다.]

배가 아프고, 대·소변이나 가스도 나오지 않을 때에 쓴다. 심할 때에는 구토할 것 같은 느낌도 든다. 장폐색(腸閉塞)이나 염전(捻轉)일 때에 쓰는데, 앞에서 설명하였던 부자갱미탕(附子粳米湯)과는 한열(寒熱), 허실(虛實)이 정반대이므로 틀리지 않도록 주의한다.

[제12조. 위장 부분을 눌러봤을 때 땅기고 아픈 경우에는 실(實)이다. 설사를 시키는 것이 좋다. 대시호탕(大柴胡湯)을 쓰는 것이 좋다.](《상한론》참조)

소위 실통(實痛)의 위통(胃痛), 복통(腹痛)에 쓴다.

[제13조. 배가 땅기고 있는 상태라서 대시호탕으로 설사를 시켰지만, 그래도 배가 땅기는 경우에는 대승기탕(大承氣湯)이 좋다.](《상한론》참조)

열이 많고, 대변 등이 막혀서 실한 상태가 되어 있는 경우에는 승기탕류를 쓴다. 대시호탕은 굳이 구분하자면 상복부의 통증 즉, 담석통(膽石痛) 등에 잘 쓴다. 《상한론》을 참고로 해서 구별하여 사용하기 바란다.

대건중탕증(大建中湯證)

[제14조. 상복부가 상당히 냉해져서 아프고, 구토할 것 같은 느낌이 들어서 음식을 먹을 수 없는 경우, 하복부까지 냉해지고, 장(腸)이 생물(生物)이라도 있어서 날뛰듯 움직이며, 움직일 때마다 복통이 심해져서 촉진(觸

診)할 수도 없는 경우에는 대건중탕이 주치한다.]

[대건중탕방(大建中湯方)

촉초(蜀椒) 0.3g, 건강(乾薑) 4g, 인삼 2g

이 세 가지 재료를 160cc의 물에 넣고 80cc가 되도록 달인 후, 찌꺼기를 제거하고 나서 교이(膠飴) 26g을 넣고 녹여서 60cc가 되도록 한다. 이것을 두 번에 나누어 따뜻하게 마신다. 복용 후에 따뜻한 죽을 약간 먹는다. 그날 하루 동안은 부드러운 음식을 먹는다.]

복통, 변비, 구토 등을 목표로 회충(蛔蟲), 장산통(腸疝痛), 신석(腎石), 장폐색(腸閉塞) 등에 쓴다. 장연동(腸蠕動)의 항진(亢進)이 결정적인 단서가 되는 경우가 있다. 또는 복부가 팽만하거나 소건중탕증과 같이 복근(腹筋)이 땅기는 경우도 있다. 물론 한랭에 의한 복통에 쓰므로 대황제(大黃劑)와의 구별이 중요하지만, 부자갱미탕(附子粳米湯)과의 구별이 어렵다. 실제로 투여해보지 않으면 구별이 불가능한 경우가 있지만 다음과 같은 점에 주의하여 감별한다.

대건중탕의 적응증에는 통증이 갑자기 시작되거나 가라앉기도 하는 경우가 있고, 부자갱미탕 적응증에는 적은 것 같다. 또한 대건중탕 적응증에는 변비 증상이 있고, 부자갱미탕 적응증에는 없다. 냉해지는 점은 같지만, 한쪽은 건강(乾薑)과 촉초(蜀椒)로 따뜻하게 하고, 한쪽은 부자(附子)로 따뜻하게 한다. 약물을 연구하면 좀 더 명백히 구별할 수 있을 것이다.

또한 대건중탕은 심한 복통뿐만 아니라 냉증으로 변비 증상이 있고 가벼운 복통이 있으며, 일반적인 하제가 적합하지 않은 듯한 사람에게도 잘 쓰인다.

대황부자탕증(大黃附子湯證)

[제15조. 한쪽 옆구리만 아프고 열이 나며, 맥이 긴(緊)하며 현(弦)이 함께 있는 것은 한(寒) 때문이다. 온약(溫藥)이 첨가되어 있는 하제로 설사를 시키는 것이 좋다. 대황부자탕을 쓴다.]

[대황부자탕방(大黃附子湯方)

대황 3g, 부자 0.6g, 세신 2g

이 세 가지 재료를 물 200cc로 80cc가 되도록 달인 후, 세 번에 나누어 따뜻하게 마신다. 체력이 있고 변비가 심한 사람의 경우에는 물 200cc로 100cc가 되도록 끓인 후, 세 번에 나누어 따뜻하게 마신다. 4, 50분 간격으로 복용시킨다.]

좌우 어느 한쪽의 옆구리가 아픈 경우에 일단 시도해 보면 좋을 법한 약이다. 변비 증상이 자주 나타나며 통증이 허리나 발에까지 미치고 있는 경우에도 쓸 수 있다. 열이 없을 때도 쓸 수 있다.

적환증(赤丸證)

[제16조. 한냉 때문에 손발부터 냉해져 올라오는 것은 적환이 주치한다.]

[적환방(赤丸方)

복령 4g, 반하 4g, 오두(烏頭) 2g, 세신 1g

이 네 가지 재료를 분말로 만든 후, 꿀로 반죽하여 0.1g의 환으로 만든다. 그때 진주(眞朱)를 첨가하여 착색한다. 한 번에 3환, 낮에 두 번, 밤에 한 번 술로 복용한다. 효과가 없으면 양을 약간 늘린다.]

손발이 얼음처럼 차고, 가슴이나 배가 아플 때에 쓴다.

2. 한산병(寒疝病)

한(寒) 때문에 뱃속의 기혈의 순환이 원활하지 못하고, 그로 인하여 통증을 느끼는 병을 한산(寒疝)이라고 한다. 복만(腹滿)이나 한산은 모두 소위《상한론》에서 말하는 양명병(陽明病)이다. 양명병에 허한증(虛寒症)과 내실증(內實症)이 있듯이 복만병에도 허한인 병과 내실인 병이 있다. 그러나 한산병에는 내실증이 없고 허한증만 있는 것 같다. 요컨대 복만과 변비가 있고, 게다가 구갈 등도 있으며 복통이 있는 경우에는 한열허실(寒熱虛實)의 구별이 필요하다. 그러나 통증 중심, 그것도 냉해져서 아프다고 하는 경우에는 일단 허한증이라고 생각해도 좋을 것이다. 조문을 정리해본다.

병증과 치료법

[제17조. 복통이 있을 때, 맥이 현(弦)이고 긴(緊)이면, 현(弦)은 혈허 때문에 위기(衛氣)의 순환이 원활하지 못한 것을 나타내고 있다. 위기가 순환하지 못하면 오한을 느낀다. 긴(緊)은 리(裏: 위장)에 한(寒)이 있는 것을 나타내고 있다. 이한(裏寒)이 있으면 식욕이 없다. 이와 같이 혈허에 한이 가해져서 기혈의 순환이 원활해지지 못하면 한산을 일으킨다.]

대오두전증(大烏頭煎證)

[제18조. 한산이 되어 배꼽을 중심으로 아프고, 통증이 심할 때에는 진땀이 나고, 손발부터 냉해져 올라오고, 맥이 가라앉아 긴장하고 있는 경우에는 대오두전이 주치한다.]
[대오두전방(大烏頭煎方)
오두 큰 것 5개
이것을 물 120cc에 넣고 40cc가 되도록 달이고, 찌꺼기를 제거한 후에 꿀 80cc를 넣고 다시 80cc가 되도록 달인다. 건강한 사람은 한 번에 28cc, 허약자는 한 번에 20cc를 복용한다. 효과가 없으면 다음날 다시 복용한다. 하루에 두 번을 복용해서는 안 된다.]

맥이 침(沈)한 것은 병이 리(裏)에 있는 것을 나타내며, 긴(緊)은 한냉(寒冷) 때문이다. 맥이 침긴(沈緊)하고 손발이 냉해져버리며 복통을 느낄 때에 이 처방을 쓴다. 통증이 갑자기 시작되거나 가라앉기도 한다. 통증이 심할 때에는 진땀을 흘릴 정도다.

당귀생강양육탕증(當歸生薑羊肉湯證)
[제19조. 한산으로 배나 옆구리가 당기듯이 아픈 경우에는 당귀생강양육탕이 주치한다.]
[당귀생강양육탕방(當歸生薑羊肉湯方)
당귀 3g, 생강 5g, 양육 16g
이 세 가지 재료를 물 320cc로 120cc가 되도록 달인 후, 한 번에 30cc를 하루 세 번 따뜻하게 마신다.]

이 처방은 부인임신병편(婦人姙娠病篇)에도 기재되어 있다. 한산이라도 혈허가 강할 경우에 쓰인다. 예를 들어 출산이나 부정출혈(不正出血) 등으로 피가 부족해지고 동시에 냉해져서 복통을 느낄 때 등에 쓴다. 양고기는 냄새는 좀 나지만, 신체에 맞는다면 맛있게 복용할 수 있으며 신체를 따뜻하게 해준다.

오두계지탕증(烏頭桂枝湯證)

[제20조. 한산으로 복통을 느끼고 손발이 차가워지거나 저리는 경우, 또는 신체의 어딘가가 동통(疼痛)을 느끼는 경우에 침(鍼), 뜸(灸)이나 일반적인 복통약으로는 효과가 없을 때 오두계지탕이 주치한다.]

[오두계지탕방(烏頭桂枝湯方)

오두 2g을 32cc의 꿀에 넣고 달여서 절반이 되게 졸인다. 여기에 계지탕을 달인 액을 20cc 첨가한다. 처음에는 4cc 정도를 복용시켜본다. 효과가 없으면 6cc 정도를 복용시키고, 그래도 효과가 없으면 나머지를 복용한다. 복용 후에 술에 취한 듯한 느낌이 든다면 반드시 효과가 있다.]

계지탕에 관해서는 《상한론》의 권말(卷末)을 참조하기 바란다. 오두는 부자(附子)의 어미 줄기에 해당하는 부분으로서 상당한 독성이 있다. 따라서 수치법(修治法)이나 달이는 방법을 원서에서 제시한 대로 하지 않으면 중독된다. 실제로 오두제(烏頭劑)를 쓰는 경우는 적지만, 악성종양 말기 등에 이용하여 일시적이나마 환자를 편안하게 할 수 있다.

3. 숙식병(宿食病)

숙식병이란 음식물이 막혀있기 때문에 일어나는 병이다. 마찬가지로 양명에 속하는 병이지만 설사를 시키거나 구토를 시켜서 치료하는 경우가 많은 것 같다. 숙식이 있으면 심하비(心下痞), 복만, 복통, 식욕부진, 구토, 오심(惡心: 토하려고 해도 토해지지 않고 음식을 보면 마음속으로 싫어지며 메스꺼운 것–역주), 변비, 설사, 장명(腸鳴) 등이 있으며 저녁 무렵에 열이 난다. 대부분은 승기탕(承氣湯)으로 설사를 시키거나 후박칠물탕(厚朴七物湯) 등을 복용시키는데, 양명의 허한증과 혼동하지 않도록 주의한다. 만약 판별할 수 없으면 대건중탕이나 계지가작약탕을 먼저 쓰고, 그렇게 해서 치유되지 않았을 때에 비로소 대황제(大黃劑)를 처방한다.

병증과 치료법

[제23조. 시호계지탕(柴胡桂枝湯)은 가슴부터 배에 걸쳐서 갑자기 통증이 생기는 것 등을 주치한다.]《상한론》참조)

시호계지탕은 상복부의 통증에 잘 쓰인다.

주마탕증(走馬湯證)

[제24조. 주마탕은 음식물의 독에 대항하여 배가 땅기고 아프며 대변이 나오지 않는 것을 주치한다.]

[주마탕방(走馬湯方)

파두(巴豆) 2개, 행인(杏仁) 2개

이 두 가지 재료를 천에 싸서 망치로 두드려 잘게 부순 후, 열탕(熱湯) 40cc 정도에 담갔다가 짜서 흰 즙이 된 것을 마시게 한다.]

파두는 독이 많은 약이기 때문에 경솔하게 써서는 안 된다. 이것을 복용하면 구토 또는 설사를 한다.

[제26조. 맥이 삭(數)하며 활(滑)인 사람은 실(實)이다. 숙식이 있으므로 대승기탕으로 설사를 시키면 낫는다.]

숙식의 맥을 나타낸 조문은 그 밖에도 여러 가지가 있지만 생략했다. 긴

(緊), 현(弦), 대(大), 활(滑) 등은 숙식이 있을 때에 나타나는 맥이다. 또한 그 밖에 승기탕을 쓴 조문도 있지만 생략했다. 숙식에 대승기탕을 쓰는 경우가 있다.

과체산증(瓜蒂散證)

　[제28조. 숙식이 위장의 상부에 있으면 과체산으로 구토하게 하는 것이 좋다.]《상한론》 참조)

　토제(吐劑)의 대표적인 것이다.

腹滿寒疝宿食病脈證併治 第十

跌陽脈微弦, 法當腹滿, 不滿者必便難, 兩胠疼痛, 此虛寒從下上也, 當以溫藥服之.
病者腹滿, 按之不痛爲虛, 痛者爲實, 可下之. 舌黃未下者, 下之黃自去.
腹滿時減, 復如故, 此爲寒, 當與溫藥.
病者痿黃, 躁而不渴, 胸中寒實而利不止者, 死.
寸口脈弦者, 即脅下拘急而痛, 其人嗇嗇惡寒也.
夫中寒家喜欠, 其人淸涕出, 發熱色和者, 善嚏.
中寒, 其人下利, 以裏虛也, 欲嚏不能, 此人肚中寒.
夫瘦人繞臍痛, 必有風冷, 穀氣不行, 而反下之, 其氣必衝; 不衝者, 心下則痞.
病腹滿, 發熱十日, 脈浮而數, 飮食如故, 厚朴七物湯主之.
厚朴七物湯方:
厚朴半斤　甘草三兩　大黃三兩　大棗十枚　枳實五枚　桂枝二兩　生薑五兩
上七味, 以水一斗, 煮取四升, 溫服八合, 日三服. 嘔者加半夏五合. 下利去大黃. 寒多者加生薑至半斤.

腹中寒氣, 雷鳴切痛, 胸脅逆滿, 嘔吐, 附子粳米湯主之.

附子粳米湯方;

附子一枚(炮)　半夏半升　甘草一兩　大棗十枚　粳米半升

上五味, 以水八升, 煮米熟, 湯成, 去滓, 溫服一升, 日三服.

痛而閉者, 厚朴三物湯主之.

厚朴三物湯方:

厚朴八兩　大黃四兩　枳實五枚

上三味, 以水一斗二升, 先煮二味, 取五升, 內大黃, 煮取三升. 溫服一升, 以利爲度.

按之心下滿痛者, 此爲實也, 當下之, 宜大柴胡湯.

腹滿不減, 減不足言, 當須下之, 宜大承氣湯.

心胸中大寒痛, 嘔不能飲食, 腹中寒, 上衝皮起, 出見有頭足, 上下痛不可觸近, 大建中湯主之.

大建中湯方:

蜀椒二合(去汗)　乾薑四兩　人參二兩

上三味, 以水四升, 煮取二升, 去滓, 內膠飴一升, 微火煎取一升半, 分溫再服, 如一炊頃, 可飲粥二升, 後更服, 當一日食糜溫覆之.

脅下偏痛, 發熱, 其脈緊弦, 此寒也, 宜溫藥下之, 以大黃附子湯.

大黃附子湯方:

大黃三兩　附子三枚(炮)　細辛二兩

上三味, 以水五升, 煮取二升, 分溫三服. 若强人煮取二升半, 分溫三服. 服後如人行四五里, 進一服.

寒氣厥逆, 赤丸主之.

赤丸方:

茯苓四兩　半夏四兩(洗, 一方用桂)　烏頭二兩(炮)　細辛一兩

上四味, 末之, 內眞朱爲色, 煉蜜丸如麻子大, 先食, 酒飲下三丸, 日再, 夜一服. 不知稍增之, 以知爲度.

腹痛, 脈弦而緊, 弦則衛氣不行, 即惡寒, 緊則不欲食, 邪正相搏, 即爲寒疝. 繞臍痛, 苦發則白汗出, 手足厥冷, 其脈沉緊者, 大烏頭煎主之.

大烏頭煎方:

烏頭大者五枚(熬, 去皮, 不㕮咀)

上以水三升, 煮取一升, 去滓, 內蜜二升, 煎令水氣盡, 取二升, 强人服七合,

弱人服五合. 不差, 明日更服, 不可一日再服.

寒疝, 腹中痛及脅痛裏急者, 當歸生薑羊肉湯主之.

當歸生薑羊肉湯方:

當歸三兩　生薑五兩　羊肉一斤

上三味, 以水八升, 煮取三升, 溫服七合, 日三服. 若寒多者, 加生薑成一斤;
痛多而嘔者, 加橘皮二兩白朮一兩. 加生薑者, 亦加水五升, 煮取三升二合,
服之.

寒疝腹中痛, 逆冷, 手足不仁, 若身疼痛, 灸刺諸藥不能治, 抵當烏頭桂枝湯
主之.

烏頭桂枝湯方:

烏頭實中者五枚(除去角)

上一味, 以蜜二斤, 煎減半, 去滓, 以桂枝湯五合解之, 令得一升.

初服二合; 不知, 即服三合; 又不知, 復加至五合. 其知者, 如醉狀, 得吐者爲
中病.

其脈數而緊, 乃弦, 狀如弓弦, 按之不移. 脈弦數者, 當下其寒. 脈緊大而遲者,
必心下堅. 脈大而緊者, 陽中有陰, 可下之.

《外臺》烏頭湯, 治寒疝腹中絞痛, 賊風入攻五藏, 拘急不得轉側, 發作有時, 使
人陰縮, 手足厥逆.

《外臺》柴胡桂枝湯方, 治心腹卒中痛者.

《外臺》走馬湯, 治中惡, 心痛腹脹, 大便不利.

走馬湯方:

杏仁二枚　巴豆二枚(去皮心,熬)

上二味, 以綿纏, 捶令碎, 熱湯二合, 捻取白汁, 飲之當下, 老小量之, 通治飛
尸, 鬼擊病.

問曰: 人病有宿食, 何以別之? 師曰: 寸口脈浮而大, 按之反濇, 尺中亦微而
濇, 故知有宿食, 大承氣湯主之.

脈數而滑者實也, 此有宿食, 下之愈, 宜大承氣湯.

下利不欲食者, 有宿食也, 當下之, 宜大承氣湯.

宿食在上脘, 當吐之, 宜瓜蒂散.

脈緊如轉索無常者, 有宿食也.

脈緊, 頭痛風寒, 腹中有宿食不化也.

11 / 五藏風寒積聚病脈證併治

第十一

오장(五臟)의 풍병(風病)과 한병(寒病) 및 적병(積病)과 취병(聚病)의 맥과 증상, 치료법에 관하여 언급한 것이 이 편의 표제다. 그러나 치료법에 관한 언급은 적고 병증에 대한 언급이 중심이다. 치료약에 관해서는 이미 언급하였기 때문에 생략한 것으로 생각된다. 또한 맥에 관한 증상도 언급되어 있다. 각 장별(臟別)로 정리해보도록 한다.

1. 폐장의 병증과 치료법

[제1조. 폐장이 바람이 들면 입이 마르고 가슴이 답답하며, 신체를 움직이면 어쩐지 무겁고 나른하며, 머리가 멍하고 신체가 붓는다.]

중풍 즉, 바람이 들면 열을 발생시킨다. 폐장이 열을 가지면 입이 마르고 기침이나 헐떡거리는 증상이 나타나게 된다. 이것에 관한 자세한 병증이나 치료법은 이미 폐위폐옹해수상기병편에 언급되어 있다.

[제2조. 폐장에 한(寒)이 들면 가래, 눈물, 침, 콧물 등의 증상이 나타나게 된다.]

이것에 관해서도 폐위편에 언급되어 있다. 치료에는 감초건강탕을 쓴다.

[제3조. 폐장이 사장(死臟)이 되면 맥이 뜨고 약하며, 안압(按壓)하면 파의 잎이라도 누른 것처럼 속에 힘이 없다. 또한 척중(尺中)에도 전혀 힘이 없다.]

폐장의 사장(死臟)이란 폐기(肺氣)가 전혀 작용하지 않게 되었다는 의미일 것이다. 폐장은 기를 발산하고 또한 피모(皮毛)를 긴장시킨다. 맥은 가볍게 떠 있는 것이 좋으며, 뜨고 힘이 없는 것이나 뜨고 단단한 것은 좋지 않다. 자세한 내용은 《황제내경의 난경》의 15난(難)을 참조하기 바란다.

2. 간장의 병증과 치료법

[제4조. 간장에 바람이 들면 눈시울의 피부가 실룩실룩 움직이고, 양쪽 옆구리가 아프며, 항상 등을 구부리고 있다. 이러한 사람은 달콤한 음식물을 좋아한다.]

간장이 열을 가졌을 때의 치료약은 시호제(柴胡劑)일 것이다. 옆구리의 통증이 있다면 더욱 적합하다. 단맛을 좋아하는 이유는 제1편의 장부경락선후병에 기재되어 있다.

[제5조. 간장에 한(寒)이 들면 두 팔을 들 수 없게 되고 입이 마르며 종종 한숨을 내쉰다. 그리고 가슴속이 아파 몸을 뒤집을 수 없으며 먹으면 구토하고 땀이 난다.]

간장의 허한증(虛寒症)이란 궐음병(厥陰病)으로 인한 것이다. 궐음병의 병리에 관해서는 《상한론》에 언급되어 있는데 간단히 말하자면 상하의 음양이 교류하지 않는다는 것이다. 구토, 흉통(胸痛), 구건(口乾) 등은 그로 인하여 나타나는 증상이다. 건강황련황금인삼탕(乾薑黃連黃芩人蔘湯) 등을 써서 치료한다.

[제6조. 간장이 사장(死臟)이 되면 맥을 뜨게 해 보았을 때에는 약하고, 가라앉혀 보면 굵은 새끼줄처럼 느껴진다. 단, 당김이 없고 뱀이 움직일 때처럼 흐늘흐늘하다.]

간장은 피를 모으고 그 힘에 의해서 발산한다. 그때의 맥이 현(弦)이다. 단, 부드러운 현맥이 좋고, 팽팽하게 당겨진 상태는 병이다. 여기에서 언급되고 있는 맥은 그 반대로서, 굵게 느껴지기는 하지만 당김이 전혀 없는 것이다.

[제7조. 간착(肝着)이라는 병에 걸리면 늘 가슴 위를 눌러 주었으면 좋겠다는 느낌이 든다. 이러한 증상이 나타나기 전에는 뜨거운 음료를 원할 뿐이다. 이러한 때에는 선복화탕(旋覆花湯)이 주치한다.]

간착이란 간장에 이른 오래된 병이라는 의미일 것이다. 간장은 음장(陰臟)이다. 음으로 일어나는 오래된 병이므로 경과나 증상도 음성이다. 나중에는 신착(腎着)도 생긴다. 역시 음장에 일어나는 경과나 증상이 느긋한 병이다. 예를 들어 어제부터 발병을 했다고 해도 처음부터 음성의 경과나 증상을 나타낸다.

이에 비해 심착(心着)이나 폐착(肺着)은 없다. 모두 양장(陽臟)이므로, 착(着)이라고 일컬어질 정도로 음성의 경과나 증상을 나타내는 병이 되지는 않는 것이다. 예를 들어 10년 전부터 나빴더라도 경과나 증상은 양성이다. 또한 비장은 직접 병들지는 않고 그 양인 위장이 나빠지는데 위장은 양이므로 심장, 폐장과 마찬가지로 위착(胃着) 또는 비착(脾着)도 없다.

간착은 간장의 피가 만성적으로 부족한 상태라고 생각된다. 피가 부족하기 때문에 가슴이 힘없이 느껴지며 항상 누르고 싶은 것이다. 또한 피가 부족하면 냉해지기 때문에 뜨거운 음료를 좋아한다. 이러한 때에 선복화탕이 좋다고 하는 것인데 여기에 관해서는 부인잡병편(婦人雜病篇)에서 설명한다.

3. 심장의 병 증세와 치료법

[제8조. 심장에 바람이 들면 갑자기 후끈 발열하고 일어서지 못하게 된다. 공복감은 느끼지만 먹으면 구토한다.]

심장은 열이 많은 내장이다. 그것이 바람에 의해서 더욱 열을 갖기 때문에 발열한다. 가슴에 열이 많으면 그 아래에 있는 위장이 뜨거워져서 공복을 느끼게 되지만, 정상적인 위장의 열은 아니므로 먹으면 구토한다. 치료에는 치자제(梔子劑)나 금련제(芩連劑)가 쓰인다.

[제9조. 심장에 한(寒)이 들면 마늘을 날것으로 먹었을 때와 같이 가슴이 뜨겁고 괴로우며, 심할 때에는 가슴부터 등에 걸쳐서 꿰뚫는 것처럼 아프고, 많은 벌레가 가슴속에 기어다니는 것 같은 느낌이 된다. 이러한 때에 맥이 부(浮)인 경우에는 구토하고 낫게 된다.]

한(寒)에 의해서 가슴의 양기가 적어지면 흉비심통단기병(胸痺心痛短氣病)처럼 된다.

[제10조. 심기(心氣)가 상처를 입었을 때에 노동을 해서 지치기라도 하면 머리나 얼굴에 열이 나서 붉어진다. 또한 허리부터 아래쪽으로 힘이 빠지게 된다. 가슴에 통증이 있어 고통스럽고, 발열하면서 배꼽 위치에서 동계(動悸)한다. 맥은 현(弦)이다.]

우수사려(憂愁思慮: 걱정과 근심 등의 신경을 많이 쓰는 것−역주)하면 심장을 다친다고 《황제내경의 난경》의 49난(難)에 적혀 있다. 내인(內因) 즉, 정신 격동에 의해서 첫 번째로 병이 드는 곳은 심장이다. 그렇기 때문에 이 조문이 쓰였을 것이다. 병증으로 미루어 생각해볼 때 신허심성(腎虛心盛)의 상태가 되어 있다. 분돈(奔豚)과 같은 병리이므로 용골모려(龍骨牡蠣)를 주로 쓴다.

[제11조. 심장이 사장(死臟)인 맥은 마(麻)의 열매를 만졌을 때처럼 단단하고 삭맥(數脈)이 심한 상태이다.]

심장의 맥은 홍대(洪大)하고 부드러운 느낌이 드는 것이 정상이다. 단단하고 빠른 것은 좋지 않다.

[제12조. 기분이 불안정하고 이유도 없이 울부짖는 것은 피가 적기 때문이다. 피는 심장과 관계가 있는데, 심장이 허하면 좀처럼 잠을 자지 못하고, 눈을 감으면 멀리 나가는 꿈을 꾼다. 또한 머리가 멍하고, 화를 내거나

슬퍼하기도 한다.]

심장은 피를 순환시키는 곳이다. 피를 순환시키는 기(氣) 즉, 심장이 허하면 정신불안을 초래한다. 피를 만드는 원천인 비장을 보충하여 치료한다. 당귀제(當歸劑)가 좋을 것이다.

4. 비장의 병 증세와 치료법

[제13조. 비장이 바람에 의해서 열을 가지게 되면 갑자기 후끈 발열하여 술에 취한 사람처럼 붉어진다. 또한 뱃속이 무겁게 느껴지고, 눈꺼풀이 실룩실룩하고 숨이 차다.]

비장에 바람이 들어서 열을 갖는 경우, 그 열은 위장에 발생하며 비장이 직접 병들지는 않는다. 위장이 열을 가지면 양명내실증이 된다. 그 치료약은 다음과 같이 기재되어 있다.

[제15조. 부양(趺陽)의 맥이 부(浮)하고 삽(澁)한 경우, 부는 위기(胃氣)가 강한 것을 나타낸다. 삽한 것은 소변이 너무 많이 나오기 때문이다. 위기가 강하여 소변이 너무 많이 나오면 대변이 단단해진다. 이것은 비허(脾虛) 때문이다. 마자인환(麻子仁丸)이 주치한다.](《상한론》참조)

[제14조. 비장이 사장(死臟)인 맥은 뜨게 해 보면 단단하고, 안압하면 잔을 엎어 놓은 듯한 형태를 하고 있다.]

부드러운 느낌이 없는 단단한 맥은 비기(脾氣)가 없어진 것을 나타내고 있다.

비장에 한(寒)이 들었을 때의 증상이 기재되어 있지 않지만 이것은 이미 《상한론》에 언급되어 있기 때문에 생략했다. 《상한론》을 참조하기 바란다. 치료약은 인삼탕이나 오수유탕이다. 또한 비장은 기혈을 만드는 중요한 내장이다.

5. 신장의 병증과 치료법

영강출감탕증(苓薑朮甘湯證)

[제16조. 신착(腎着)이라는 병에 걸리면 신체가 무겁고, 마치 물속에 앉아 있는 것처럼 허리부터 아래쪽이 냉하고 아프며, 많은 동전을 매달고 있는 것처럼 엉덩이가 무겁다. 외관상으로는 수독증(水毒症) 같지만 마실 것을 원하지는 않으며, 소변도 잘 나오고 식욕에도 변화가 없다. 이것은 하초의 병이다. 노동이나 방사로 땀을 너무 많이 흘림으로써 일어난다. 이것은 감초건강복령백출탕(甘草乾薑茯苓白朮湯)이 주치한다.]

[감초건강복령백출탕방(甘草乾薑茯苓白朮湯方)

감초 백출 각 2g, 건강 복령 각 4g

이 네 가지 재료를 물 200cc에 넣고 120cc가 되도록 달인 후, 세 번에 나누어 따뜻하게 마신다.]

신장의 중풍 및 중한(中寒) 병증은 기재되어 있지 않다. 신장에 바람이 들어서 열을 가지게 되는 즉, 신수(腎水)의 부족에 의한 병증은 중풍병을 설명하는 곳에서 언급되어 있듯이 팔미환(八味丸)이 주치한다. 또한 신장의 중한이란 신장의 양허증을 가리킨다. 신장의 양허에 대해서는 분돈병을 설명하는 곳에서 언급하였는데 계지나 부자가 주치한다. 단지 신착(腎

着)이라고 불리는 것 같은 만성적인 양기의 부족은 감초건강복령백출탕(약칭 영강출감탕)이 주치한다. 허리의 냉통(冷痛), 허리의 나른함, 소변이 잘 나오지 않는 등 모든 신장의 양허 때문에 일어나는 증상이다.

[제17조. 신장이 사장(死臟)인 맥은 뜨게 해 보면 단단하고, 안압하면 구슬이 굴러가는 것처럼 미끄러워서 잡을 수가 없다.]

6. 삼초(三焦)와 부(腑)의 병 증세

[제18조. **질문:** 상초의 기가 화합하지 못하면 트림이 많이 나오는데, 왜 그런 것입니까?

대답: 상초는 중초의 기를 받아서 작용하는데 상하의 기가 화합하지 못하면 먹은 음식이 잘 소화되지 않습니다. 그로 인하여 트림이 나오는 것입니다. 하초의 기가 화합하지 않으면 야뇨증에 걸리거나 실금(失禁)하기도 합니다.]

삼초에 대해서는《황제내경 소문》《황제내경 영추》《황제내경의 난경》에 자세하게 기재되어 있다. 참조하기 바란다. 간단히 말하자면 상초는 기혈을 순환시키고, 중초는 기혈을 만들며, 하초는 그 찌꺼기를 배출하는 기능이 있다.

[제19조. 상초에 열이 있으면 폐위(肺痿)가 된다. 중초에 열이 있으면 양명내실이 되어 변비 증상을 일으킨다. 하초에 열이 있으면 방광이 열을 받아서 혈뇨가 나오거나 방광염과 같은 증상을 일으킨다. 대장에 한(寒)이 있으면 집오리 같은 변을 본다. 열이 있으면 점액변(粘液便)을 본다. 소장에

한(寒)이 있으면 배가 무지근해지고, 열이 있으면 치질에 걸린다.]

집오리 같은 변이란 물이 섞인 연변(軟便)을 가리킨다.

폐위와 양명내실에 관한 치료약은 이미 언급했다. 방광의 한(寒)을 다스리기 위해서는 영강출감탕을 쓴다. 열을 다스리기 위해서는 저령탕(猪苓湯)이나 계지복령환(桂枝茯苓丸) 등의 어혈제를 쓴다. 대장과 소장은 넓은 의미의 위장이므로, 위열(胃熱) 또는 위한(胃寒)과 같은 치료를 한다.

7. 적취병(積聚病)

[제20조. **질문:** 병에 적(積)과 취(聚)와 곡기(穀氣)가 있다고 하는데, 무엇을 일컫는 것입니까?

대답: 적(積)은 장병(臟病)입니다. 한 부분에 한정되어 아프고, 눌러봐도 아픈 장소가 움직이지 않습니다. 취(聚)는 부병(腑病)입니다. 통증이 갑자기 시작되거나 가라앉기도 하고, 눌러보면 아픈 장소가 이동합니다. 곡기(穀氣)는 옆구리가 아픕니다. 눌러보면 낫지만 또 다시 아픕니다.]

적병(積病)은 현대의학에서 말하는 종양과 유사한 병이다. 취병(聚病)이나 곡기(穀氣)는 소화불량, 위염, 장염 등에 의한 통증일 것이다.

적취에 관해서는 《황제내경 영추》의 〈백병시생百病始生〉, 《황제내경의 난경》의 55, 56난(難) 등에 자세히 기재되어 있다.

[제21조. 적(積)의 진단법. 맥이 가늘고 뼈에 닿을 정도로 가라앉아 있는 것은 적이다. 촌구(寸口)에 이러한 맥이 나타나 있으면 적은 가슴에 있다. 촌구보다 조금 위쪽에 맥이 있으면 적은 인후에 있다.

관상(關上)에 세침(細沈)의 맥이 있으면 적은 배꼽 부분에 있다. 관상보다 조금 위쪽에 있으면 적은 심장의 하부에 있다. 관상보다 조금 아래에 있으면 적은 하복부에 있다.

척중(尺中)에 세침의 맥이 있으면 적은 음부에 있다. 왼쪽 손의 맥이 세침이면 적은 왼쪽에 있고, 오른손이라면 적도 오른쪽에 있으며, 좌우의 맥이 모두 세침이라면 적은 중앙에 있다.]

이 편을 이해하기 위해서는 《황제내경 소문》《황제내경 영추》《황제내경의 난경》으로 장부나 삼초의 기능을 알고, 《상한론》으로 병증을 아는 것이 좋을 것이다. 그렇게 하면 치료약도 더 분명해질 것이다.

五藏風寒積聚病脈證併治 第十一

肺中風者, 口燥而喘, 身運而重, 冒而腫脹.
肺中寒, 吐濁涕.
肺死藏, 浮之虛, 按之弱如蔥葉, 下無根者死.
肝中風者, 頭目瞤, 兩脅痛, 行常傴, 令人嗜甘.
肝中寒者, 兩臂不擧, 舌本燥, 喜太息, 胸中痛, 不得轉側, 食則吐而汗出也.
肝死藏, 浮之弱, 按之如索不來, 或曲如蛇行者死.
肝著, 其人常欲蹈其胸上, 先未苦時, 但欲飮熱, 旋覆花湯主之.
心中風者, 翕翕發熱, 不能起, 心中飢, 食即嘔吐.
心中寒者, 其人苦病心如噉蒜狀, 劇者心痛徹背, 背痛徹心, 譬如蠱注, 其脈浮者, 自吐乃愈.
心傷者, 其人勞倦即頭面赤而下重, 心中痛而自煩發熱, 當臍跳, 其脈弦, 此爲心藏傷所致也.
心死藏, 浮之實, 如丸豆, 按之益躁疾者死.

邪哭使魂魄不安者, 血氣少也. 血氣少者屬於心. 心氣虛者, 其人則畏, 合目欲眠, 夢遠行而精神離散, 魂魄妄行. 陰氣衰者爲癲, 陽氣衰者爲狂.

脾中風者, 翕翕發熱, 形如醉人, 腹中煩重, 皮目瞤瞤而短氣.

脾死藏, 浮之大堅, 按之如覆杯潔潔, 狀如搖者死.

趺陽脈浮而濇, 浮則胃氣强, 濇則小便數, 浮濇相搏, 大便則堅, 其脾爲約, 麻子仁丸主之.

腎著之病, 其人身體重, 腰中冷, 如坐水中, 形如水狀, 反不渴, 小便自利, 飮食如故, 病屬下焦, 身勞汗出. 衣裏冷濕, 久久得之, 腰以下冷痛, 腹重如帶五千錢, 甘薑苓朮湯主之.

甘草乾薑茯苓白朮湯方:

甘草二兩 白朮二兩 乾薑四兩 茯苓四兩

上四味, 以水五升, 煮取三升, 分溫三服, 腰中卽溫.

腎死藏, 浮之堅, 按之亂如轉丸, 益下入尺中者死.

問曰: 三焦竭部, 上焦竭善噫, 何謂也? 師曰: 上焦受中焦, 氣未和, 不能消穀, 故能噫耳; 下焦竭, 卽遺溺失便, 其氣不和, 不能自禁制, 不須治, 久則愈.

師曰: 熱在上焦者, 因咳爲肺痿; 熱在中焦者, 則爲堅; 熱在下焦者, 則尿血, 亦令淋祕不通; 大腸有寒者, 多鶩溏; 有熱者, 便腸垢; 小腸有寒者, 其人下重便血; 有熱者必痔.

問曰: 病有積, 有聚, 有槃氣, 何謂也? 師曰: 積者, 藏病也, 終不移; 聚者, 府病也, 發作有時, 展轉痛移, 爲可治; 槃氣者, 脅下痛, 按之則愈, 復發, 爲槃氣.

諸積大法: 脈來細而附骨者, 乃積也. 寸口積在胸中; 微出寸口, 積在喉中; 關上積在臍傍; 上關上, 積在心下; 微下關, 積在少腹. 尺中, 積在氣衝; 脈出左, 積在左; 脈出右, 積在右; 脈兩出, 積在中央. 各以其部處之.

12 / 痰飮咳嗽病脈證幷治
담 음 해 수 병 맥 증 병 치

第十二
제 십 이

담음(痰飮)이란 내(內: 장부가 있는 장소)에 정체된 여분의 수분을 말하는 총칭이다. 이 편에서는 이 담음을, 정체되는 장소나 병리 및 병증에 따라 구별하고 그 치료법에 관해서 설명하고 있다. 또한 담음이 있으면 해수를 발하는 경우가 많기 때문에 담음이 원인이 되어 일어나는 해수병(咳嗽病)에 관해서도 언급되어 있다. 똑같은 해수라도 폐위(肺痿)로 인한 것과는 치료약이 다르므로 병증이나 맥상 등을 참고로 하여 병리를 확인하는 일이 중요하다.

병리(病理)·병증(病症)에 의한 구별

담음을 병리·병증에 따라 구별하면 다음과 같다.

[제1조. **질문:** 마시는 물에 따라서 일어나는 병이 네 종류라고 하는데 어떠한 것입니까?

대답: 그것은 담음(痰飮)과 현음(懸飮)과 일음(溢飮)과 지음(支飮)이라는 네 가지입니다.]

담음(痰飮) 속에는 좁은 의미의 담음(痰飮)이 있다. 담(痰)은 화(火)를 의

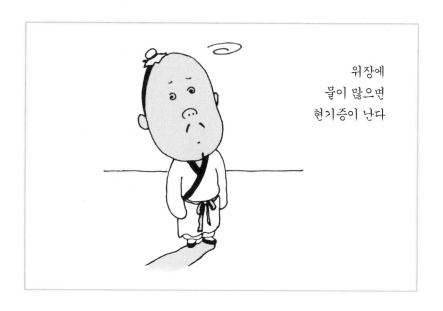

위장에
물이 많으면
현기증이 난다

미하므로 담음이란 열을 가진 물이라는 의미가 있다. 또는 질척질척한 물, 동적(動的)인 물이라는 해석도 가능하다. 현음(懸飮)이란 머물러야 할 곳에 가지 못하고 도중에 걸린 물을 의미한다. 일음(溢飮)이란 넘치는 물을 가리킨다. 지음(支飮)이란 가지(枝)의 물이라는 의미다. 예를 들면 위장에는 일정한 물이 있어야 정상이다. 그런데 마신 물이 너무 많기라도 하면 위장에서 물이 넘쳐 즉, 가지[枝]가 되어 퍼지기 시작하고 정체되어 병증을 나타낸다.

[제2조. **질문:** 이러한 사음(四飮)은 어떻게 다릅니까?

대답: 원래는 건강한 사람이었다고 해도 야위고 양기가 부족하게 되면 마신 물이 장(腸)과 장(腸) 사이에 정체되어 빙빙 울립니다. 이것을 담음이라고 합니다. 마신 물이 옆구리에 정체되면 기침을 하며 타액이 나오고, 기

침을 할 때 옆구리가 땅기는 듯한 통증을 느낍니다. 이것을 현음이라고 합니다. 마신 물이 손발로 흘러가서 정체되었을 경우에는 땀으로 나가버리면 좋겠지만, 만약 땀이 나지 않으면 신체가 나른하고 쑤시기 시작합니다. 이것을 일음이라고 합니다. 기침이 치밀어 올라 고통스럽고, 숨이 차서 위쪽을 보고 반듯이 눕지 못하며 부은 것처럼 보입니다. 이것을 지음이라고 합니다.]

마신 수분은 위장에서 소화 흡수되고, 경맥 속을 흘러가 신체의 각 부분을 축축하게 적셔준다. 동시에 땀이나 소변으로 변해서 빠져나간다. 이 물을 순환시키기도 하고, 땀이나 소변으로 만들어 내보내는 역할은 양기가 맡고 있다. 그렇기 때문에 신체 각 부분에 양기가 있는 것인데 이 양기가 부족해지면 물이 정체되어 병증을 나타낸다. 장(腸)은 양명의 기가 순환하는 곳, 즉 양기가 항상 왕래하는 곳이다. 이곳의 양기가 부족하여 물이 정체된 것을 담음이라고 한다. 기의 움직임에 따라 물이 움직이기 때문에 빙빙 울린다.

가슴은 양기가 많은 곳이다. 이곳의 양기가 부족하면 기의 순환이 원활하지 못하게 되어 옆구리에 물이 정체된다. 거꾸로 말하면 물의 정체에 의해 기의 순환이 저해되고 있는 것이다. 그렇기 때문에 기침 때문에 기가 갑자기 움직이게 되면 땅기며 아프다. 이 부분의 양기 부족으로 인하여 정체된 물을 현음이라고 한다.

손발은 양기가 많은 곳이다. 그러므로 손발에 돌아온 물은 보통 양기의 발산력에 의해 땀이 되어 나간다. 그러나 손발의 양기가 부족하면 땀도 적게 나오고 정체되어 나른함이나 통증을 발한다. 이것을 일음이라고 한다.

위장, 대장, 소장에는 항상 일정한 물이 있다. 그런데 위장의 양기가 부족하면 물이 소화 흡수되지 않고 일정량보다 많아져서 지음이 된다. 심장의 하부에 물이 많아지면 가슴을 압박하기 때문에 기침이나 단기(短氣)를 발한다. 이러한 것들이 사음(四飮)의 주된 병리, 병증이다.

병위(病位), 병증(病症)에 의한 구별
물이 정체되어 있는 장소를 중심으로 구별하면 다음과 같다.

[제3조. 물이 심장 주변에 있으면 심장의 하부가 단단하고, 외부에서 누르는 것처럼 두근두근 울리며 숨이 찬다. 물은 마시고 싶지 않다.]

심장은 양기가 많은 곳이다. 그것이 물에 의해서 양기의 활동을 제한받기 때문에 동계(動悸)하기도 하고 숨이 차기도 한다. 또한 물 때문에 냉해지기 때문에 뭔가를 마시고 싶지 않다.

[제4조. 물이 폐장 주변에 있으면 가래와 같은 것을 토하고 물을 마시고 싶어 한다.]

폐장은 기(氣)를 순환시켜서 발산을 담당한다. 그 발산이 방해를 받기 때문에 가래가 많아진다. 또한 발산이 방해를 받으면 내(內)에 양기가 많아지기 때문에 입이 마른다.

[제5조. 비장 주변에 물이 있으면 숨이 차고 신체가 나른해진다.]

비장은 원래 물이 있는 곳이다. 이 물은 필요에 따라 각 부분으로 보내진다. 그러나 비장에 물이 많아지면 비장이 지배하는 기육(肌肉)에까지 물이 많아진다. 그로 인하여 신체가 나른하고 호흡하는 힘도 약해진다.

[제6조. 간장 주변에 물이 있으면 옆구리가 결려서 고통스러우며, 재채기를 하면 아프다.]

간장은 피를 저장하고 그 힘에 의해서 발동한다. 그런데 물이 많아지면 간장의 양기가 발동하기 어려워진다. 그래도 어느 정도의 양기가 축적되게 되면 그것이 재채기가 되어 나온다. 그렇게 해서 물을 움직이려고 하기 때문에 물이 정체되어 있는 옆구리가 아픈 것이다. 재채기가 왜 나오는가에 관해서는《황제내경 영추》의〈구문편口問篇〉에 기재되어 있다.

[제7조. 물이 신장 주변에 있으면 동계한다.]

이것은 물에 의해 신장의 양기가 부족해져서 양기의 순환 방법에 과부족이 생겼기 때문이다. 분돈기병(奔豚氣病)편을 참조하기 바란다.

[제8조. 심장의 하부 즉, 위장에 유음(留飮)이 있으면 그 안쪽에 있는 등[背] 부분이 손바닥 크기만한 부분만 냉해진다.]

유음이란 위장에 일시적으로 정체된 물을 가리킨다. 위장이 냉해져서 양기가 부족해지면 유음이 된다.

[제9조. 심장의 하부에 유음이 있으면 옆구리부터 쇄골상와(鎖骨上窩)

에 치밀어 올라오면서 아프다. 그러나 기침을 하면 통증이 멎춘다.]

유음이 있으면 폐기의 순환이 방해를 받기 때문에 가슴에 통증이 생긴다. 그러나 기침을 함으로써 폐기가 순환하기 시작하면 통증이 멎는다.

이렇게 어느 쪽의 수음(水飮)도 양기의 순환이 나쁘거나 부족함으로써 정체된다. 그러므로 치료약은 기를 순환시키는 신미약(辛味藥)이 중심이 된다. 단지 어느 곳의 기를 순환시키는가에 따라 각종 신미약을 구별하여 쓴다. 또한 물은 비장과 위장의 기능에 의해서 소화 흡수되므로 비장과 위장의 기능을 좋게 하는 감미약(甘味藥)도 많이 쓰인다.

[제11조. 가슴에 담음이 있으면 가슴이 답답하고 그렁그렁 말하며, 기침을 하거나 구토하기도 한다. 이러한 증상이 일어났을 때 발열, 오한을 느끼며 배나 허리가 쑤시고 아프며 눈물이 나오고 근육이 실룩실룩 움직이는 것 같으면, 심장의 하부에 숨은 수음(水飮)이 있을 것이다.]

이것은 담음(광의의 담음)이 일어나는 원인을 설명한 것이다. 즉 비장과 위장의 기능이 약하면 심장의 하부에 물이 많아져서 그것이 여러 가지 음병을 발생시키는 원인이 된다는 말이다.

[제12조. 환자가 물을 많이 마시면 반드시 그렁그렁 말하고 가슴이 답답해진다. 일반적으로 먹은 음식물이 적고 마신 것이 많으면 물이 심장의 하부(위장)에 정체된다. 그것이 심해지면 동계(動悸)하고, 심하지 않더라도 숨이 차다.]

이것도 담음병의 원인을 설명한 것이다.

담음병(痰飮病)의 맥상(脈象)

여기에서는 각 음병을 구별하는 맥에 관하여 정리해봤다.

[제10조. 가슴 속에 유음이라도 있는 것처럼 숨이 차고 입이 건조하며, 손발의 관절이 아픈 경우에 맥이 침이면 유음이 있다고 할 수 있다.]

단기(短氣)는 흉비심통병(胸痺心痛病)에서도 일어나므로 단순히 이것만으로 음병이라고는 할 수 없다. 손발의 관절이 아픈 것은 중풍역절병(中風歷節病)이나 습병으로도 일어나므로 단순히 이것만으로도 음병이라고는 말할 수 없다. 그러나 그러한 경우에 맥이 가라앉아 있으면 어떠한 물인지는 상관없이 마신 것이 머물러 있음에 틀림없다는 것이다.

[제13조. 양손의 맥이 모두 현(弦)이면 이것은 냉해져 있는 것이다. 원인은 지나치게 많이 설사시켜서 리(裏)가 허해졌기 때문이다. 만약 한쪽 손의 맥만이 현이라면 이것은 음병이다.]

양기가 어떠한 원인으로 인하여 발동하지 못하면 현맥이 된다. 만약 양손의 맥이 모두 현이라면 설사를 시켰기 때문에 리(裏)의 기가 허해지고, 양기가 발동할 정도는 아니기 때문에 나타나는 현맥이라는 것을 알 수 있다. 만약 한쪽 손의 맥만 현이라면 음수(飮水)에 의해서 양기의 발동이 멈추어진 것에 의한 현맥이라고 생각된다.

[제14조. 폐음(肺飮)의 경우에는 현맥이 되지는 않으며 헐떡거림이나 단기(短氣)의 증상만 나타난다.]

폐장은 기의 순환이 좋은 곳이다. 따라서 이곳에 음수(飮水)가 있더라도 현맥이 되지는 않는다.

[제15조. 지음(支飮)의 경우에도 폐장에 물이 있을 때와 같이 헐떡거림이나 단기가 일어나서 위쪽을 보고 반듯이 누울 수 없다 병증이 나타난다. 그러나 맥에는 변화가 보이지 않는다.]

변화가 보이지 않는다는 것은 아마도 침맥이고 현맥이 되지는 않는다는 의미일 것이다.

[제20조. 맥이 떠서 가늘고 활(滑)인 경우에는 음(飮)에 걸려 있다.]

예를 들어 부맥(浮脈)이라도 가늘고 활인 경우에는 음병(飮病)이라는 것이다.

[제21조. 맥이 현(弦)이고 삭(數)하다면 한음(寒飮)이 있다. 겨울과 여름에는 치료하기 힘들다.]

이 경우의 삭(數)은 열이 아니라 허를 의미한다. 한(寒)과 물이 있는데 더 군다나 허해져 있다면 냉해지기 쉬운 겨울이나 위장에 양기가 적은 여름에는 치료하기 어렵다는 말이다.

[제22조. 맥이 침(沈)이고 현(弦)인 경우는 현음(懸飮)이다. 옆구리가 아프다.]

[제36조. 만성적으로 기침을 하는 환자의 경우에 맥이 약하면 낫겠지만 실대(實大)하면 사망한다. 맥이 약한 환자의 경우에는 반드시 두모(頭冒: 머리에 모자를 쓴 것 같이 무거운 느낌—역주)가 있다. 이것은 원래 가슴에 지음(支飮)이 있기 때문이다. 음병(飮病)과 같은 치료 방법을 쓰면 좋다.]

이러한 것들이 음병의 맥에 관한 조문이다. 첫 번째 조문은 기침에 관한 것이다. 그러나 맥이나 병증으로부터 지음이 있는지를 확인한다. 요컨대 폐위(肺痿)의 기침이 아닌지를 확인하고 나서 음병과 같은 치료 방법을 쓰면 기침도 낫는다는 것이다.

병증과 치료법
[제16조. 담음병의 경우에는 온약(溫藥)으로 치료한다.]

이곳의 담음병은 음병 전체를 가리킨다. 온약은 신미약이다.

[제17조. 심장의 하부에 담음이 있기 때문에 가슴이나 옆구리가 아래로부터 치밀어 올라오는 듯한 느낌이 들며, 현기증이 나는 경우에는 영계출감탕(苓桂朮甘湯)이 주치(主治)한다.](《상한론》 참조)
[제18조. 숨이 찬 경우에는 약간 음(飮)이 있다. 소변을 내보내 제거하는 것이 좋다. 영계출감탕을 쓴다. 또한 팔미환을 쓰는 경우도 있다.]

영계출감탕의 병리 등은 《상한론》을 참조하기 바란다. 팔미환에 관해서는 이미 기재했다. 여기에서는 다른 각도에서 조금 설명해두기로 한다. 영계출감탕은 내(內)에는 여분의 물이 있고 외(外)에는 물이 없을 때에 현기증, 동계, 숨이 차는 증상 등을 호소할 때에 쓴다. 이것은 신장의 양기가 부족하여 신장에 물이 많아졌을 때에 나타나는 증상이다. 이것을 치료하기 위해서는 우선 신장의 양기를 보충하는 계지가 필요하다. 또한 물을 잘 다루는 복령도 필요하다. 그렇기 때문에 영계출감탕이나 팔미환이 쓰이는 것이다. 그러나 근본적인 병리는 다르다. 영계출감탕은 비장의 양기가 허해져 신장이 양허가 되었을 때에 쓴다. 팔미환은 신장 음허(陰虛)의 표증(標症)으로서 신장이 양허(陽虛)일 때에 쓴다.

감수반하탕증(甘遂半夏湯證)

[제19조. 환자의 맥이 침(沈)이고, 소변이 기분 좋게 많이 나오는데도 불구하고 심장의 하부가 땅기고 단단한 것은 유음(留飲)이 완전히 다스려지지 않았기 때문이다. 감수반하탕이 주치한다.]

[감수반하탕방(甘遂半夏湯方)

감수 0.3g, 반하 작약 각 1g, 감초 0.7g

이 네 가지 재료 중에서 먼저 반하만 물 80cc에 넣어 40cc가 되도록 달인다. 그 다음에 다른 약을 물 120cc에, 반하를 끓인 액 40cc를 첨가한 것에 넣고 달여서 40cc가 되도록 만든다. 마지막으로 찌꺼기를 제거한 후에 꿀 40cc를 넣고 60cc가 되도록 졸인 후, 이것을 한 번에 마신다.]

심장의 하부 전체가 땅기고 단단하며 소변이 잘 나오는 경우에 쓴다. 그다지 잘 쓰이는 약은 아니지만, 간경변(肝硬變) 등으로 복수(腹水)가 차 있는 사람에게 쓰는 경우가 있다.

십조탕증(十棗湯證)

[제23조. 현음(懸飮)을 앓고 있는 경우에는 십조탕이 주치한다.]

[제34조. 기침을 자주 하는 사람의 맥이 현(弦)이면 그 기침은 물 때문이다. 십조탕이 주치한다.]

[십조탕방(十棗湯方)

원화(芫花) 감수(甘遂) 대극(大戟), 이 세 가지 재료를 등분하여 분말로 만든다.

물 60cc에 대조 4g을 넣어 30cc가 되도록 달인 후, 여기에 나머지 약의 분말을 넣어 복용한다. 건강한 사람은 한 번에 1g, 허약자는 한 번에 0.5g을 쓴다. 아침 식사 전에 따뜻하게 해서 복용한다. 설사하지 않으면 다음 날 아침에 양을 좀 더 늘려서 복용한다. 기분 좋게 설사하고 나면 이후에 죽을 먹는다.]

십조탕은 기침, 가슴의 통증, 심장의 아래부터 옆구리에 이르기까지의 답답함, 기침할 때마다 옆구리에 걸쳐 경련을 일으키는 증상, 얼굴이나 손발 부종 등의 증상을 목표로 쓴다.

[제24조. 일음(溢飮)을 앓고 있는 경우에는 대청룡탕(大靑龍湯) 및 소청룡탕(小靑龍湯)이 주치한다.]《상한론》 참조)

소변이 적고 손발이나 신체가 붓고 신체가 쑤시고 아프며 땀이 나지 않을 때에 청룡탕을 쓴다. 단지 구갈(口渴)이나 번조(煩躁)가 있으면 대청룡탕을 쓰고, 가래나 콧물 등의 분비물이 많을 때에는 소청룡탕을 쓴다. 이 두 가지 청룡탕 모두 단순한 발한제가 아니라 리(裏)에 작용하는 신미약(석고,

반하, 건강 등)이 배합되어 있어서 표리(表裏)에 모두 작용하게 되어 있다.

목방기탕증(木防己湯證)

[제25조. 격막(膈膜) 주변에 지음(支飮)이 있기 때문에 가르랑거리고 가슴이 답답하며, 심장의 하부가 단단해지고 안색이 산뜻하지 못한 흑색(黑色)이 되며, 맥이 가라앉아 긴장하고 있는 경우에는 목방기탕이 주치한다. 허한 경우에는 낫지만, 실(實)한 경우에는 낫지 않는다. 그때에는 목방기탕거석고가복령망초탕(木防己湯去石膏加茯苓芒硝湯)이 주치한다.]

[목방기탕방(木防己湯方)

목방기 3g, 석고 10g, 계지 2g, 인삼 4g

이 네 가지 재료를 물 240cc로 80cc가 되도록 달인 후, 두 번에 나누어 따뜻하게 마신다.]

[목방기탕거석고가복령망초탕방(木防己湯去石膏加茯苓芒硝湯方)

목방기 계지 각 2g, 인삼 망초 복령 각 4g

망초를 제외한 네 가지 재료를 물 240cc로 80cc가 되도록 달여서 찌꺼기를 제거한 후에 망초를 넣어 녹인다. 한 번에 40cc를 따뜻하게 마신다. 조금 설사하면 낫는다.]

목방기탕증은 안색에 특징이 있다. 단, 모두 검은 것은 아니다. 거무스름하다면 중증이다. 주된 증상으로는 천식과 숨이 차는 증상이 있다. 동계나 부종도 있다. 복진(腹診)하면 우제방(右臍傍)부터 심장 하부에 걸쳐 단단해져 있다. 맥은 전체적으로 가라앉아 긴장하고 있는데, 특히 우촌구(右寸口)가 강한 경우가 많은 것 같다. 식욕은 정상이다. 이러한 증상과 변비 증상이 있는 경우에는 양명내실이 있다고 생각하여 목방기탕거석고가복령망초탕을 쓴다.

택사탕증(澤瀉湯證)

[제26조. 심장의 하부에 지음(支飮)이 있으면 머리에 뭔가를 뒤집어 쓴 것처럼 멍하고 현기증이 난다. 이러한 때에는 택사탕이 주치한다.]

[택사탕방(澤瀉湯方)

택사 5g, 백출 2g

이 두 가지 재료를 물 80cc로 40cc가 되도록 달인 후, 두 번에 나누어 따뜻하게 마신다.]

두모(頭冒)가 있고 현기증이 날 때에 잘 쓴다. 그러나 지음이 있는 것이므로 가슴이 답답하다거나 숨이 차는 등의 증상을 확인하고 쓴다. 현기증 증세만 있을 때 이용하면 효과가 없을 때가 있다. 그 밖에 구갈(口渴), 소변이 잘 나오지 않는 등의 증상에도 쓴다.

후박대황탕증(厚朴大黃湯證)

[제27조. 지음이 있기 때문에 가슴이 답답한 증상은 후박대황탕으로 주치한다.]

[후박대황탕방(厚朴大黃湯方)

후박 10g, 대황 6g, 지실 2.8g

이 세 가지 재료를 물 200cc에 넣고 80cc가 되도록 달인 후, 두 번에 나누어 따뜻하게 마신다.]

지음이 있기 때문에 가슴이 답답하게 되면 목방기탕이나 목방기탕거석고가복령망초탕과의 구별이 곤란하다. 그렇기 때문에 필요하게 되는 것이 병리나 약리일 것이다.

목방기탕에는 석고가 포함되어 있으므로 가슴에 열과 물이 있을 때에 쓴다고 생각된다. 석고가 없고 망초를 넣은 경우에는 부(腑)에 열이 있다고 생각된다. 후박대황탕에는 대황이 포함되어 있으므로 역시 부(腑)에 열이 있을 때에 쓴다고 생각된다. 그러나 이 대황은 다른 약과 동시에 달이므로 하제로서의 효과는 적고, 부(腑)의 열보다 양명경(陽明經)의 열을 주로 다스리는 것으로 생각된다. 즉 망초보다 얕은 곳에 있는 열을 다스린다. 이 것은 후박이 포함되어 있는 것을 통해서도 알 수 있다. 따라서 후박대황탕은 양명경의 기를 순환시켜서 지음을 다스리고자 하는 약이다. 환자는 얼굴의 부기, 심장 하부의 막힘, 변비에 걸리기 쉬운 등의 증상도 있다.

소반하탕증(小半夏湯證)

[제29조. 자주 구토하는 사람은 입이 마르는 것이 보통이다. 그러나 반대로 입이 마르지 않는 경우가 있다. 이것은 심장의 하부에 지음(支飮)이 있기 때문이다. 소반하탕이 주치한다.]

[소반하탕방(小半夏湯方)

반하 10g, 생강 8g

이 두 가지 재료를 물 280cc에 넣고 60cc가 되도록 달인 후, 두 번에 나누어 따뜻하게 마신다.]

구토하면 위장의 물이 일정량보다 적어지기 때문에 입이 마른다. 그러나 토한 후에도 입이 마르지 않는 것은 물이 많기 때문이다. 단, 물에 열이 가해져 있는 경우에는 입이 마른다. 예를 들면 앞에 있는 두 가지 처방이나 오령산(五苓散)의 적응증 등이 그러하다. 이 처방의 경우에는 물뿐이다. 구토는 해도 입이 마르지 않을 때에 쓴다.

방기초목정력대황환증(防己椒目葶藶大黃丸證)

[제30조. 배가 땅기고 입이나 혀가 건조한 것은 장(腸) 사이에 물기가 있기 때문이다. 방기초목정력대황환이 주치한다.]

[방기초목정력대황환방(防己椒目葶藶大黃丸方)

방기 초목 정력 대황 각 1g

이 네 가지 재료를 분말로 만든 후에 꿀로 반죽하여 0.3g의 환제로 한다. 식전에 1환, 하루 세 번 복용한다. 만약 구갈이 심하면 망초 0.5g을 첨가하여 환제로 만든다.]

장(腸) 사이에 물기가 정체되는 것은 그 부분의 양기가 허하기 때문이다. 양기가 허하면 입은 마르지 않는다. 그러나 만약 입이 마른다면, 물 때문에 발산해야 할 양기가 닫혀 열을 가졌기 때문일 것이다. 이 열은 양명경(陽明經)의 열이므로 배가 땅긴다. 대황이 주치할 것이다. 또 장(腸) 사이에 물이 있더라도 이 처방의 경우에는 장명(腸鳴)이 없다.

소반하가복령탕증(小半夏加茯苓湯證)

[제31조. 갑자기 구토를 하고 심장의 하부가 막히며, 현기증이 나거나 동계하는 것은 위장 주변에 물이 있는 것이다. 소반하가복령탕이 주치한다.]

[소반하가복령탕방(小半夏加茯苓湯方)

반하 10g, 생강 8g, 복령 3g

이 세 가지 재료를 물 280cc에 넣고 60cc가 되도록 달인 후에 두 번에 나

누어 따뜻하게 마신다.]

이 처방은 소반하탕보다 물이 더욱 많을 때에 쓴다. 현기증과 동계의 유무에 따라 그것을 결정한다. 임신 초기에 잘 쓰이지만, 말린 생강이 아니고, 야채 가게에서 파는 생강을 쓰지 않으면 효과가 적은 것 같다.

[제32조. 예를 들면 야윈 사람 등이 배꼽 주변에서 동계하고, 거품과 같은 타액을 뱉으며 쓰러져 버리기도 하는 것은 물 때문이다. 오령산이 주치한다.]《상한론》참조)

오령산도 물을 다스리는 약이지만 소반하탕이나 영계출감탕과 달리 입이 마를 때에 쓴다. 이것은 물뿐만 아니라 어딘가에 열이 있기 때문이다. 그 열은 아마도 방광과 위장의 중간 주변, 수도(水道)라고도 할 수 있는 곳에 있는데 택사(澤瀉)나 저령(猪苓)으로 다스릴 수 있다.

복령음증(茯苓飮證)
[제33조. 가슴 주변에 담(痰)이 있기 때문에 마신 물이 정체되고 물을 토해낸 후에도 뭔가 막힌 느낌이 들고 식욕이 없다. 이러한 때에는 복령음으로 담(痰)을 다스려 주면 식욕이 되돌아온다.]
[복령음방(茯苓飮方)
복령 인삼 백출 각 3g, 지실 2g, 귤피(橘皮) 2.5g, 생강(生薑) 4g
이 여섯 가지 재료를 물 240cc에 넣고 72cc가 되도록 달인 후에 세 번에 나누어 따뜻하게 마신다. 한 시간 반 정도의 간격을 두고 복용한다.]

마시거나 먹은 후에 항상 가슴에 막힌 듯한 느낌이 들고, 트림이 나오거나 토해내도 시원하지 않을 때에 쓴다. 환자는 위부 팽만감이 있으며 때때로 위통이 있다. 맥은 가라앉고 약하지만, 바닥에는 단단한 것이 느껴지는 경우가 있다. 이러한 증상이 나타나는 이유는 가슴에 담음(痰飮: 수독水毒으로 기인되는 질환의 총칭–역주)이 있기 때문이라는 말이다.

지금까지 설명한 것들이 소위 담음을 주로 한 병증과 치료법이다. 여기에서 다시 한 번 정리해 보면, 마신 물이 양기가 허한 부위에 흘러 들어가서 정체하여 여러 가지 병증을 나타낸다. 이것을 치료하는 경우에는 기를 순환시키는 약과 물을 다스리는 약을 배합한 것을 주로 쓴다. 이것을 한열(寒熱)로 구별하면, 물에 한(寒)이 가해진 것과 물에 열이 가해진 것이 있다. 물에 한이 가해진 경우에는 점차 양기가 허해진다. 물에 열이 가해진 경우는 허한 양기가 회복되는 것인데 수체(水滯)에 의해서 그 발산이 중단되어 내(內)에 정체하기 때문이다. 양기의 정체가 많아져서 열이 많아진 경우에는 똑같은 기를 순환시키는 것이라도 고미약(苦味藥)으로 음기를 순환시켜준다. 그래서 그 열이 정체하는 부위는 원래 양기가 많은 가슴이나 위장이다.

[제37조. 심하게 기침을 하고 앉아서만 호흡을 하는 경우에는 소청룡탕이 주치한다.]

이것보다 아래에 있는 조문은 담음 때문에 일어나는 해수(咳嗽)를 중심으로 치료법을 설명하고 있다.

계령오미감초탕증(桂苓五味甘草湯證)

[제38조. 심한 기침에 소청룡탕을 마시게 하였다. 그런데 타액은 잘 나오지만 입은 마르고, 촌구의 맥이 가라앉고, 척중의 맥이 미(微)가 되며, 손발이 냉해져서 저리고, 아랫배부터 가슴이나 인후를 향하여 기(氣)가 치밀어 올라오는 것처럼 되고, 얼굴이 술에 취한 것처럼 붉어지며 머리가 멍해지고 소변이 기분 좋게 나오지 않게 되었다. 이러한 때에는 계령오미감초탕을 처방하여 기가 치밀어 올라오는 것을 가라앉혀 주면 좋다.]

[계령오미감초탕방(桂苓五味甘草湯方)

복령 계지 각 4g, 감초 오미자 각 3g

이 네 가지 재료를 물 320cc로 120cc가 되도록 달인 후에 세 번에 나누어 따뜻하게 마신다.]

소청룡탕에 의해서 표리(表裏)의 기(氣)가 허(虛)해져 버린 경우다. 맥의 촌구가 침(沈)인 것은 표의 양허를 나타낸다. 표의 양기가 허하면 손발이 냉해진다. 또한 태양경의 양기가 하강하지 않기 때문에 소변이 기분 좋게 나오지 않고, 위쪽에 정체하기 때문에 얼굴이 붉어진다. 또한 태양경의 양기가 부족하기 때문에 신장의 양기도 부족해진다. 척중의 맥이 미(微)하다는 것은 그것을 나타낸다. 신장의 양기가 허하면 이기(裏氣)를 잡아 둘 수 없게 되기 때문에 위쪽으로 치밀어 올라오기 시작한다.

영감오미강신탕증(苓甘五味薑辛湯證)

[제39조. 기(氣)가 치밀어 올라오지 않게 되었으나 기침을 해서 가슴이 답답하게 되었을 때에는 영감오미강신탕을 처방해주면 좋다.]

[영감오미강신탕방(苓甘五味薑辛湯方)

복령 4g, 감초 건강 세신 3g, 오미자 3g

이 다섯 가지 재료를 물 320cc에 넣고 120cc가 되도록 달인 후, 한 번에 20cc를 하루 세 번 따뜻하게 마신다.]

앞에 있는 처방에 의해 표의 양기가 보충되고, 위장의 양기도 충실해졌을 것이다. 그러나 아직 리(裏)에 허한(虛寒)이 있으므로 계지 대신 건강과 세신을 첨가하여 리(裏)를 따뜻하게 해준다.

영감강미신하탕증(苓甘薑味辛夏湯證)

[제40조. 기침이 멈추고 입이 마르며 약간 흥분하는 경향이 있게 되는 것은 건강과 세신이 신온제(辛溫劑)하기 때문이다. 이 약을 복용하면 입이 마르는 것이 당연하다. 그런데도 불구하고 입이 마르지 않는 것은 지음(支飮)이 있기 때문이다. 지음이 있으면 흥분한다. 흥분하면 구토할 것 같은 느낌이 든다. 이러한 때에는 영감강미신하탕을 준다.]

앞에 있는 처방에 의해 리(裏)의 허한이 다스려지면 기침이 멈추고 입이 마르며 신체가 따뜻해지기 때문에 흥분하는 경향이 있게 되는 것은 당연하다. 그런데 입이 마르지 않는데도 흥분하고, 게다가 구토할 것 같은 느낌까지 드는 것은 지음이 있기 때문이다. 지음이 있으면 가슴이 답답하거나 기침도 한다. 물을 다스리기 위하여 앞의 있는 처방에 반하 5g을 첨가하여 쓴다.

영감강미신하인탕증(苓甘薑味辛夏仁湯證)

[제41조. 물이 내(內)에 없어졌기 때문에 구토할 것 같은 느낌이 없어졌

다. 그러나 체표(體表)에 물이 순환하여 일음(溢飮)처럼 부었다. 이것은 마황이 주치해야 할 곳이지만, 마황은 양(陽)을 발생시키는 힘이 강하기 때문에 이한(裏寒)이 되기 쉬운 사람에게는 쓸 수 없다. 그 대신 앞에 있는 처방에 행인(杏仁)을 첨가하여 쓴다.]

영감강미신하탕에 행인 3g을 첨가한다. 달이는 방법 등은 영감오미강신탕과 같다.

이 처방은 반드시 부어 있는 사람에게 쓴다고 할 수는 없다. 이한(裏寒)이 있어서 물이 정체되어있기 때문에 기침을 하는 사람에게 쓴다. 영감오미강신탕의 기침은 이한 때문에 하는 것이지만, 이 처방의 적응증은 여기에 물이 가해진다. 물이 있으면 구갈(口渴)하지 않고 타액이 많아지며 콧물 등도 많이 흘린다. 또한 이한이 있기 때문에 손발이나 신체가 냉해지고 소변의 빛깔도 희게 된다. 소청룡탕증은 냉기가 가해진 것에 쓴다고 생각하면 좋다.

영감강미신하인황탕증(苓甘薑味辛夏仁黃湯證)

[앞서 말한 처방의 증(證)이 있으며, 얼굴만 뜨겁고 흥분한 것처럼 되는 것은 위열(胃熱) 때문이다. 앞에 있는 처방에 대황 2g을 첨가하여 쓴다.]

영감강미신하인탕증이 있고, 요컨대 약간 부은 느낌이 들며 때때로 비틀비틀 어지럽고 소변의 빛깔이 희며 횟수가 많고, 손발이 냉하고 기침을 한다고 하는 사람 중에서 얼굴이 뜨겁고 상기(上氣)한다는 사람이 있다. 이것은 양명위경(陽明胃經)의 기가 아래로 내려가지 않기 때문이다. 대황을 첨가해준다. 태양경(太陽經)의 기가 아래로 내려가지 않을 때에는 계지가 주치하는 곳이므로, 똑같이 흥분하는 증상이 나타난다고 하더라도 주의해야 한다. 안면만 뜨거워지는 것이 대황의 상기다. 목덜미에 치밀어 올라오는 것이 있으면 계지의 상기다. 또한 대황은 반드시 2g을 쓰지 않아도 좋은 것 같다. 상기하는 증상이 가벼우면 0.3g 정도만으로도 효과가 있다.

痰飮咳嗽病脈證倂治 第十二

問曰: 夫飮有四, 何謂也? 師曰: 有痰飮, 有懸飮, 有溢飮, 有支飮.

問曰: 四飮何以爲異? 師曰: 其人素盛今瘦, 水走腸間, 瀝瀝有聲, 謂之痰飮; 飮後水流在脅下, 欬吐引痛, 謂之懸飮; 飮水流行, 歸於四肢, 當汗出而不汗出, 身體疼重, 謂之溢飮; 咳逆倚息, 氣短不得臥, 其形如腫, 謂之支飮.

水在心, 心下堅築, 短氣, 惡水不欲飮.

水在肺, 吐涎沫, 欲飮水.

水在脾, 少氣身重.

水在肝, 脅下支滿, 嚏而痛.

水在腎, 心下悸.

夫心下有留飮, 其人背寒冷如手大.

留飮者, 脅下痛引缺盆, 咳嗽則輒已.

胸中有留飮, 其人短氣而渴, 四肢歷節痛, 脈沉者, 有留飮.

膈上病痰, 滿喘欬吐, 發則寒熱, 背痛腰疼, 目泣自出, 其人振振身瞤劇, 必有伏飮.

夫病人飮水多, 必暴喘滿, 凡食少飮多, 水停心下, 甚者則悸, 微者短氣. 脈雙弦者寒也, 皆大下後喜虛; 脈偏弦者飮也.

脈雙弦者寒也, 皆大下後喜虛, 脈偏弦者飮也.

肺飮不弦, 但苦喘短氣.

支飮亦喘而不能臥, 加短氣, 其脈平也.

病痰飮者, 當以溫藥和之.

心下有痰飮, 胸脅支滿, 目眩, 苓桂朮甘湯主之.

夫短氣有微飮, 當從小便去之, 苓桂朮甘湯主之, 腎氣丸亦主之.

病者脈伏, 其人欲自利, 利反快, 雖利, 心下續堅滿, 此爲留飮欲去故也, 甘遂半夏湯主之.

甘遂半夏湯方:

甘遂大者三枚　半夏十二枚(以水一升,煮取半升,去滓)　芍藥五枚　甘草如指大一枚(炙)

上四味, 以水二升, 煮取半升, 去滓, 以蜜半和藥汁, 煎取八合, 頓服之.

脈浮而細滑, 傷飮.

脈弦數, 有寒飮, 冬夏難治.

脈沉而弦者, 懸飮內痛.

病懸飮者, 十棗湯主之.

十棗湯方:

芫花(熬)　甘遂　大戟各等分

上三味, 搗篩, 以水一升五合, 先煮肥大棗十枚, 取八合, 去滓, 內藥末. 强人服一錢匕, 羸人服半錢, 平旦溫服之. 不下者, 明日更服半錢. 得快利後, 糜粥自養.

病溢飮者, 當發其汗, 大靑龍湯主之, 小靑龍湯亦主之.

膈間支飮, 其人喘滿, 心下痞堅, 面色黧黑, 其脈沉緊, 得之數十日, 醫吐下之不愈, 木防己湯主之. 虛者即愈, 實者三日復發, 復與不愈者, 宜木防己湯去石膏加茯苓芒硝湯主之.

木防己湯方:

木防己三兩　石膏雞子大十二枚　桂枝二兩　人參四兩

上四味, 以水六升, 煮取二升, 分溫再服.

木防己加茯苓芒硝湯方:

木防己　桂枝各二兩　人參　茯苓各四兩　芒硝三合

上五味, 以水六升, 煮取二升, 去滓, 內芒硝, 再微煎, 分溫再服, 微利則愈.

心下有支飮, 其人苦冒眩, 澤瀉湯主之.

澤瀉湯方:

澤瀉五兩　白朮二兩

上二味, 以水二升, 煮取一升, 分溫再服.

支飮胸滿者, 厚朴大黃湯主之.

厚朴大黃湯方:

厚朴一尺　大黃六兩　枳實四枚

上三味, 以水五升, 煮取二升, 分溫再服.

支飲不得息, 葶藶大棗湯主之.

嘔家本渴, 渴者爲欲解, 今反不渴, 心下有支飲故也, 小半夏湯主之.

小半夏湯方:

半夏一升　生薑半斤

上二味, 以水七升, 煮取一升半, 分溫再服.

腹滿, 口舌乾燥, 此腸間有水氣, 己椒藶黃丸主之.

己椒藶黃丸方:

防己　椒目　葶藶(熬)　大黃各一兩

上四味, 末之, 蜜丸如梧子大, 先食飲服一丸, 日三服, 稍增. 口中有津液, 渴者加芒硝半兩.

卒嘔吐, 心下痞, 膈間有水, 眩悸者, 小半夏加茯苓湯主之.

小半夏加茯苓湯方:

半夏一升　生薑半斤　茯苓三兩

上三味, 以水七升, 煮取一升五合, 分溫再服.

假令瘦人, 臍下有悸, 吐涎沫而癲眩, 此水也, 五苓散主之.

《外臺》茯苓飲, 治心胸中有停痰宿水, 自吐出水後, 心胸間虛, 氣滿不能食, 消痰氣, 令能食.

茯苓飲方:

茯苓　人參　白朮各三兩　枳實二兩　橘皮二兩半　生薑四兩

上六味, 水六升, 煮取一升八合, 分溫三服, 如人行八九里進之.

咳家其脈弦, 爲有水, 十棗湯主之.

夫有支飲家, 咳煩胸中痛者, 不卒死, 至一百日或一歲, 宜十棗湯.

久咳數歲, 其脈弱者可治; 實大數者死. 其脈虛者必苦冒, 其人本有支飲在胸中故也, 治屬飲家.

咳逆倚息, 不得臥, 小青龍湯主之.

青龍湯下已, 多唾口燥, 寸脈沉, 尺脈微, 手足厥逆, 氣從少腹上衝胸咽, 手足痺, 其面翕熱如醉狀, 因復下流陰股, 小便難, 時復冒者, 與茯苓桂枝五味甘草湯治其氣衝.

桂苓五味甘草湯方:

茯苓四兩　桂枝四兩(去皮)　甘草三兩(炙)　五味子半升

上四味, 以水八升, 煮取三升, 去滓, 分溫三服.

衝氣即低, 而反更咳, 胸滿者, 用苓桂五味甘草湯去桂, 加乾薑細辛以治其咳滿.

苓甘五味薑辛湯方:

茯苓四兩　甘草三兩　乾薑三兩　細辛三兩　五味子半升

上五味, 以水八升, 煮取三升, 去滓, 溫服半升, 一三服.

咳滿即止, 而更復渴, 衝氣復發者, 以細辛乾薑爲熱藥也; 服之當遂渴, 而渴反止者, 爲支飲也; 支飲者, 法當冒, 冒者必嘔, 嘔者復內半夏, 以去其水.

桂苓五味甘草去桂加乾薑細辛半夏湯方:

茯苓四兩　甘草二兩　細辛二兩　乾薑二兩　五味子　半夏各半升

上六味, 以水八升, 煮取三升, 去滓, 溫服半升, 日三.

水去嘔止, 其人形腫者, 加杏仁主之; 其證應內麻黃, 以其人遂痺, 故不內之. 若逆而內之者, 必厥. 所以然者, 以其人血虛, 麻黃發其陽故也.

苓甘五味加薑辛半夏杏仁湯方:

茯苓四兩　甘草三兩　五味子半升　乾薑三兩　細辛三兩　半夏半升　杏仁半升(去皮尖)

上七味, 以水一斗, 煮取三升, 去滓, 溫服半升, 日三.

若面熱如醉, 此爲胃熱上衝薰其面, 加大黃以利之.

苓甘五味加薑辛半杏大黃湯方:

茯苓四兩　半夏半升　甘草三兩　五味子半升　乾薑三兩　細辛三兩　杏仁半升　大黃三兩

上八味, 以水一斗, 煮取三升, 去滓, 溫服半升, 日三.

先渴後嘔, 爲水停心下, 此屬飲家, 小半夏茯苓湯主之.

13 / 消渴小便利淋病脈證併治 第十三

소 갈 소 변 리 임 병 맥 증 병 치
제 십 삼

이 편은 소갈병(消渴病)과 소갈소변리병(消渴小便利病)과 임병(淋病)에 관하여 언급하고 있다. 소갈병이란 아무리 물을 많이 마셔도 입이 마르는 증상이 멈추지 않는 병을 말한다. 소변이 적은 것이 보통 증상이다. 그런데 소갈이면서 소변이 잘 나오는 경우가 있다. 이것을 소갈소변리병이라고 한다. 소갈의 일종이라고 생각해도 좋을 것이다. 임병이란 소변이 기분 좋게 나오지 않는 병을 가리킨다.

원인

[제1조. 궐음병(厥陰病)이 생기면 양기가 위쪽으로 치밀어 올라오기 때문에 소갈이 되고, 가슴속이 뜨거운 것처럼 아프다. 또한 공복감을 느끼면서도 먹을 수가 없다. 무리해서 먹으면 회충(蛔蟲)을 토한다. 이러한 때에 설사를 시키면 설사가 멈추지 않게 된다.](《상한론》 참조)

이 조문은 궐음병의 정의를 나타낸 조문이다. 궐음병이 되면 상열하냉(上熱下冷)의 상태가 된다. 위쪽에 열이 있으면 입이 말라 물을 마시고 싶어진다. 요컨대 소갈병은 궐음병으로부터 일어나는 경우가 있다는 것이다.

[제2조. 촌구(寸口)의 맥이 뜨고(부浮) 느린(지遲) 경우, 부(浮)는 허(虛)하기 때문이고 지(遲)는 피로하기 때문이다. 허하게 되면 위기(衛氣)가 부족하게 되고, 피로하면 영기(榮氣)가 기력을 잃게 된다.]

노동 등으로 지치게 되면 우선 피가 줄어든다. 요컨대 영기가 기력을 잃는 것이다. 피가 부족하게 되면 위기의 순환이 나빠진다. 이것은 허로병(虛勞病)의 병리다. 허로가 되면 입이 자주 마른다. 이 조문은 소갈병 중에는 허로로부터 오는 것이 있다는 의미다. 단, 허로병은 대부분의 경우에 소변이 잘 나오게 된다. 따라서 허로로부터 오는 소갈은 소갈소변리병이 된다.

[제3조. 부양(趺陽)의 맥이 부(浮)하고 삭(數)인 경우, 부는 위기(胃氣)가 강하기 때문이며 삭은 위열(胃熱)이 있기 때문이다. 위열이 있으면 식욕이 왕성해져서 대변이 단단해진다. 위기가 강하면 소변의 횟수가 많아진다. 소변의 횟수가 많으면 대변은 점점 단단해지고 위열은 더욱 많아진다. 이렇게 되면 소갈병이 된다.]

비장이 허하여 위장의 기능이 지나치게 왕성해지면 위장에 열이 많아져서 소갈병이 된다. 또한 소변의 횟수가 많아져서 임병이 되기도 한다.
이 편에서 언급되어 있는 세 가지 병에는 모두 구갈이 있다. 그렇기 때문에 소변이 나오는 상태에 이상이 있다. 그 원인은 궐음병의 상열하냉이나 허로병의 음허(陰虛), 비허위열(脾虛胃熱)에 의한다고 하는 것이다. 특히 임병은 위열(胃熱)로 인하여 일어난다.

병증과 치료법

[제4조. 남성이 소갈병에 걸린 경우 소변이 적어야 하는데도 오히려 많을 때에는 팔미환이 주치한다.]

처음에 남성이라는 단서가 있는 것은 방사(房事)에 관계되기 때문이다. 또한 여성의 소변자리(小便自利) 중에는 혈증(血症)이 있기 때문에 그것과 구별하지 않는 한 소갈병이라고는 할 수 없다. 확실히 소갈병이고, 소변이 잘 나오는 경우에는 남녀에 관계없이 쓸 수 있다. 이 조는 허로로 인해 일어나는 소갈소변리병을 설명한 것으로 생각된다.

[제5조. 맥이 부(浮)하고 소변이 잘 나오지 않으며 내(內)에 열이 있기 때문에 소갈하는 경우에는 오령산(五苓散)이 주치한다.]
[제6조. 입이 말라서 물을 마시자 즉시 토하는 경우를 수역(水逆)이라고 한다. 오령산이 주치한다.]

소갈병에 관한 조문이지만 오령산에 관해서는 이미 언급하였으므로 여기에서는 생략한다.

문합산증(文蛤散證)

[제7조. 입이 마르기 때문에 끊임없이 물을 마시는 경우에는 문합산이 주치한다.]
[문합산방(文蛤散方)
문합을 분말로 만들어서 열탕(熱湯) 20cc에 2g를 넣어 복용한다.]

문합의 기미(氣味)는 고평(苦平)하다. 요컨대 음기를 보충하여 양기의 순환을 원활하게 만들어준다. 신열(身熱)이 있을 때에 오한을 느끼고 심하게 입이 마르는 사람에게 쓴다. 오령산증과 같은 구토는 없다.

[제13조. 입과 혀가 모두 건조하여 계속해서 물을 마시고 싶어 하는 것은 백호가인삼탕(白虎加人蔘湯)이 주치한다.]《상한론》참조)

이러한 약의 처방이 주로 소갈병에 쓰인다.

[제8조. 임병(淋病)에 걸리면 소변이 나올 때에 요도(尿道)를 쌀이 지나가는 것처럼 아프고, 그 통증이 배꼽 주변까지 울려 퍼진다. 또한 아랫배의 근육이 땅긴다.]

배뇨통(排尿痛), 잔뇨감(殘尿感) 이외에 혈뇨(血尿)나 농뇨(膿尿)가 있는 경우가 많은 것 같다. 보통 소변 횟수는 많고 양은 적다.

[제10조. 임병에 걸린 사람은 발한시켜서는 안 된다. 땀을 내면 혈뇨가 나오게 된다.]

임병은 하초에 열이 있기 때문에 일어난다. 이러한 때에 발한하면 태양방광경의 양기가 하초에까지 순환되지 않게 되므로 소변의 양이 적어진다. 그로 인하여 열이 더욱 정체되고 혈뇨가 되는 것이다. 정상적인 사람이라도 계마제(桂麻劑)로 발한을 시키면 방광염과 같은 증상을 일으킨다. 또한 여름에 땀을 너무 많이 흘려서 이러한 증상을 일으키는 사람도 있다.

괄루구맥환증(括蔞瞿麥丸證)

[소변이 잘 나오지 않아서 부종이 있고 입이 마르는 경우에는 괄루구맥환이 주치한다.]

[괄루구맥환방(括蔞瞿麥丸方)

괄루근(括蔞根) 2g, 복령 산약(山藥) 각 3g, 부자 0.2g, 구맥 1g

이 다섯 가지 재료를 분말로 만들어 꿀로 반죽하여 0.3g의 환으로 만든다. 한 번에 3환씩 하루 세 번 복용한다. 효과가 없으면 양을 늘린다. 소변이 기분 좋게 나오고 뱃속이 따뜻해지면 효과가 있다고 한다.]

배뇨통(排尿痛), 잔뇨감(殘尿感), 소변빈삭(小便頻數) 등의 증상 이외에 약간의 부종이 있고, 손발은 냉하지만 입이 잘 마를 때에 쓴다. 저령탕증(猪苓湯證)과는 설사의 유무에 따라 구별한다. 단지 그 판별을 더욱 확실

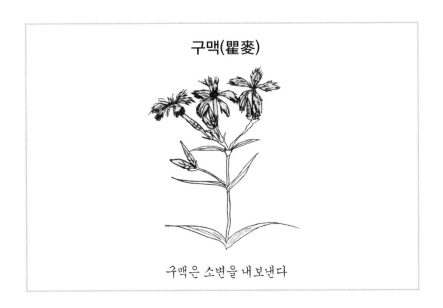

구맥(瞿麥)

구맥은 소변을 내보낸다

하게 하기 위해서는 각 약물의 기미(氣味)나 약효를 연구하면 좋을 것이다.

포회산증(蒲灰散證)

활석백어산증(滑石白魚散證)

복령융염탕증(茯苓戎鹽湯證)

[제12조. 소변이 잘 나오지 않는 경우에는 포회산이 주치한다. 활석백어
산과 복령융염탕도 주치한다.]

[포회산방(蒲灰散方)

포회 7분(分), 활석 3분

이 두 가지 재료를 제시한 비율대로 분말로 만들어서 한 번에 2g씩 하루
세 번 복용한다.]

[활석백어산방(滑石白魚散方)

활석 2분, 난발(亂髮) 2분, 백어 2분

이 세 가지 재료를 제시한 비율대로 분말로 만들어서 한 번에 0.5g씩 하
루 세 번 복용한다.]

[복령융염탕방(茯苓戎鹽湯方)

복령 8g, 백출 2g, 융염 2g

이 세 가지 재료 중에서 물 200cc에 복령과 백출을 넣고 100cc가 되도록
달여서 찌꺼기를 제거한 후에 융염을 넣어 녹인다. 하루 세 번에 나누어 따
뜻하게 마신다.]

이러한 세 가지 처방은 소변이 잘 나오지 않는 경우에 쓴다고만 쓰여 있
다. 따라서 각 약물에 의해 쓰는 방법을 생각해 보면 다음과 같다.

- 포회산: 소변불리, 배뇨통, 손발이 냉하고 부어 있을 때가 있다. 입이 마르는 경우가 많고 무른 변.
- 활석백어산: 소변불리, 배뇨통, 소변빈삭(小便頻數), 혈뇨(血尿), 구갈.
- 복령융염탕: 소변 횟수가 적고 야뇨증.

[제14조. 맥이 부(浮)하고 열이 나며, 입이 마르고 소변이 잘 나오지 않는 경우에는 저령탕이 주치한다.](《상한론》 참조)

참고로 기재해둔다. 임병(淋病) 즉, 방광염, 요도염과 같은 증상을 나타내는 것은 하초에 열이 있기 때문인데, 이 열을 다스리는 데에는 두 가지 방법이 있다. 하나는 소변을 배출시켜 주는 것이고 또 하나는 피의 흐름을 원활하게 하는 것이다. 바꿔 말하자면 저령, 택사, 활석 등의 이뇨제로 치료하는 것과 토과근산(土瓜根散), 계령환(桂苓丸) 등의 혈증약(血症藥)으로 치료하는 것이 있다.

消渴小便利淋病脈證幷治 第十三

厥陰之爲病, 消渴, 氣上衝心, 心中疼熱, 飢而不欲食, 食即吐蚘, 下之不肯止.
寸口脈浮而遲, 浮即爲虛, 遲即爲勞, 虛則衛氣不足, 勞則榮氣竭.
趺陽脈浮而數, 浮即爲氣, 數即消穀而大堅, 氣盛則溲數, 溲數即堅, 堅數相搏, 即爲消渴.
男子消渴, 小便反多, 以飮一斗, 小便一斗, 腎氣丸主之.
脈浮, 小便不利, 微熱消渴者, 宜利小便, 發汗, 五苓散主之.
渴欲飮水, 水入則吐者, 名曰水逆, 五苓散主之.

渴欲飮水不止者, 文蛤散主之.

淋之爲病, 小便如粟狀, 小腹弦急, 痛引臍中.

趺陽脈數, 胃中有熱, 卽消穀引食, 大便必堅, 小便卽數.

淋家不可發汗, 發汗則必便血.

小便不利者, 有水氣, 其人苦渴, 括蔞瞿麥丸主之.

栝蔞瞿麥丸方:

栝蔞根二兩　茯苓三兩　薯蕷三兩　附子一枚(炮)　瞿麥一兩

上五味, 末之, 煉蜜丸梧子大, 飮服三丸, 日三服. 不知, 增至七八丸, 以小便利, 腹中溫知知.

小便不利, 蒲灰散主之, 滑石白魚散, 茯苓戎鹽湯並主之.

蒲灰散方:

蒲灰七分　滑石三分

右二味, 杵爲散, 飮服方寸匕, 日三服.

滑石白魚散方:

滑石二分　亂髮三分(燒)　白魚二分

上三味, 杵爲散, 飮服半錢匕, 日三服.

茯苓戎鹽湯方:

茯苓半斤　白朮二兩　戎鹽彈丸大一枚

上三味, 先將茯苓白朮煎成, 入戎鹽再煎, 分溫三服.

渴欲飮水, 口乾舌燥者, 白虎加人參湯主之.

脈浮發熱, 渴欲飮水, 小便不利者, 猪苓湯主之.

14 / 水氣病脈證併治
수 기 병 맥 증 병 치
第十四
제 십 사

　수기병(水氣病)이란 부종(浮腫)을 일으키는 병의 총칭이다. 이 편에서는 수기병의 종류를 제시하고 그 병리, 병증, 치료법 등에 관하여 설명한다. 동시에 수기병과 유사한 병에 대해서도 언급하고 있다.

　본론으로 들어가기 전에 수병(水病)에 관해서 약간 언급해둔다. 위장에 들어간 물은 그 위장에서 소화 흡수되고, 일부는 경맥(經脈) 중에 들어가서 전신을 순환함과 동시에 땀이 되어 배설된다. 이것은 폐기(肺氣)의 기능으로 인한 것이다. 일부는 장(腸)에서 방광으로 가서 소변이 되어 배출된다. 이것은 신기(腎氣)의 기능에 의한 것이다. 따라서 체내에 남은 물이 정체되는 것은 위기(胃氣)가 허해졌을 때나 폐기가 허해졌을 때, 혹은 신기가 허해졌을 때의 세 종류다. 이 중에서 위기가 허하여 일어나는 수체(水滯)를 담음(痰飮)이라고 한다. 제12편에서 상세하게 기재한 바와 같다. 여기에서 설명하는 수기병은 폐 · 신장의 기능이 허했기 때문에 일어나는 병이다. 폐기가 허하여 표(表)의 기능이 나빠지면 땀이 제대로 나오지 못하게 된다. 또한 신기가 허하여 상하(上下)의 음양이 제대로 교류하지 못하게 되면 소변의 양이 적어진다. 그로 인하여 부종을 일으키는 것을 수기병(水氣病)이라고 한다(《황제내경 소문》 참조).

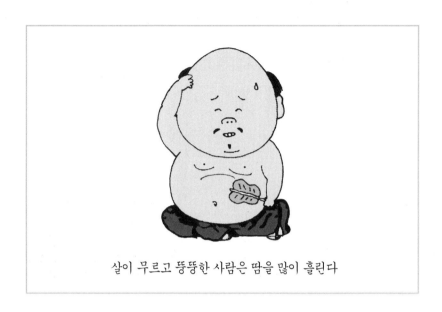

살이 무르고 뚱뚱한 사람은 땀을 많이 흘린다

병증에 의한 분류

수기병(水氣病)은 병증에 따라 다음과 같이 분류되어 있다.

[제1조. 수기병에는 풍수(風水), 피수(皮水), 정수(正水), 석수(石水), 황한(黃汗)의 다섯 가지가 있다. 다음과 같이 분류할 수 있다.

풍수: 맥이 부(浮). 관절의 통증. 오풍(惡風) 등이 있다. 발한하면 낫는다.

피수: 맥이 부(浮). 부종을 손가락으로 누르면 가운데가 쏙 들어가고 원래대로 잘 되돌아오지 않는다. 오풍은 없다. 배가 북 가죽처럼 팽팽하다. 입은 마르지 않는다. 이러한 증상이 있다. 발한하면 낫는다.

정수: 맥이 가라앉고 느리다. 가슴이 답답하다.

석수: 맥이 가라앉아 있다. 배는 당기지만 답답하지는 않다.

황한: 맥이 가라앉고 느리다. 발열. 가슴이 땅긴다. 손발이나 안면이 붓

는다. 부종이 오래 되면 고름을 가진 피부병이 된다.]

　체표의 가장 바깥쪽에 정체된 물에 의한 병을 풍수(風水)라고 한다. 그
것보다 약간 안쪽에 정체된 물을 피수(皮水)라고 한다. 체표에 가까운 곳
에 있는 물이므로 맥이 뜬다(수체水滯의 맥은 침이 보통). 또한 땀을 내어
물을 다스리는 것이 정석이다. 정수(正水), 석수(石水), 황한(黃汗)은 신장
과 관계있는 부위에 물이 있는 병이다.

　[제2조. 맥이 부(浮)하고 홍(洪)인 경우가 있다. 부는 풍(風)에 의해 양기
의 발산이 저해되고 있기 때문에 일어나는 맥이다. 홍은 내(內)의 양기가
외(外)로 나오려는 힘이 강하기 때문에 일어나는 맥이다. 이 풍이 누르는
힘과 기가 나가는 힘이 합쳐진 경우에 다음과 같은 병증을 나타낸다.

　풍(風)이 강한 경우: 신체가 가려워지고, 그대로 내버려두면 피부병이 된다.

　기(氣)가 센 경우: 부종이 생겨서 앞뒤로 구부리기가 힘들어진다.

　풍과 기의 힘이 버금가는 경우에는 신체가 잔뜩 붓는다. 그러나 땀이 나
면 낫는다. 그런데 만약 오풍하는 것 같으면 땀을 낼만한 힘이 없다. 이것
을 풍수(風水)라고 한다. 또한 신체가 잔뜩 부었을 때 오풍이 없고 소변이
기분 좋게 나오며 상초(폐장)에 한(寒)이 있기 때문에 타액이 잘 나오는 것
같으면 이것은 황한이다.]

　맥이 부하고 홍한 경우에는 내(內)에 양기는 많지만 발산하여 땀을 낼 정
도는 아니라고 생각된다. 양기가 발산하는 힘이 약하면 때로는 피부병이
되고, 때로는 부종이 된다. 모두 양기가 왕성해져서 땀을 내면 낫지만, 땀
을 낼 정도의 힘이 없으면 풍수병(風水病)이 돼버린다. 또한 외(外)를 향해
가서 부종을 일으킨 양기가 내(內)에 정체되면 황한병(黃汗病)이 된다. 황

한병이 되면 신허(腎虛) 때문에 부종을 일으키는데 어딘가에 열이 막혀 있는 것 같다.

　[제3조. 촌구의 맥이 침(沈)·활(滑)이고, 안면이 붓고 열이 있는 경우에는 내(內)에 물기가 있으면서도 표면에 나타나지 않을 뿐이다. 풍수의 증후 중 하나. 눈꺼풀 속에 마치 갓 태어난 누에가 달라붙어 있는 것처럼 부풀고, 경부(頸部) 동맥(動脈)의 박동을 보는 것만으로도 알 수 있으며, 때때로 기침을 하고, 부어 있는 손발을 누르면 가운데가 쑥 들어가서 원래대로 잘 되돌아가지 않는 것도 풍수다.]

　지금까지는 풍수의 증후를 나타낸 것이다. 활맥은 양기가 나가려고 할 때에 나타난다. 부종이 있을 때에 이러한 맥이 있으면 가라앉아 있는 맥도 결국 뜨게 되어 전신의 부종이 될 것이다.

　[제4조. 태양경이 병들어 맥이 부(浮)·긴(緊)이라면, 원칙적으로 관절이 동통(疼痛)할 것이다. 그런데도 불구하고 통증이 없고 신체가 무겁고 나른하며 저리다. 이러한 증상이 있으면서 입이 마르지 않는 것은 풍수병이므로 땀을 내면 낫는다. 만약 오한이 있다면 그것은 발한 방법을 잘못하여 오히려 허하게 만들어 버렸기 때문이다.]

　태양경이 병들면 항배(項背)가 당기며 두통을 일으키거나 발열, 오한을 느끼기도 한다. 그때 만약 맥이 부(浮)·긴(緊)하고 관절이 아프다면 마황탕증(麻黃湯證)이다. 그러나 태양병증이 있고 맥도 부·긴함에도 불구하고 관절이 아프지 않고 신체가 무겁고 나른한 것은 물 때문이다. 따라서 맥의 긴(緊)도 한(寒)이 아니라 물 때문이다. 이러한 때에 입이 마르지 않는 이유는 내열(內熱)이 아니라 병이 외(外)에 있기 때문이다. 계마제(桂麻劑)로 발한을 하게 하면 허해지고 만다. 방기황기탕(防己黃耆湯)이 좋다.

이어서 제4조가 계속되는데 '태양경이 병들어 이러저러하면서 신체가 무겁고 나른하며 저리다'까지의 조문을 A 증상이라고 한다.

[A 증상이 있으면서 입이 마르는 경우에는 양기가 내공(內攻)하고 있기 때문으로, 부종도 없고 오한도 없다. 이것은 피수병(皮水病)이다.
 A 증상이 있으면서 신체가 붓고 냉하며, 주비병(周痺病)과 같은 통증이 있고, 가슴이 답답하고 아프며, 식욕이 없고, 저녁이 되면 증상이 악화되어 불면이 되는 것은 황한병(黃汗病)이다.
 A 증상이 있으면서 특히 관절이 안 좋고 기침이나 헐떡거리는 증상이 있으면서도 입이 마르지 않으며, 부종이 있는 것은 비창병(脾脹病)이다.
 이러한 풍수, 피수, 황한, 비창의 각 병은 원칙적으로 발한하면 좋다. 그러나 이 중에서 어떠한 병이라도 입이 마르고 설사를 하며 소변의 횟수가 많으면 발한해서는 안 된다.]

주비(周痺)에 관해서는 《황제내경 영추》를 참조하기 바란다. 비창병은 비허(脾虛)에 의해 일어나는 담음병과 습병이 섞인 것 같은 병이다. 이 모든 병은 폐장과 신장의 기(氣)를 순환시켜서 땀과 소변을 내보내면 낫는다. 그러나 가슴에 열이 있고(구갈), 위장과 하초에 한(寒)이 있는(설사와 소변삭) 경우에는 궐음병(厥陰病)이 되어있으므로 발한하면 안 된다.

[제5조. 이수(裏水)가 있으면 전신이 부어 맥이 가라앉고, 소변이 적어지거나 소변이 자주 나와 입이 마르는 것 중에서 어느 한 가지 증상을 나타낸다. 어떠한 경우에도 월비가출탕(越婢加朮湯)이 주치한다.]

월비가출탕에 관해서는 중풍편에서 이미 설명하였다. 이수(裏水)란 표(表)의 바로 안쪽에 정체된 물을 가리킨다. 풍수나 피수보다 깊은 곳에 있는 물로서 마황과 석고를 조합시켜서 다스린다.

[제15조. 심장이 물로 인해 병을 앓으면 신체가 무겁고 나른하여 답답해지고 몹시 고통스러워서 잠을 잘 수 없다. 또한 음부(陰部: 고환 등)가 붓는다.]

수기병(水氣病)이 되어 물이 많아지면 약해져 있는 장(臟) 및 장의 관련 부위에 병증이 나타난다. 그것들을 정리한 것이 이 조 이하의 조문이다.
물이 많아지면 심장의 양기가 압박되기 때문에 답답하게 된다. 또한 하부에 양기가 순환하지 않게 되므로 음부가 붓는다.

[제16조. 간장이 물로 인해 병을 앓으면 배가 부어서 혼자서 몸을 뒤집을 수 없게 되고, 옆구리가 아프다. 또한 타액이 많아져서 소변은 의외로 잘 나온다.]

물이 많아지면 간장의 승양(升陽)하는 기가 허하여 궐음병처럼 된다.

[제17조. 폐장이 물로 인해 병을 앓으면 신체가 붓고 소변이 잘 나오지

않게 되며 때때로 물 같은 설사를 한다.]

물에 의해 폐기(肺氣)가 순환하지 않게 되면 땀뿐만 아니라 소변도 잘 나오지 않게 되어 신체가 붓게 된다. 또한 폐장이 지배하는 대장(大腸)에도 물이 많아지기 때문에 물 같은 성질의 설사를 한다.

[제18조. 비장이 물로 인하여 병을 앓으면 배가 붓고 손발이 나른해진다. 입속에 타액이 많아지지 않는다. 숨이 막혀서 답답해지고 소변이 잘 나오지 않게 된다.]

비장은 사지(四肢)를 지배한다. 그로 인하여 손발이 나른해진다. 단지 위장에 한(寒)이나 물은 없으므로 타액은 많아지지 않는다.

[제19조. 신장이 물로 인하여 병을 앓으면 배꼽을 중심으로 하여 배가 붓고 허리가 아파지며 소변이 기분 좋게 나오지 않는다. 또한 허벅지가 습기차기 쉽고, 손발은 냉해지며 얼굴만 야윈다.]

수기병(水氣病)으로 신기(腎氣)가 허한 상태인데도 거기에 신수(腎水)가 많아지면 이러한 증상을 나타낸다.

이러한 것들이 수기병의 주된 병증에 의한 분류다. 치료는 폐장과 신장의 기 순환을 원활하게 해주는 것인데, 물이 있는 장소에 따라 쓰는 약물이 달라진다. 자세한 내용은 다시 나중에 설명한다.

병리(病理)

여기에서는 수기병의 병리를 나타내는 조문을 정리해봤다.

[제6조. 발이 부어 있으면 보통 부양맥(趺陽脈)은 알기 힘들다. 그러나 반대로 긴장하고 있는 경우에는 배에 한산(寒疝)에 의한 응어리가 있어서 아프다. 이것은 수기병이 아니다. 잘못해서 물을 내리면 가슴이 답답해져서 숨이 차기 시작한다.]

위의 예는 부종이 있더라도 단순한 물이 아니라 물에 한(寒)이 가해진 것이라는 것을 나타낸다. 물을 내리면 뱃속이 더욱 냉해지고, 가슴에는 음기의 부족이 일어난다.

[제7조. 발이 부어 있으면 보통 부양의 맥은 알기 힘들다. 그러나 반대로 삭맥인 경우에는 위장에는 양기가 왕성하다는 것을 나타낸다. 음식물을 잘 소화시키고 소변도 잘 나올 것이다. 그러나 반대로 소변이 나오지 않는 경우에는 수기병이 되려는 것이다.]

위장이 제대로 작용하면 보통 소변이 잘 나온다. 그러나 위장이 작용하고 있어도 나오지 않는 경우는 하초의 허(신허腎虛) 때문이다.

[제8조. 촌구의 맥이 부(浮)하고 지(遲)한 경우가 있다. 부는 외(外)에 양기가 많기 때문이며, 지(遲)는 기의 순환이 느리기 때문이다. 이러한 상태가 되면 어쨌든 표에 물이 많아져서 맥이 가라앉는다. 부양의 맥이 부하고 삭인 경우가 있다. 이것은 음기가 허하기 때문이다. 이 표의 양허와 중초의 음허가 합해지면 소변이 잘 나오지 않게 되고, 외(外)로 나가지 못한 물

이 표로 가서 수병(水病)이 된다.]

원문이 난해하여 의역(意譯)해봤다. 제7조에 언급되어 있듯이, 예를 들어 위열(胃熱)이 있더라도 하초가 허한 상태라면 소변이 잘 나오지 않는다. 그 위쪽에 표허(表虛)까지 가해지면 물이 표에 순환하여 수기병(水氣病)이 된다. 즉, 수기병은 표허(폐허)와 하초의 허(신허) 때문에 물이 많아졌을 때에 일어나는 것인데, 게다가 여기에 위열이 가해지면 외(外)로 나가고자 하는 양기가 많아지고 그로 인하여 붓는 것이다.

[제9조. 촌구의 맥이 현(弦)이고 긴(緊)인 경우가 있다. 현이면 양기가 순환하지 않게 되고, 그로 인하여 오한을 느끼게 되고, 물의 순환도 나빠진다. 흐르지 못하게 된 물은 장(腸) 사이에 정체된다.]

똑같은 물이라도 위장의 양기가 부족한 상태라면 외(外)로 뻗어 나가지 못하고 내(內)에 정체된다. 즉 담음병이 되는 것이다.

[제10조. 소음(少陰)의 맥이 긴(緊)이고 침(沈)인 경우가 있다. 긴은 혈행이 나쁘기 때문에 일어나는 맥으로 통증을 일으킨다. 침은 양기가 적기 때문이다. 양기가 적으면 물이 체류되고, 소변은 잘 나오지 않게 된다.]

소음신경(少陰腎經)이 냉해져서 혈허가 되면 소변이 잘 나오지 않게 되어 수기병(水氣病)의 원인이 된다.

[제21조. 촌구의 맥이 가라앉고[沈] 느린[遲] 경우가 있다. 침(沈)은 물 때

문이고, 지(遲)는 한(寒) 때문이다. 이 한(寒)과 물이 합해져 부양의 맥을 알기 어렵게 되면 음식물이 잘 소화되지 않게 된다. 그러한 경우에 비기(脾氣)가 약해지면 물 같은 성질의 설사를 하고, 위기(胃氣)가 약해지면 신체가 붓는다. 게다가 소양(少陽)의 맥이 혁(革)이고 소음(少陰)의 맥이 세(細)가 되었다면 남자는 소변이 잘 나오지 않게 되고 여자는 월경이 적어진다. 이것을 혈분(血分)이라고 한다.]

소양의 맥이 혁이라는 것은 현(弦)이고 대(大)한 맥을 말한다. 즉, 간장의 피가 부족하다는 말이다. 소음의 맥이 세(細)라는 것은 신허(腎虛)라는 의미다.

이 조문은 한(寒)과 물 때문에 음식물이 잘 소화되지 않게 되면 여러 가지 병변(病變)을 나타낸다는 것에 관하여 언급하고 있다.

- **비허(脾虛):** 물 같은 성질의 설사. 이것은 위장이 허한(虛寒)이 되었기 때문이다. 담음병이 된다.
- **위허(胃虛):** 부종(浮腫). 위장의 양기는 표(表)로 나가서 발산되고 있는데, 발산할 만한 힘이 없으면 신체를 붓게 한다. 수기병(水氣病)을 일으키는 원인이 된다.

그렇게 비허 또는 위허에 간허(肝虛)와 신허(腎虛)가 가해지면 소변과 월경이 적어지는 것이다. 비허가 있으면 물이 소화 흡수되지 않기 때문에 피가 적어진다. 그로 인하여 간장의 피가 부족해져서 월경이 적어진다. 신허가 있으면 소변의 양이 적어져서 물이 정체된다. 거기에 위허가 있으면 물은 표에 정체되어 부종을 일으킨다.

요컨대 수기병 중에 피에 관한 증상을 나타내는 것이 있다는 말이다. 이 것을 혈분(血分)이라고 한다. 예를 들어 살이 무르고 뚱뚱한 사람 중에 월경이 적은 사람이 있다. 그 경우에 계령환 등의 어혈제를 쓰는 것보다 방기황기탕 등의 이수제(利水劑)를 쓰면 월경도 많아진다.

[제22조. **질문:** 환자의 신체가 붓고 소변이 적을 때, 스승은 그 맥을 보고 물에 관한 증상은 묻지 않으셨습니다. 반대로 가슴이 아프고, 아랫배로부터 기(氣)가 치밀어 올라와서 인후에 구운 고기조각이라도 걸린 것처럼 느껴지고 기침이나 헐떡거림이 있을 것이라고 문진(問診)하셨습니다. 과연 스승이 말씀하신 그대로였습니다. 그러나 어떠한 맥일 때에 그것을 알 수 있습니까?

대답: 촌구의 맥이 침(沈)·긴(緊)입니다. 침은 물 때문이고, 긴은 한(寒) 때문입니다. 이 한(寒)과 물이 합해져서 배꼽 아래의 관원혈(關元穴) 주변에 뭉쳐 있습니다. 건강할 때에는 모릅니다. 그러나 양기가 약해지면 영위(榮衛)의 기(氣)가 제대로 순환하지 못하게 되어 양허음성(陽虛陰盛)이 됩니다. 그로 인하여 이 한수(寒水)의 영향이 나타나게 되고, 신기(腎氣)가 상승하여 인후가 막힌 것 같은 느낌이 들며, 옆구리도 당기고 아프게 되는 것입니다.

그런데 의사가 이것을 유음(留飮)이라고 생각하고 설사를 시키면 점점 더 양허음성이 되어 신기의 상승이 심해집니다. 또한 설사를 시켜도 낫지 않기 때문에 토하게 하면 위장이 허해져 열을 갖게 됩니다. 그로 인하여 입이 말라 물을 자주 마십니다. 그러나 위기(胃氣)가 허한 상태이기 때문에 음식물이 제대로 소화되지 않습니다. 따라서 소변도 잘 나오지 않고 전신이 붓는 것입니다. 어찌 보면 수기병(水氣病)과 유사하지만 원인은 한(寒)

과 물에 있는 것이므로 설사와 구토가 원인이 되어 더욱 나쁘게 만든 것입니다.

이러한 때에 정력환(葶藶丸) 등으로 물을 다스리면 일시적으로는 좋아지지만 음식을 많이 먹어 위장에 부담이 가해지면 원래대로 돌아갑니다. 상태는 분돈병과 같아 물 때문에 기침을 하는 것이지만, 우선 신기(腎氣)를 다스려 주는 것이 치료의 첫걸음입니다. 그렇게 하면 기침은 저절로 낫습니다.]

이 조문은 수기병처럼 보이는 환자라고 해도 잘못 아는 경우가 있다는 것을 말하고 있다. 원래부터의 한(寒: 양허)에 물이 가해져서 일어난 병이므로 똑같은 담음병약이라도 온제(溫劑)가 가해진 것을 써야 할 것이다. 그것을 잘못 알고 감수(甘遂)와 같은 한제(寒劑)로 설사를 하게 하면 더욱 냉해져서 분돈기의 증상까지 나타나게 된다. 영계출감탕이나 영계미감탕을 써야 하는 증(證)이다.

병증과 치료법

[제11조. 어떠한 맥과 조합시키려고 해도 침맥이라면 물을 목표로 치료해야 한다. 그런데 신체가 붓고 무거우며 나른한데도 불구하고 갑자기 맥이 뜨는 듯한 경우가 있을 때에는 죽는다.]

표(表)에 물이 많으면 맥이 뜨지만, 평상시의 물일 경우에는 맥이 가라앉는다.

[제11조. 수기병에 걸린 사람은 눈 밑이 누에가 달라붙어 있는 것처럼 부

어 있고 안색은 투명한 듯한 느낌이 들며 맥은 잘 알 수가 없다. 만약 그 환자가 입이 마르고, 배가 커지고, 소변이 나오지 않을 때에는 설사를 하게 해 주면 좋다.]

수병(水病)으로 입이 마르는 이유는 물 때문에 양기의 순환이 나빠져서 한 곳에 정체되어 열을 가지기 때문이다. 감수제(甘遂劑) 등을 쓴다.

[제23조. 풍수병(風水病) 때문에 맥이 뜨고 신체가 무겁고 나른하며, 땀이 나서 오풍을 느끼는 경우에는 방기황기탕(防己黃耆湯)이 주치한다. 만약 복통이 있다면 작약을 첨가한다.]

[제35조. 풍수병으로 맥이 떠 있는 것은 표에 물이 있기 때문이다. 환자가 머리에만 땀이 나고, 다른 표증(表證)이 없으며, 허리보다 위쪽에는 이상이 없는데 발이 무겁고 나른하며 허리부터 아래쪽이 부어서 구부릴 수 없는 경우에는 방기황기탕이 주치한다.]

방기황기탕에 관해서는 이미 기재하였으므로 여기에서는 생략한다.

월비탕증(越婢湯證)

[제24조. 풍수병으로서 오풍이 있고, 전신이 붓고 땀이 축축하게 나며, 만지면 열감(熱感)이 없고, 입이 마르지 않으며, 맥이 부(浮)한 경우에는 월비탕이 주치한다.]

[월비탕방(越婢湯方)

마황 6g, 석고 8g, 생강 3g, 대조 5g, 감초 2g

이 다섯 가지 재료 중에서 먼저 물 240cc에 마황을 넣고 팔팔 끓어오르면 다른 약을 넣고 120cc가 되도록 달인다. 하루 세 번에 나누어 따뜻하게

마신다.]

　전신의 부종, 땀이 나기 때문에 오풍을 느끼고 열감(熱感)이 없으며 물이 많기 때문에 입이 마르지 않는다는 증상을 목표로 쓴다.
　또한 표(表)가 너무 많이 열려서 오풍이 심할 경우에는 부자(附子) 0.3g을 첨가한다. 또한 관절의 통증이 있는 경우에는 출(朮) 4g을 첨가하여 쓴다.

방기복령탕증(防己茯苓湯證)
　[제25조. 피수병(皮水病) 때문에 사지(四肢)에 부종이 생기고 벌벌 떨리는 경우에는 방기복령탕이 주치한다.]
　[방기복령탕방(防己茯苓湯方)
　방기 3g, 황기 3g, 계지 3g, 복령 6g, 감초 2g
　이 다섯 가지 재료를 물 240cc에 넣고 80cc가 되도록 달인 후, 세 번에 나누어 따뜻하게 마신다.]

　조문의 첫머리에 피수(皮水) 또는 풍수(風水) 등이 적혀 있을 경우에는, 이 편의 첫 부분에 나타낸 풍수나 피수의 병증 중 한두 가지는 반드시 있다고 생각해도 틀리지 않는다.
　이 조문의 경우라면 피수이므로 부종이 있고, 손가락으로 누르면 가운데가 쑥 들어가고, 오풍이 없으며, 배가 북 가죽처럼 팽팽하고, 부종이 있기 때문에 입이 마르지 않는다는 증상 중 한두 가지는 반드시 있다. 그로 인하여 사지의 부종이 심해지고 떨릴 때에 이 처방을 쓴다는 것이다. 이것은 수기병뿐만 아니라 모든 병에도 마찬가지라고 할 수 있다.
　이 처방은 방기황기탕증(防己黃耆湯證)으로 땀이 나지 않을 때에 잘 쓴다.

반드시 손발이 떨린다고는 할 수 없지만 만약 그렇다면 더욱 효과가 있다.

감초마황탕증(甘草麻黃湯證)

[제26조. 이수(裏水)의 경우에는 월비가출탕(越婢加朮湯)이 주치하지만, 감초마황탕 또한 주치한다.]

[감초마황탕방(甘草麻黃湯方)

감초 2g, 마황 4g

이 두 가지 재료 중에서 먼저 물 200cc에 마황을 넣고 달여서 펄펄 끓어오르면 감초를 넣고 120cc가 될 때까지 달인다. 한 번에 40cc를 온복(溫服)하여 땀을 낸다. 바람이나 추위에 노출되어서는 안 된다.]

이수(裏水)에 관해서는 이미 언급하였는데, 여기에 감초마황탕도 쓴다. 굳이 말하자면 월비가출탕은 하반신의 부종에 쓰고, 감초마황탕은 상반신의 부종에 쓴다. 상반신에 부종이 있으며 폐장에 물이 접근함으로써 숨이 차고 답답한 증상도 나타난다.

[제27조. 부종이 있고 맥이 침소(沈小)인 것은 소음병(少陰病)이며, 맥이 부(浮)한 것은 풍수병(風水病)이다. 또한 물이 없이 단순히 부어있는 것은 기수병(氣水病)이다. 어느 것이든 모두 발한하는 것은 좋지만, 맥이 가라앉아 있는 경우에는 마황부자감초탕이 주치한다.](《상한론》 참조)

부종이 있는 경우에도 맥이 침소라면 소음경(少陰經)의 허한증(虛寒症) 즉, 신장의 양허증(陽虛證)이므로 부자(附子)로 따뜻하게 해준다.

기수병(氣水病)이라고 하는 것은 부어있는 부분을 눌러도 눌린 자리가 즉시 원래의 상태로 되돌아가는 것을 말한다. 마찬가지로 맥이 가라앉아 있으면 마황부자감초탕을 쓴다.

황기작약계지고주탕증(黃耆芍藥桂枝苦酒湯證)

[제30조. **질문**: 황한병(黃汗病)은 부종, 발열, 발한, 구갈 등의 증상이 있어서 외관상으로는 풍수병(風水病)과 유사하지만, 노란색 땀이 나고 맥은 가라앉아 있습니다. 이것은 어떠한 원인에 의해 일어나는 것입니까?

대답: 땀이 나고 있을 때 물 속에 들어가 있어 냉해졌기 때문에 일어나는 것입니다. 황기작약계지고주탕이 주치합니다.]

[황기작약계지고주탕방(黃耆芍藥桂枝苦酒湯方)

황기 5g, 작약 2g, 계지 3g

이 세 가지 재료를 식초 200cc와 물 140cc를 섞은 것에 넣고 120cc가 되도록 달인 후, 한 번에 40cc를 따뜻하게 마신다. 이 처방을 복용하면 6, 7일간은 가슴이 숨막힐 것처럼 더운 느낌이 들지만 그 후에 낫는다. 언제까지나 가슴이 숨 막히는 것처럼 더운 느낌이라면 복용을 중지한다.]

황한병과 다른 풍수병은 원인이 다르다. 황한병은 표가 열려 있을 때에 냉해져서 일어난다. 그런 만큼 냉기나 통증이 있고, 또한 냉해진 반동으로 열도 난다. 수기병(水氣病)은 폐장과 신장의 허에 의해서 일어나는데, 신허(腎虛)가 되면 심장의 열은 많아진다. 그때에 냉기에 의해서 열이 막히게 되면 심장은 열로 더욱 고통스러워지고 황한을 내게 된다. 가슴이 답답하거나 저녁 무렵이 되면 더 나빠지는 등의 증상은 심장이 상하여 나는 것이다. 또한 열이 막혀있기 때문에 피부병으로 변하기도 한다. 또한 황한이란 열이 있기 때문에 나오는 땀, 또는 땀이 나와도 열이 다스려지지 않는다는 의미로, 황(黃)은 열(熱)과 같은 의미다.

이 처방은 부종이 있고, 후끈 달아오르는 듯한 열감(熱感)이 있으며, 땀이 나더라도 열감이 다스려지지 않을 때에 쓴다.

계지가황기탕증(桂枝加黃耆湯證)

[제31조. 황한병(黃汗病)에 걸리면 무릎이 냉하다. 만약 그때에 발열하는 것 같다면 이것은 황한병이 아니라 역절병(歷節病)이다. 식후에 땀이 나거나 도한(盜汗)이 나는 경우는 허로병(虛勞病)이다. 원래의 황한병에는 다음과 같은 증상이 있다.

- 땀이 나온 후에는 해열되는 것이 보통이지만, 황한병인 경우에는 내(內)에 열이 있기 때문에 땀을 내서 진액을 부족하게 하면 더욱 발열한다. 이 열이 계속되면 피부가 꺼칠꺼칠해지고 그러는 동안에 나쁜 종기 같은 것이 생긴다.
- 물이 많을 경우에 땀이 나면 신체가 가벼워진다. 그러나 물이 많은 상태로 방치해 두면 신체가 떨리고 가슴에 통증이 생기게 된다.
- 허리부터 위쪽으로는 땀이 나고 허리부터 아래쪽으로는 땀이 나지 않으며, 피부 속에 뭔가가 있는 것 같은 느낌이 들고, 허리나 엉덩이가 나른하고 아프다. 심해지면 식욕이 없어지고, 소변이 잘 나오지 않으며, 신체가 아프고, 몹시 괴로워한다.

이러한 것들이 황한병의 증상인데, 어떠한 경우에도 모두 계지가황기탕이 주치한다.]

[계지가황기탕방(桂枝加黃耆湯方)

계지 작약 생강 각 3g, 대조 4g, 감초 황기 각 2g

이 여섯 가지 재료를 물 320cc에 넣고 120cc가 되도록 달인 후, 세 번에

나누어 따뜻하게 마신다. 그 후 뜨거운 죽을 먹고, 신체를 따뜻하게 하여 땀을 조금 낸다.]

황한병은 냉기와 물에 의해서 일어나므로 역절병과 같이 여기저기 통증이 있는 경우가 있다. 따라서 역절병과 구별해야 한다. 역절(歷節)이나 황한(黃汗)은 모두 신허심열증(腎虛心熱證)이지만 원인과 병증에 각기 차이가 있다.

황한병에 걸리면 신체가 후끈 달아오르듯이 뜨겁고 땀이 나기 때문에 허로병과도 구별해야 한다.

이 처방은 신체가 나른하고, 특히 허리부터 아래쪽이 아프고 상반신에 땀이 많을 때, 도한(盜汗)이 날 때, 또는 종기 등에 쓴다.

계지거작약가마황부자세신탕증(桂枝去芍藥加麻黃附子細辛湯證)

[제32조. 촌구의 맥이 느리고 삽(澁)한 경우, 느린 이유는 한(寒) 때문이고 삽(澁)한 것은 피가 부족하기 때문이다. 부양(趺陽)의 맥이 미(微)하고 지(遲)한 경우, 미(微)는 위기(胃氣)의 부족이며 지(遲)는 한(寒) 때문이다. 이 한(寒)과 피의 부족과 양명의 기의 부족이 합해지면 손발이 냉해진다. 이것은 영위(榮衛)의 기(氣)가 제대로 순환하지 못하게 되었기 때문이다. 영위(榮衛)의 기가 제대로 순환하지 못하게 되면 복만(腹滿)이나 장명(腸鳴)이 일어난다. 또는 신체가 냉하고, 관절이 아프거나 저리기도 한다. 만약 영위(榮衛)의 기의 순환이 원활해지면 삼초의 양기도 순환하기 시작하므로 복만이나 장명도 사라지고 가스가 잘 나온다. 그러나 삼초의 양기가 튼튼하지 않으면 야뇨증에 걸린다. 이러한 병을 기분(氣分)이라고 한다.]

[제33조. 기분(氣分)인 경우에 심장의 하부가 단단해져 있는 것은 물 때문이다. 계지거작약가마황부자세신탕이 주치한다.]

[계지거작약가마황부자세신탕방(桂枝去芍藥加麻黃附子細辛湯方)

계지 생강 각 3g, 감초 2g, 대조 4g, 마황 세신 각 2g, 부자 0.2g

이 일곱 가지 재료 중에서 먼저 물 280cc에 마황을 넣고 달여서 펄펄 끓어오르면 다른 약을 넣어 80cc가 될 때까지 달인다. 그것을 세 번에 나누어 따뜻하게 마신다.]

한(寒)과 피의 부족과 위장의 양기 부족 때문에 영위(榮衛)의 순환이 원활해지지 못하면 장명, 복만, 손발이 냉해지거나 관절 통증, 마비, 소변이 잘 나오지 않기도 하고 야뇨 등의 증상도 나타난다. 그럴 때에 이 처방을 쓴다. 또한 기가 정체되었기 때문에 물도 움직이지 않게 되어 심장의 하부가 단단해지는 경우도 있다. 그때에도 이 처방을 쓴다.

지출탕증(枳朮湯證)

[제34조. 심장의 하부가 단단해져 있는 것은 물 때문이다. 지출탕이 주치한다.]

[지출탕방(枳朮湯方)

지실(枳實) 4.9g, 출(朮) 2g

이 두 가지 재료를 물 200cc로 120cc가 되도록 달인 후, 세 번에 나누어 따뜻하게 마신다.]

이 처방도 심장의 하부에 단단한 것이 있으며, 대소변이 적고 부종이 있는 경우에 쓴다. 단, 앞에 있는 처방과는 한열(寒熱)이 반대이며 식욕이 있고 손발의 냉기가 없을 때에 쓴다.

水氣病脈證并治 第十四

師曰: 病有風水, 有皮水, 有正水, 有石水, 有黃汗. 風水其脈自浮, 外證骨節疼痛惡風; 皮水其脈亦浮, 外證跗腫, 按之沒指, 不惡風, 其腹如鼓, 不渴, 當發其汗; 正水, 其脈沉遲, 外證自喘; 石水, 其脈自沉, 外證腹滿不喘; 黃汗, 其脈沉遲, 身發熱, 胸滿, 四肢頭面腫, 久不愈, 必致癰膿.

脈浮而洪, 浮則爲風, 洪則爲氣. 風氣相搏, 風强則爲癮疹, 身體爲癢, 癢爲泄風, 久爲痂癩, 氣强則爲水, 難以俛仰. 風氣相擊, 身體洪腫, 汗出乃愈, 惡風則虛, 此爲風水; 不惡風者, 小便通利, 上焦有寒, 其口多涎, 此爲黃汗.

寸口脈沉滑者, 中有水氣, 面目腫大, 有熱, 名曰風水; 視人之目裏上微擁, 如蠶新臥起狀, 其頸脈動, 時時咳, 按其手足上, 陷而不起者, 風水.

太陽病, 脈浮而緊, 法當骨節疼痛, 反不疼, 身體反重而酸, 其人不渴, 汗出即愈, 此爲風水. 惡寒者, 此爲極虛, 發汗得之. 渴而不惡寒者, 此爲皮水. 身腫而冷, 狀如周痹, 胸中窒, 不能食, 反聚痛, 暮躁不得眠, 此爲黃汗, 痛在骨節. 咳而喘, 不渴者, 此爲脾脹, 其狀如腫, 發汗即愈. 然諸病此者, 渴而下利, 小便數者, 皆不可發汗.

裏水者, 一身面目黃腫, 其脈沉, 小便不利, 故令病水; 假如小便自利, 此亡津液, 故令渴也. 越婢加朮湯主之.

趺陽脈當伏, 今反緊, 本自有寒, 疝瘕, 腹中痛, 醫反下之, 下之則胸滿短氣.

趺陽脈當伏, 今反數, 本自有熱, 消穀, 小便數, 今反不利, 此欲作水.

寸口脈浮而遲, 浮脈則熱, 遲脈則潛, 熱潛相搏, 名曰沉; 趺陽脈浮而數, 浮脈即熱, 數脈即止, 熱止相搏, 名曰伏; 沉伏相搏, 名曰水; 沉則絡脈虛, 伏則小便難, 虛難相搏, 水走皮膚, 即爲水矣.

寸口脈弦而緊, 弦則衛氣不行, 即惡寒, 水不沾流, 走於腸間.

少陰脈緊而沉, 緊則爲痛, 沉則爲水, 小便即難.

脈得諸沉, 當責有水, 身體腫重, 水病脈出者死.

夫水病人, 目下有臥蠶, 而目鮮澤, 脈伏, 其人消渴. 病水腹大, 小便不利, 其脈沉絶者, 有水, 可下之.

問曰: 病下利後, 渴飲水, 小便不利, 腹滿因腫者, 何也? 答曰: 此法當病水, 若小便自利, 及汗出者, 自當愈.

心水者, 其身重而少氣, 不得臥, 煩而躁, 其人陰腫.

肝水者, 其腹大, 不能自轉側, 脅下腹痛, 時時津液微生, 小便續通.

肺水者, 其身腫, 小便難, 時時鴨溏.

脾水者, 其腹大, 四肢苦重, 津液不生, 但苦少氣, 小便難.

腎水者, 其腹大, 臍腫, 腰痛, 不得溺, 陰下濕, 如牛鼻上汗, 其足逆冷, 面反瘦.

師曰: 諸有水者, 腰以下腫, 當利小便, 腰以上腫, 當發汗乃愈.

師曰: 寸口脈沈而遲, 沈則爲水, 遲則爲寒, 寒水相搏, 趺陽脈伏, 水穀不化, 脾氣衰則鶩溏, 胃氣衰則身腫. 少陽脈卑, 少陰脈細, 男子則小便不利, 婦人則經水不通, 經爲血, 血不利, 則爲水, 名曰血分.

問曰: 病有血分水分, 何也? 師曰: 經水前斷, 後病水, 名曰血分, 此病難治; 先病水, 後經水斷, 名曰水分, 此病易治. 何以故? 去水, 其經自下.

問曰: 病者苦水, 面目身體四肢皆腫, 小便不利. 脈之不言水, 反言胸中痛, 氣上衝咽, 狀如炙肉, 當微咳喘. 審如師言, 其脈何類? 師曰: 寸口脈沉而緊, 沉爲水, 緊爲寒, 沉緊相搏, 結在關元, 始時當微, 年盛不覺. 陽衰之後, 榮衛相干, 陽損陰盛, 結寒微動, 腎氣上衝, 喉咽塞噎, 脅下急痛. 醫以爲流飲而大下之, 氣擊不去, 其病不除; 後重吐之, 胃家虛煩, 咽燥欲飲水, 小便不利, 水穀不化, 面目手足浮腫, 又與葶藶丸下水, 當時如小差, 食飲過度, 腫復如前, 胸脅苦痛, 狀若奔豚, 其水揚溢, 則浮咳喘逆. 當先攻擊衝氣令止, 乃治咳, 咳止, 其喘自差. 先治新病, 病當在後.

風水, 脈浮身重, 汗出惡風者, 防己黃耆湯主之, 腹痛加芍藥.

風水惡風, 一身悉腫, 脈浮不渴, 續自汗出, 無大熱, 越婢湯主之.

越婢湯方:

麻黃六兩 石膏半斤 生薑三兩 甘草二兩 大棗十五枚

上五味, 以水六升, 先煮麻黃, 去上沫, 內諸藥, 煮取三升, 分溫三服. 惡風者加附子一枚, 炮. 風水加朮四兩.

皮水爲病, 四肢腫, 水氣在皮膚中, 四肢聶聶動者, 防己茯苓湯主之.

防己茯苓湯方:

防己三兩　黃耆三兩　桂枝三兩　茯苓六兩　甘草二兩

上五味, 以水六升, 煮取二升, 分溫三服.

裏水, 越婢加朮湯主之, 甘草麻黃湯亦主之.

甘草麻黃湯方:

甘草二兩　麻黃四兩

上二味, 以水五升, 先煮麻黃, 去上沫, 內甘草, 煮取三升, 溫服一升, 重覆汗出, 不汗再服, 愼風寒.

水之爲病, 其脈沉小, 屬少陰. 浮者爲風; 無水虛脹者爲氣. 水, 發其汗即已, 脈沉者宜麻黃附子湯, 浮者宜杏子湯.

麻黃附子湯方:

麻黃三兩　甘草二兩　附子一枚(炮)

上三味, 以水七升, 先煮麻黃, 去上沫, 內諸藥, 煮取二升半, 溫服八合, 日三服.

厥而皮水者, 蒲灰散主之.

問曰: 黃汗之爲病, 身體腫, 發熱汗出而渴, 狀如風水, 汗沾衣, 色正黃如柏汁, 脈自沉, 何從得之? 師曰: 以汗出入水中浴, 水從汗孔入得之, 宜耆芍桂酒湯主之.

黃耆芍藥桂枝苦酒湯方:

黃耆五兩　芍藥三兩　桂枝三兩

上三味, 以苦酒一升, 水七升, 相和, 煮取三升, 溫服一升, 當心煩, 服至六七日乃解. 若心煩不止者, 以苦酒阻故也.

黃汗之病, 兩脛自冷; 假令發熱, 此屬歷節; 食已汗出, 又身常暮盜汗出者, 此勞氣也. 若汗出已, 反發熱者, 久久其身必甲錯; 發熱不止者, 必生惡瘡. 若身重, 汗出已, 輒輕者, 久久必身瞤, 瞤即胸中痛, 又從腰以上必汗出, 下無汗, 腰髖弛痛, 如有物在皮中狀, 劇者不能食, 身疼重, 煩躁, 小便不利, 此爲黃汗, 桂枝加黃耆湯主之.

桂枝加黃耆湯方:

桂枝三兩　芍藥三兩　甘草二兩　生薑三兩　大棗十二枚　黃耆二兩

上六味, 以水八升, 煮取三升, 溫服一升, 須臾, 飮熱稀粥一升餘, 以助藥力, 溫覆取微汗, 若不汗, 更服.

師曰: 寸口脈遲而澀, 遲則爲寒, 澀爲血不足; 趺陽脈微而遲, 微則爲氣, 遲則爲寒. 寒氣不足, 則手足逆冷; 手足逆冷, 則榮衛不利; 榮衛不利, 則腹滿腸鳴相逐; 氣轉膀胱, 榮衛俱勞; 陽氣不通即身冷, 陰氣不通即骨疼. 陽氣前通則惡寒, 陰氣前通則痺不仁. 陰陽相得, 其氣乃行, 大氣一轉, 其氣乃散, 實則失氣, 虛則遺溺, 名曰氣分.

氣分, 心下堅, 大如盤, 邊如旋杯, 水飲所作, 桂枝去芍藥加麻辛附子湯主之.

桂枝去芍藥加麻辛附子湯方:

桂枝三兩 生薑三兩 甘草二兩 大棗十二枚 麻黃二兩 細辛二兩 附子一枚(炮)

上七味, 以水七升, 煮麻黃, 去上沫, 內諸藥, 煮取二升, 分溫三服. 當汗出, 如蟲行皮中即愈.

心下堅, 大如盤, 邊如旋盤, 水飲所作, 枳朮湯主之.

枳朮湯方:

枳實七枚 白朮二兩

上二味, 以水五升, 煮取三升, 分溫三服. 腹中軟即當散也.

《外臺》防己黃耆湯, 治風水脈浮, 爲在表, 其人或頭汗出, 表無他病, 病者但下重, 從腰以上爲和, 腰以下當腫及陰, 難以屈伸.

15 / 黄疸病脈證併治
第十五

황 달 병 맥 증 병 치

제 십 오

황달병(黃疸病)은 피부가 황색이 되는 병의 총칭으로, 현대 의학에서 말하는 황달과 거의 같은 의미다. 황(黃)은 물론 노란색이라는 의미이지만, 열(熱)이라는 의미도 포함되어 있다. 달(疸)에도 황(黃)이라는 의미가 있다.

우선 황달이 생기는 병리에 관하여 언급해둔다. 황달은 체내에 물과 열이 정체되면 발생한다. 비장과 위장이나 신장의 허(虛) 즉, 수기병(水氣病)이나 담음병(痰飮病)과 같은 병리 상태인 부분에 허로나 중풍, 상한 등에 의해서 발생한 열이 정체되면 황달이 발생한다. 치료는 대소변이나 땀, 구토 등으로 물과 열을 다스려 주는 것이 원칙이다. 이러한 것을 토대로 하여 각 조문을 해설해본다.

[제1조. 촌구(寸口)의 맥이 부(浮)하고 완(緩)한 경우, 부는 풍(風)으로부터 오는 것이며 완은 비(痺)로부터 오는 것이다. 단지 이 비(痺)란 중풍에 의한 비(痺)가 아니라 음허(陰虛)를 가리키는 것이다. 바람에 의해 발생한 내열과 음허에 의한 내열이 합해지면 손발이 화끈해지고 나른해지며, 피부나 입술 주변 등이 노랗게 변한다. 이것은 내열이 많아졌는데 바깥으로 새어나가지 못하기 때문이다.]

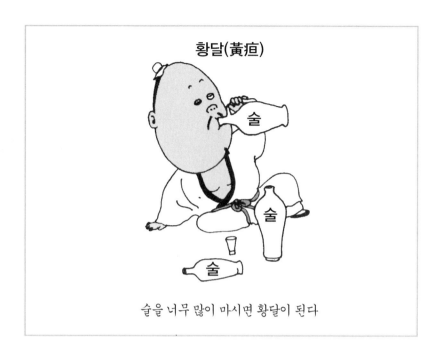

황달(黃疸)

술

술

술

술을 너무 많이 마시면 황달이 된다

우선 노랗게 되는 이유가 열 때문이라는 것을 설명한 조문이다. 열은 외사인 풍이나 허로병의 음허 등으로부터 발생한다.

[제2조. 부양(趺陽)의 맥이 긴(緊)이고 삭(數)인 경우, 삭은 위열(胃熱) 때문이다. 위열이 있으면 식욕은 있다. 긴은 한(寒) 때문에 비장이 허해진 것이다. 비장이 허할 때에 먹으면 배가 땅긴다. 이 비허(脾虛)이고 위열일 때, 척맥(尺脈)이 부(浮)하면 신장도 허한 상태다. 비허위열(脾虛胃熱)로 신허(腎虛)일 때에 먹으면 물이 소화되지 않기 때문에 현기증을 일으킨다. 또한 한(寒)이나 열이 하초(下焦)에까지 영향을 미치면 신장은 점점 더 허하고 방광은 열을 받는다. 그로 인하여 소변이 나오지 않게 되어 신체가 노

랗게 된다. 이것을 곡달(穀疸: 과식하여 소화불량으로 생기는 황달-역주)
이라고 한다.]

비장이 허하면 위장이 냉하거나 열을 가지게 된다. 위장의 냉기는 양명
(陽明)의 중한(中寒)이라고 하고, 위열은 양명내실증(陽明內實症) 또는 위
장의 허열(虛熱)이 된다. 여기에서 언급한 것은 위열 때문에 식욕은 있지
만, 음식물이 완전히 소화되지 않기 때문에 물이 정체된 것이므로 위장의
허열일 것이다.

비장이 허하면 신장이 허해지기 쉽다. 신장이 허하면 그 표인 방광도 나
빠진다. 여기에서는 방광이 위장의 열을 받고 있다. 그로 인하여 물이 정
체되고 위열과 합하여 황달이 발생한다. 이러한 황달은 음식물에 의해 발
생한 것이므로 곡달이라고 한다. 치료하려면 감약(甘藥)인 저령(猪苓), 택
사(澤瀉)를 포함한 것을 써서 위장으로부터 방광에 걸쳐서 발생하고 있는
열을 다스려준다.

[제3조. 이마가 검어지고 약간 땀이 나며 손발이 달아오르고 저녁 무렵
이 되면 소변의 횟수와 양이 모두 많아지는 이유는 과도한 방사 때문이다.
이것을 여로달(女勞疸)이라고 한다. 만약 배에 물이 많은 것 같으면 고칠
수 없다.]

이마가 검고 땀이 나며 손발이 화끈거리거나 소변이 많은 증상 등은 열
때문에 일어난다. 이럴 때의 열은 방사에 의해 음이 허해졌기 때문에 발생
된 것이다. 이것은 허로병(虛勞病)으로서 치료해야 하는데, 방사나 피로로
인해 음허가 되어 발생한 열도 황달병의 원인이 된다는 것을 나타낸 조문

이다. 배에 물이 많으면 낫지 않는다는 말은 음허가 되어야 하는데도 불구하고 양허가 되어 물이 정체되어 있기 때문에 낫지 않는다는 뜻이다.

[제4조. 가슴이 메스껍고 화끈거리며, 음식을 먹고 싶지 않고 구토하려는 느낌이 있는 것은 주달(酒疸)이다.]

술로 인하여 내(內)에 열을 가져도 황달이 된다.

[제6조. 술로 인한 황달이 되면 반드시 소변이 줄어든다. 또한 가슴이 숨이 막힐 것처럼 덥고, 발바닥이 화끈거린다.]

술로 인한 황달이 되었을 때의 증후다.

[제9조. 주달(酒疸)일 때에 하제(下劑)를 복용시키게 되면 얼마 후에 흑달(黑疸)이 된다. 흑달이라는 것은 눈이 푸르고 안색은 검게 되며, 가슴이 마늘장아찌라도 먹은 것처럼 숨 막힐 듯이 뜨겁고, 대변이 검게 되며, 피부나 손톱에 광택이 없어지고, 맥이 부약(浮弱)해진 경우를 말한다. 검은색을 띠기는 하지만 약간은 노란색이 돈다.]

노란색은 내열이 있기 때문에 나타나는 색인데, 그러한 때에 하제를 복용시키면 진액이 부족해져 음허가 되어서 점점 더 내열이 강해진다. 내열이 강해지면 피부색 등이 노란색에서 그을린 흑색으로 변한다.

[제11조. 맥이 가라앉아 있고 입이 마르며 물을 많이 마셔도 소변이 잘 나

오지 않으면 황달이 된다.]

이러한 것들이 황달병의 원인이나 병리를 나타내는 조문이다. 열이 막혀서 일어나는 병이므로 상한과도 관계가 있다. 《상한론》의 태음병(太陰病)편과 양명병(陽明病)편을 참조하기 바란다.

병증과 치료법

[제8조. 주달(酒疸)로 인하여 가슴이 화끈거리고 구토할 것처럼 될 경우에는 토하게 하면 낫는다.]

어떠한 병의 경우라도 상초에 열이 있으면 토하게 하고, 위장에 열이 있으면 설사를 시켜서 다스리는 것이 원칙이다. 치자제(梔子劑)를 쓴다.

[제10조. 발열하여 가슴이 답답하고, 그렁그렁 말하고 입이 마르는 것은 발열하고 있는데도 뜸 치료 등으로 열을 가하였기 때문이다. 열이 있더라도 황달병이라고는 할 수 없다. 황달병의 경우에는 열에 물의 증상이 가해져서 전신이 노란색으로 변하고 배에 열을 갖는다. 배의 열은 이열(裏熱)이므로 설사시켜 주면 좋다.]

배의 열(이열)이란 양명의 열이다. 어떠한 약의 처방으로 설사시킬 것인지는 열의 정도에 따라 다르다. 《상한론》의 양명병편을 참조하기 바란다.

[제15조. 오한, 발열하고, 식욕이 없어지며, 무리해서 음식을 먹으면 현기증을 일으키고, 가슴이 답답해질 경우에는 그러는 동안에 황달이 발생

한다. 이것은 곡달(穀疸)이다. 인진호탕(茵蔯蒿湯)이 주치한다.]《상한론》
참조)

이 처방은 황달이 생겼을 때에는 우선 써봐야 할 약의 처방일 것이다. 이
처방을 2, 3일 복용한 후에 인진오령산(茵蔯五苓散) 등으로 처방을 바꾸는
경우가 많은 것 같다.

소석반석산증(消石礬石散證)

[제16조. 황달이 있고 저녁 무렵이 되면 발열하며, 오한하지 않는 것이
보통인데도 오한하는 것은 과도한 방사가 원인이다. 과도한 방사 즉, 여로
달(女勞疸)이면 아랫배가 당기고 소변 횟수가 많아지며 이마가 검은빛을
띠게 되고 발뒤꿈치가 화끈거린다. 이것이 복잡해져서 흑달(黑疸)이 되면
배가 부어 수독증(水毒症)처럼 되며, 대변은 검은빛을 띠게 되고 때때로 설
사를 한다. 물이 있더라도 이것은 여로달(女勞疸)이다. 소석반석산이 주치
한다.]

소석반석산방(消石礬石散方)
망초(芒硝)와 반석(礬石) 등분
이 두 가지 재료를 분말로 만들고, 그 2g을 보리 미음과 섞어 하루 세 번
복용한다. 약이 효과를 발휘하면 대변은 검은색이 나오고 소변은 노란색
이 나온다.]

이 처방에서 소석(消石)이라는 것은 망초를 가리킨다. 반석은 명반을 가
리키며 태워서 사용한다. 모두 내열을 다스린다.
오후부터의 발열, 오한, 아랫배의 땅김, 이마의 검은빛, 발뒤꿈치의 열

등을 목표로 쓴다.

치자대황탕증(梔子大黃湯證)

[제17조. 술에 의한 황달로 인하여 가슴이 메스꺼워지고 숨이 막힐 정도로 열이 나고 아픈 경우에는 치자대황탕이 주치한다.]

[치자대황탕방(梔子大黃湯方)

치자 1.4g, 대황 1g, 지실 1.5g

이 세 가지 재료를 물 140cc에 넣고 80cc가 되도록 달인 후, 세 번에 나누어 따뜻하게 마신다.]

알콜성 간염(肝炎) 등으로 가슴에 열이 많을 때에 이 처방을 쓴다. 환자는 황달이 보이지 않더라도 가슴이 답답하고 구토할 것 같은 느낌이 들며 화끈거리고 손발이 화끈거린다. 불면증이 있고, 기분이 안정되지 못한다. 변비 등에 의해 리(裏)에 열이 있는지를 확인하고 쓴다. 만약 변비가 없으면 치자백피탕(梔子柏皮湯) 등 다른 치자제도 쓴다. 다른 치자제에 관해서는 《상한론》을 참조하기 바란다.

[제18조. 황달병은 소변을 배출시켜 치료하는 것이 원칙이지만, 맥이 뜬 상태라면 땀을 내도록 하여 치료하는 편이 좋다. 그때에는 계지가황기탕(桂枝加黃耆湯)이 주치(主治)한다.]

내열이 소변에 의해서 외(外)로 나가지 않으면 표(表)로 향하는 경우가 있다. 표로 향하였을 때에 땀이 나면 좋지만, 표에 땀을 낼 정도의 힘이 없으면 황달이 된다. 이 처방으로 표의 기능을 왕성하게 하고 땀을 내어 열을 다스린다. 이 처방은 소위 허증(虛症)의 황달에 쓴다.

저고발전증(猪膏髮煎證)
[제19조. 황달병에는 저고발전이 좋다.]
[저고발전방(猪膏髮煎方)
저고 8g, 난발(亂髮) 1g
저고에 난발을 넣고 달여서 발(髮)이 어느 정도 녹았을 즈음에 찌꺼기를 걸러낸 후 두 번에 나누어 따뜻하게 마신다.]

이 처방은 황달이 있고 소변에 출혈이 있을 때 쓴다.

인진오령산증(茵蔯五苓散證)
[제20조. 황달은 인진오령산이 주치한다.]
[인진오령산방(茵蔯五苓散方)
인진호말(茵蔯蒿末) 10분(分), 오령산말(五苓散末) 5분
이 두 가지 재료를 섞어 한 번에 2g씩 하루 세 번 복용한다.]

입이 마르고 소변이 적을 때에 쓴다. 황달이 없다고 해도 술을 좋아하는 사람에게는 항상 복용시켜도 좋은 약의 처방이다.

대황소석탕증(大黃消石湯證)
[제21조. 황달병으로 배가 땅기고, 소변이 적고 붉은 색으로 변하고, 땀이 나면서 오한을 느끼지 않는 것은 표(表)가 화(和)하고 이(裏)가 실(實)하기 때문이다. 설사를 시켜야 한다. 대황소석탕이 주치한다.]

[대황소석탕방(大黃消石湯方)

대황 황백(黃柏) 소석(망초) 각 4g, 치자 1.5g.

이 네 가지 재료 중에서 망초 이외의 재료를 물 240cc에 넣고 80cc가 되도록 달여서 찌꺼기를 제거한 후에 망초를 넣고 녹여서 한 번에 40cc를 한 번에 마신다.]

황달로 열이 많아져서 양명내실증이 된 경우에 이 처방을 쓴다. 인진호탕증보다 변비의 정도가 심할 때에 쓴다.

[제22조. 황달병이라도 소변의 색이 달라지지 않고, 기분 좋게 잘 나오며, 배가 땅기고, 그렁그렁 말하는 경우에는 열을 다스리는 약을 처방해주면 안 된다. 열을 다스리면 딸꾹질이 나오기 시작한다. 소반하탕(小半夏湯)이 주치한다.]

황달병은 열과 물에 의해서 생겨나는데 열에 치우치는 것과 물에 치우치는 것이 있다. 황달로 배가 땅기고, 그렁그렁 말하는 것은 물이 많기 때문이다. 만약 대황소석탕 등을 복용시켜서 딸꾹질이 나오게 되는 경우도 물이 많기 때문이다. 어느 쪽의 경우에도 모두 소반하탕으로 물을 잘 다스려준다. 경우에 따라서는 오령산 등을 쓰는 경우도 있다.

[제23조. 황달병으로 복통이 있고 구토하는 경우에는 시호제(柴胡劑)가 좋다.]

대(大), 소시호탕(小柴胡湯) 등의 시호제(柴胡劑)도 황달에 쓴다. 자세한 사용 방법은 《상한론》을 참조하기 바란다.

[제24조. 황달이면서 소변이 잘 나오는 경우에는 소건중탕(小建中湯)이 좋다.]

허로(虛勞)로부터 내열이 생겨서 황달이 생겼을 경우에는 대개 소변이 잘 나온다. 허로가 아니더라도 소변이 잘 나오는 황달이나 간염에는 소건중탕이나 황기건중탕을 쓴다. 물론 다른 허로증상, 예를 들면 피로를 쉽게 느끼는지를 확인하고 쓴다.

[제25조. 과체탕(瓜蔕湯)도 황달에 좋다.]

일물과체탕(一物瓜蔕湯)을 가리킨다(갈병暍病 참조). 구토시켜서 열을 다스린다.

마황순주탕증(麻黃醇酒湯證)
[제26조. 마황순주탕은 황달을 치료한다.]
[마황순주탕방(麻黃醇酒湯方)
마황 3g
이 재료를 200cc의 특급품 청주에 넣고 100cc가 되도록 달인 후에 한 번에 마신다.]

마황은 표(表)의 물을 다스린다. 술은 양기를 순환시킨다. 따라서 황달이라도 열이 적고, 표에 물이 많기 때문에 신체가 무겁고 나른한 경우에 쓴다.

黃疸病脈證併治 第十五

寸口脈浮而緩, 浮則爲風, 緩則爲痺, 痺非中風; 四肢苦煩, 脾色必黃, 瘀熱以行.

趺陽脈緊而數, 數則爲熱, 熱則消穀, 緊則爲寒, 食即爲滿. 尺脈浮爲傷腎; 趺陽脈緊爲傷脾. 風寒相搏, 食穀即眩, 穀氣不消, 胃中苦濁, 濁氣下流, 小便不通, 陰被其寒, 熱流膀胱, 身體盡黃, 名曰穀疸. 額上黑, 微汗出, 手足中熱, 薄暮即發, 膀胱急, 小便自利, 名曰女勞疸. 腹如水狀, 不治. 心中懊憹而熱, 不能食, 時欲吐, 名曰酒疸.

陽明病脈遲者, 食難用飽, 飽則發煩頭眩, 小便必難, 此欲作穀疸. 雖下之, 腹滿如故, 所以然者, 脈遲故也.

夫病酒黃疸, 必小便不利, 其候心中熱, 足下熱, 是其證也.

酒黃疸者, 或無熱, 靖言了了, 腹滿, 欲吐, 鼻燥, 其脈浮者先吐之; 沉弦者先下之.

酒疸, 心中熱, 欲吐者, 吐之愈.

酒疸下之, 久久爲黑疸, 目青面黑, 心中如噉蒜虀狀, 大便正黑, 皮膚爪之不仁, 其脈浮弱, 雖黑微黃, 故知之.

師曰; 病黃疸, 發熱煩喘, 胸滿口燥者, 以病發時火劫其汗, 兩熱相得, 然黃家所得, 從濕得之. 一身盡發熱而黃, 肚熱, 熱在裏, 當下之.

脈沉, 渴欲飲水, 小便不利者, 皆發黃.

腹滿, 舌痿黃, 躁不得睡, 屬黃家.

黃疸之病, 當以十八日爲期, 治之十日以上瘥, 反劇爲難治.

疸而渴者, 黃疸難治; 疸而不渴者, 其疸可治. 發於陰部, 其人必嘔; 陽部, 其人振寒而發熱也.

穀疸之爲病, 寒熱不食, 食即頭眩, 心胸不安, 久久發黃, 爲穀疸, 茵蔯蒿湯主之.

黃家日晡所發熱, 而反惡寒, 此爲女勞得之; 膀胱急, 少腹滿, 身盡黃, 額上黑, 足下熱, 因作黑疸, 其腹脹如水狀, 大便必黑, 時溏, 此女勞之病, 非水也, 腹滿者難治, 硝石礬石散主之.

硝石礬石散方:

硝石　礬石(燒)等分

上二味爲散, 以大麥粥汁, 和服方寸匕, 日三服. 病隨大小便去, 小便正黃, 大便正黑, 是候也.

酒黃疸, 心中懊憹, 或熱痛, 梔子大黃湯主之.

梔子大黃湯方:

梔子十四枚　大黃一兩　枳實五枚　豉一升

上四味, 以水六升, 煮取二升, 分溫二服.

諸黃家病, 但利其小便. 假令脈浮, 當以汗解之, 宜桂枝加黃耆湯主之.

諸黃, 豬膏髮煎主之.

豬膏髮煎方:

豬膏半斤　亂髮三枚(如雞子大)

上二味, 和膏中煎之, 髮消藥成, 分再服, 病從小便出.

黃疸病, 茵蔯五苓散主之.

茵蔯五苓散方:

茵蔯蒿末十分　五苓散五分

上二味和, 先食飲服方寸匕, 日三服.

黃疸腹滿, 小便不利而赤, 自汗出, 此爲表和裏實, 當下之, 宜大黃硝石湯.

大黃硝石湯方:

大黃　黃柏　硝石各四兩　梔子十五枚

上四味, 以水六升, 煮取二升, 去滓, 內硝更煮, 取一升, 頓服.

黃疸病小便色不變, 欲自利, 腹滿而喘, 不可除熱, 熱除必噦. 噦者, 小半夏湯主之.

諸黃, 腹痛而嘔者, 宜柴胡湯.

男子黃, 小便自利, 當與虛勞小建中湯.

瓜蒂湯, 治諸黃.

《千金》麻黃醇酒湯, 治黃疸.

麻黃醇酒湯方:

麻黃三兩

上一味, 以美清酒五升, 煮取二升半, 頓服盡, 冬月用酒, 春月用水煮之.

16 / 驚悸吐衄下血胸滿瘀血病脈證併治
경 계 토 육 하 혈 흉 만 어 혈 병 맥 증 병 치

第十六
제 십 육

이 편은 놀라서 동계(動悸)하는 병과 토혈(吐血), 육혈(衄血), 하혈(下血) 및 흉만(胸滿)을 주로 하는 어혈병(瘀血病)의 맥과 증상, 치료법에 관하여 언급하고 있다. 토혈은 현대에 말하는 각혈(咯血)도 포함한다. 육혈이란 코피를 말한다. 하혈은 주로 대변에 피가 섞이는 것을 말한다.

1. 경계병(驚悸病)

[제1조. 촌구(寸口)의 맥이 활동적인 것은 경(驚)이며, 약한 것은 계(悸)이다.]

경(驚)은 깜짝 놀람, 계(悸)는 가슴의 두근거림 또는 동계를 가리킨다. 이 두 가지를 비교하면 경 쪽이 기의 움직임이 많기 때문에, 맥을 동적(動的)과 약(弱)으로 나누어서 설명하였을 것이다. 요컨대 기(氣)의 움직임이 많고 적음을 언급한 것으로서 반드시 맥상을 나타내는 것은 아니다.

두려우면 신기(腎氣)가 움직여 떠오르고 그로 인하여 쉽게 놀라게 된다. 놀란 후에는 동계를 느끼기 쉽다. 따라서 경계의 치료는 분돈병과 같다고 생각할 수 있을 것이다.

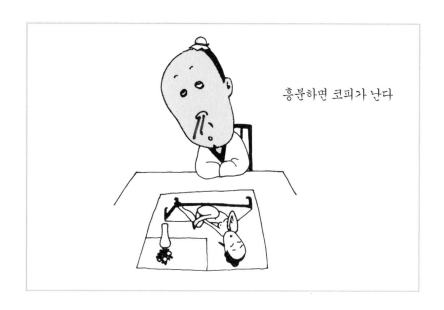

흥분하면 코피가 난다

[제12조. 화사(火邪)인 경우에는 계지거작약가촉칠모려용골구역탕(桂枝去芍藥加蜀漆牡礪龍骨救逆湯)이 주치한다.]

화사(火邪)에 의해서도 경(驚)이나 계(悸)가 발한다. 자세한 내용은《상한론》을 참조하기 바란다.

반하마황환증(半夏麻黃丸證)
[제13조. 심장의 하부에서 동계(動悸)하는 경우에는 반하마황환이 주치한다.]

[반하마황환방(半夏麻黃丸方)

반하, 마황 각 등분

이 두 가지 재료를 분말로 만든 후 꿀로 반죽하여 0.3g의 환약으로 만든

다. 하루 세 번, 한 번에 3환을 복용한다.]

반하나 마황은 모두 물을 잘 다스리는 약물이다. 따라서 이 처방은 수기병(水氣病) 등으로 물이 많아졌을 때에 일어나는 동계에 적합할 것이다.

2. 육혈병(衄血病)

[제2조. 척중(尺中)의 맥이 떠 있고, 눈동자 주변이 우산을 쓴 것처럼 노란색이라면 코피가 멈추지 않는다. 눈이 깨끗해지면 코피는 더 이상 나오지 않을 것이다. 또한 봄부터 여름에 걸쳐서 나오는 코피는 태양경과 관계가 있다. 가을부터 겨울에 걸쳐서 나오는 코피는 양명경과 관계가 있다.]

척중의 맥이 떠 있는 것은 신허(腎虛) 때문이다. 신장이 허하면 태양경의 양기가 하강하지 않고 상기(上氣)해서 코피가 나기 쉬워진다. 또한 봄부터 여름에 걸쳐서는 외(外: 태양경)에 양기가 많아진다. 이 시기에 신허가 되면 태양경의 양기가 역류하여 코피가 나기 쉬워진다.

양명경은 코를 휘감은 후에 발까지 내려간다. 비장과 위장이 허하면 양명경의 양기가 하강하지 않고 상기하여 코피가 나기 쉬워진다. 겨울은 양기가 내공(內攻)하는 시기다. 따라서 겨울에 비장과 위장을 약하게 하면 양명경의 양기가 역류하여 코피가 나기 쉬워진다.

이 조는 코피가 나는 원인이 양기의 역류(상기上氣)에 의한 것과, 상기에도 태양경의 상기와 양명경의 상기가 있다는 것에 관하여 언급하고 있다. 물론 소양경(少陽經)의 상기도 있지만, 그때에는 편두통이나 불면은 생겨도 코피는 나오지 않는다.

만약을 위해 덧붙여둔다. 발의 양경(陽經)은 머리 쪽에서 발 쪽으로 양기를 순환시키고 있다. 이것이 어떠한 원인으로 인하여 허해지면 역류되어 코피 등 여러 가지 병증을 나타낸다.

　[제4조. 코피를 잘 흘리는 사람의 경우에는 발한하면 안 된다. 발한하면 이마에 광택이 없어지고, 마치 술에 취한 듯 눈이 움직이지 않으며 불면이 된다.]

　《상한론》의 태양병 중편에 같은 글귀가 있다. 코피를 잘 흘리는 사람은 피가 부족한 상태이므로 발열, 오한 등의 표증(表症)이 있더라도 발한을 해서는 안 된다. 발한을 시키면 피가 더욱 부족해진다.

삼황사심탕증(三黃瀉心湯證)
　[제17조. 심기(心氣)가 부족하기 때문에 토혈(吐血)이나 육혈(衄血)하는 경우에는 사심탕이 주치한다.]
　[사심탕방(瀉心湯方)
　대황(大黃) 2g, 황련(黃連) 황금(黃芩) 각 1g
　이 세 가지 재료를 물 120cc로 40cc가 되도록 달인 후에 한 번에 마신다.]

　심장은 열이 많은 양장(陽臟)이다. 거기에는 심기(心氣)가 있어서 심장의 열이 너무 많아지지 않도록 제어하고 있다. 그런데 이 심기가 부족하면 심열이 많아지고 상기하여 코피를 흘리거나 토혈하기도 한다. 따라서 심기를 보충하고 열을 적게 하기 위하여 고미약(苦味藥)인 사심탕을 쓴다. 또한 심기가 부족한 원인은 위장에 있다.
　《상한론》에도 사심탕이라는 약의 처방이 있지만, 그것은 이미(二味)이므로 대황황련사심탕(大黃黃連瀉心湯)이라고 한다. 이 처방은 삼미(三味)이므로 삼황사심탕(三黃瀉心湯)이라고 한다. 쓰는 방법은 거의 같다.

토혈, 각혈, 코피 등의 각종 출혈에 쓴다. 또한 뇌내출혈(腦內出血)에도 쓴다. 홍안(紅顔)으로 위열이 있고, 혈압이 높은 것 같을 때에도 쓴다. 환자는 기분이 안정되지 않고, 불면증이 있으며, 대소변이 적고, 구갈(口乾) 등의 증상이 있다.

3. 토혈병(吐血病)

[제5조. 환자의 얼굴 혈색이 나쁘고, 오한이나 발열이 없는 경우에 맥이 침현(沈弦)이면 코피가 난다. 부약(浮弱)이고 안압(按壓)하면 없어지는 것 같은 맥이면 하혈한다. 기침을 하고 견디기 힘들 정도로 몹시 괴로워하는 것 같으면 반드시 토혈(吐血)한다.]

맥의 침현은 비장과 위장이 허하여 양기가 부족한 것을 나타낸다. 비장은 피를 지배하는 곳이므로 상기뿐만 아니라 비장이 허해도 코피가 나는 경우가 있다. 소건중탕이 주치한다.

맥은 피가 많고 열기가 많으면 강하게 뛴다. 피가 적어지면 약해져서 신체가 냉해진다. 따라서 맥이 약하면 하혈하고 있다는 말이다.

[제6조. 토혈하고 기침이 치밀어 올라와서 흥분하며, 맥이 삭(數)하고 열이 있으며, 안면(安眠)할 수 없는 경우에는 죽는다.]

기침, 흥분, 각혈 등이 있어서 잠을 잘 수 없는 이유는 폐장에 열이 많기 때문이다. 똑같은 각혈이라도 제5조와 같이 발열이 없는 것은 고치기 쉽다.

[제7조. 술을 잘 마시는 사람이 기침을 하게 되면 반드시 토혈한다. 그것은 술을 과음했기 때문이다.]

술은 열을 막히게 한다. 폐위폐옹병(肺痿肺癰病) 등이 된 사람 또는 되기 쉬운 사람, 요컨대 폐장에 열을 갖기 쉬운 사람은 술을 마시면 폐장에 더욱 열을 갖고, 그러는 동안에 각혈하게 된다.

백엽탕증(柏葉湯證)

[제14조. 토혈이 멈추지 않는 경우에는 백엽탕이 주치한다.]
[백엽탕방(柏葉湯方)
백엽 건강 애(艾) 각 3g
이 세 가지 재료를 물 200cc와 마분(馬糞)을 짠 즙 40cc를 합한 액에 넣어 40cc가 되도록 달인 후, 두 번에 나누어 따뜻하게 마신다.]

각혈이 심할 때에 쓰는 약의 처방인데, 앞의 조문을 통해 미루어 생각해 볼 때 열이 있을 때에는 효과가 없는 것 같다.

4. 하혈병(下血病)

황토탕증(黃土湯證)

[제15조. 하혈하는 경우, 대변이 나온 후에 하혈하는 경우는 항문에서부터 멀리 떨어진 곳의 출혈이다. 황토탕이 주치한다.]
[황토탕방(黃土湯方)
감초 건지황(乾地黃) 백출 부자 아교 황금 각 3g, 황토 8g

이 일곱 가지 재료를 물 320cc에 넣어 120cc가 되도록 달인 후, 두 번에 나누어 따뜻하게 마신다.]

소위 원혈(遠血)이라고 하는데, 항문보다 안쪽 직장(直腸) 주변의 출혈에 효과가 있는 것이다. 그러나 실제로는 치출혈(痔出血)에 써도 효과가 있다. 또한 뇌내출혈(腦內出血)의 초기에는 반드시 써봐야 할 처방이다. 다른 증상은 고려하지 않고 쓸 수 있다. 물론 궤양(潰瘍)에도 쓴다.

[제16조. 하혈하는 경우, 대변이 나오기 전에 출혈하는 경우는 항문이 있는 위치의 출혈이다. 적소두당귀산(赤小豆當歸散)이 주치한다.]

치출혈에 쓴다. 화농(化膿)하고 있을 때에 효과가 있다. 이 처방은 백합병(百合病)편에 기재되어 있다. 참조하기 바란다.

5. 흉만어혈(胸滿瘀血)

어혈(瘀血)이란 체내에 정체된 여분의 혈액이라는 의미다. 월경불순, 출산, 중절, 수술, 타박 등에 의해 발생한다. 자세한 사항은《상한론》을 참조하기 바란다.

체내에 어혈이 있으면 음허 상태가 된다. 음허가 되면 내열이 발생한다. 열은 외(外)로 향하는 성질이 있으므로, 그 힘에 의해서 만(滿)이 생긴다. 요컨대 복만(腹滿)이나 흉만(胸滿)이 그것이다. 여기에서는 특히 흉만을 예로 들어 어혈의 증(證)을 나타내고 있다. 그러나 거기에 구애받지 말고 다음에 나타내는 두 개의 조문은 어혈에 의해 일어나는 증상을 나타내고 있다고 생각하면 된다.

[제10조. 가슴이 땅기고, 입술이 얇으며, 혀가 파랗고, 입이 마르지만 입을 물로 축일 뿐 물을 마시고 싶어 하지는 않으며, 발열과 오한은 없고, 맥이 약간 크고 느리고, 배가 겉으로는 이상이 없는데 자각증상으로 당긴다고 하는 경우에는 어혈이 있다.]

[제11조. 화끈거리고 배나 가슴이 땅겨서 고통스럽고, 입이 건조하여 목이 마르다. 그러나 맥을 보면 열이 없다. 이것은 깊은 곳에 어혈이 있는 것이다. 설사를 시켜주면 좋다.]

소위 음허내열(陰虛內熱)의 증상이 있더라도 어혈인 맥은 보통 느리다. 설사를 시킨다는 것은 승기탕류(承氣湯類)를 쓴다는 것이 아니라 어혈을 다스려 주라는 의미다.

驚悸吐衄下血胸滿瘀血病脈證倂治 第十六

寸口脈動而弱, 動即爲驚, 弱即爲悸.
師曰: 尺脈浮, 目睛暈黃, 衄未止, 暈黃去, 目睛慧了, 知衄今止.
又曰: 從春至夏衄者太陽, 從秋至冬衄者陽明.
衄家不可汗, 汗出必額上陷脈緊急, 直視, 不能眴, 不得眠.
病人面無血色, 無寒熱, 脈沉弦者衄; 浮弱, 手按之絶者, 下血; 煩咳者必吐血.
夫吐血, 咳逆上氣, 其脈數而有熱, 不得臥者, 死.
夫酒客咳者, 必致吐血, 此因極飮過度所致也.
寸口脈弦而大, 弦則爲減, 大則爲芤, 減則爲寒, 芤則爲虛, 寒虛相擊, 此名曰革, 婦人則半産漏下, 男子則亡血.
亡血不可發其表, 汗出則寒慄而振.
病人胸滿, 脣痿, 舌靑, 口燥, 但欲漱水不欲咽, 無寒熱, 脈微大來遲, 腹不滿,其人言我滿, 爲有瘀血.

病者如熱狀, 煩滿, 口乾燥而渴, 其脈反無熱, 此爲陰伏, 是瘀血也, 當下之.

火邪者, 桂枝去芍藥加蜀漆牡蠣龍骨救逆湯主之.

桂枝救逆湯方:

桂枝三兩(去皮) 甘草二兩(炙) 生薑三兩 牡蠣五兩(熬) 龍骨四兩 大棗十二枚 蜀漆三兩(洗去腥)

上爲末, 以水一斗三升, 先煮蜀漆, 減二升, 內諸藥, 煮取三升, 去滓, 溫服一升.

心下悸者, 半夏麻黃丸主之.

半夏麻黃丸方:

半夏 麻黃等分

上二味, 末之, 煉蜜和丸小豆大, 飮服三丸, 日三服.

吐血不止者, 柏葉湯主之.

柏葉湯方:

柏葉 乾薑各三兩 艾三把

上三味, 以水五升, 取馬通汁一升, 合煮, 取一升, 分溫再服.

下血, 先便後血, 此遠血也, 黃土湯主之.

黃土湯方:

甘草 乾地黃 白朮 附子(炮) 阿膠 黃芩各三兩 竈中黃土半斤

上七味, 以水八升, 煮取三升, 分溫二服.

下血, 先血後便, 此近血也, 赤小豆當歸散主之.

心氣不足, 吐血衄血, 瀉心湯主之.

瀉心湯方:

大黃二兩 黃連一兩 黃芩一兩

上三味, 以水三升, 煮取一升, 頓服之.

17 / 嘔吐噦下痢病脈證并治 第十七

이 편에는 구병(嘔病), 토병(吐病), 홰병(噦病), 설사병(下痢病)의 맥과 증상과 치료법이 언급되어 있다.

구병은 '웩웩'거려도 소리만 날 뿐 토하는 양이 적은 경우를 말한다. 반대로 소리는 별로 크지 않지만 토하는 양이 많은 경우를 토병이라고 한다. 증상에 다소의 차이는 있지만, 여기에서는 구토병(嘔吐病)으로서 정리해 봤다.

홰(噦)는 딸꾹질을 가리킨다. 소리는 나더라도 토해내는 일은 없다.

구토, 홰는 모두 기(氣)의 상역(上逆)에 의해 일어난다. 기의 상역을 일으키는 원인에는 여러 가지가 있으므로 그 병리를 맥이나 증상에 따라 확인하여 적절한 약을 쓴다.

설사에도 병리의 차이가 있다. 내실(內實)로 일어나는 것도 있지만 음허 또는 양허로 일어나는 것도 있다. 구토나 홰와 병리가 공통적이라서 이 편에 정리된 것으로 생각된다. 또한 기가 상역하면 상하 음양의 교류가 없어져서 상열하냉(上熱下冷)한 상태가 되는 경우도 있다. 요컨대 궐음병(厥陰病)이 되는 것이다. 그렇게 되면 구토 또는 설사를 자주 하게 된다. 이것도 구토, 홰, 설사와 함께 논한 이유 중의 하나일 것이다.

1. 구토병

[제1조. 구토를 자주 하는 사람에게 종기가 있을 때에는 무리하게 구토를 멈추게 해서는 안 된다. 고름이 사라지면 구토는 저절로 그친다.]

종기류는 피가 열을 가지게 됨으로써 생긴다. 따라서 어떠한 방법으로든 열을 다스리면 낫는다. 구토를 하면 열이 떨어진다. 그러므로 구토하는 것을 무리하게 그치도록 할 필요는 없다.

[제2조. 물이 있기 때문에 구토한 후에 입이 마르는 것은 물이 줄어들어 나으려는 것이다. 입이 마르기 때문에 물을 마시고, 그 후 구토하는 것은 위장에 물이 정체되었기 때문이다.]

[제3조. 구토를 자주 하는 사람은 토한 후에 입이 마른다. 그러나 만약 입이 마르지 않는다면 그것은 위장에 지음(支飮)이 있기 때문이다.]

이러한 2개의 조문은 모두 위장 내에 물이 많아졌기 때문에 구토하는 사람의 증상을 말한 것이다. 담음병이라고 생각하여 소반하가복령탕(小半夏加茯苓湯)이나 소반하탕(小半夏湯)을 쓴다. 생강으로 위장을 따뜻하게 하고 반하로 물을 잘 다스리는 것이다. 이 편에는 다음과 같은 약의 처방이 기재되어 있다.

반하건강산증(半夏乾薑散證)

[제22조. 헛구역질이 그치지 않고, 타액만 나오는 경우에는 반하건강산이 주치한다.]

[반하건강산방(半夏乾薑散方)

반하 건강 각 등분(等分)

이 두 가지 재료를 분말로 만들어서, 2g을 물 60cc에 넣어 30cc가 되도록 달인 후 한 번에 마신다.]

웩웩거리기만 하고 아무 것도 토해내지 않고, 가슴이 불편하고 타액만 내뱉는 상태일 때에 쓴다. 이 처방은 위장이 냉하고 거기에 물이 정체되어 구토할 때에 쓴다.

생강반하탕증(生薑半夏湯證)

[제23조. 기침이나 헐떡거리는 증상이 나타날 것도 같은데 나오지 않고, 구토할 것 같은 느낌이 들며, 왠지 가슴이 답답한 경우에는 생강반하탕이 주치한다.]

[생강반하탕방(生薑半夏湯方)

반하 5g, 생강즙 20cc

이 두 가지 재료 중에서 물 120cc에 반하를 넣고 80cc가 되도록 달인 후, 거기에 생강즙 20cc를 넣어 60cc가 되도록 달여서 조금 식힌 후에 네 번에 나누어 복용한다.]

이 처방은 소반하탕(小半夏湯)과 같은 내용이다. 역시 물을 잘 다스릴 수 없을 때에 나타나는 증상에 쓰는데, 반하후박탕증(半夏厚朴湯證)과 유사하며, 구토할 것 같은 느낌이 강할 때에 쓴다고 생각하면 크게 틀리지 않는다. 이 경우 인후부터 가슴에 걸쳐서 아릿한 것 같고 가려운 듯한 느낌이 들며 헛기침이나 트림이 사라지지 않는다. 그렇게 해서 때때로 구토할 것 같은 느낌이 들지만 웩웩거려도 입에서는 아무것도 나오지 않고 시원

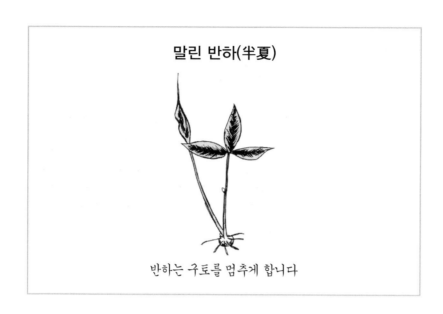

말린 반하(半夏)

반하는 구토를 멈추게 합니다

하지도 않다. 심장 하부가 막히고 기분도 안정되지 않는다. 익히지 않은 생반하(生半夏)를 갉아 먹으면 유사한 증상이 일어난다.

[제4조. 맥이 삭(數)인 경우에는 반드시 위열이 있을 것이므로 음식물을 잘 소화시킬 것이다. 그런데도 반대로 구토하는 경우가 있다. 이것은 발한 등에 의해서 양기가 부족해졌기 때문에 일어난 삭맥으로서, 위장에 열은 없으며 반대로 냉해져 있다.]

위장의 냉기에 의해서도 구토하는 경우가 있다는 것을 나타낸 조문이다. 위한(胃寒)일 때에는 다음과 같은 약의 처방이 쓰인다.

[제10조. 구토할 것 같은 느낌이 들고 가슴이 답답할 때에는 오수유탕(吳

茱萸湯)이 주치한다.]

[제11조. 헛구역질을 하고 미끈미끈한 타액을 내뱉으며 두통을 일으키는 경우에는 오수유탕이 주치한다.](《상한론》 참조)

[제5조. 맥이 현(弦)인 것은 음허(陰虛) 때문이다. 음허가 되면 위장의 양기도 부족해지기 쉽다. 위장의 양기가 부족해지기 쉬워지면 아침에는 먹고 저녁에는 뱉어내는 상태가 된다. 그대로 치료하지 않고 내버려두면 위반(胃反)이라는 병이 된다.]

[제7조. 부양(跌陽)의 맥이 부(浮)하고 삽(澁)한 경우에 부하고 있는 것은 비허(脾虛) 때문이다. 비허가 되면 음식물이 잘 소화되지 않게 되어서 아침에 먹으면 저녁에는 토하고, 저녁에 먹으면 아침에는 토한다고 하는 소위 위반(胃反)이라는 병이 된다.]

비장이 허하면(음허) 위장은 열을 갖는 것이 보통이다. 그러나 병적인 열이므로 음식물을 소화시킬 수 없다. 그렇게 하여 먹은 것을 즉시 구토하는 상태가 된다. 또한 위장이 열을 갖는다고 말하더라도 비장의 음허에 의해 생긴 열이므로 열이 남아도는 것은 아니다. 열의 정도에 따라 약의 처방을 구별하여 쓴다.

앞서 말한 반하나 생강을 포함하는 처방의 대상은 위한(胃寒)이나 위한에 물이 얽힌 구토이므로 소위 구(嘔)가 중심이다. 반면 여기에서 말하는 구토는 비허로서 위장의 허열(虛熱)에 의한 것이므로, 토(吐)가 중심이 된다.

복령택사탕증(茯苓澤瀉湯證)

[제20조. 위반(胃反)으로 구토한 후, 입이 마르는 경우에는 복령택사탕이 주치한다.]

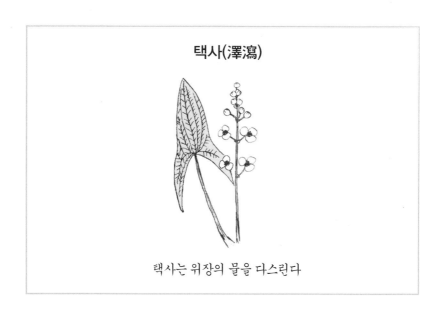

택사(澤瀉)

택사는 위장의 물을 다스린다

[복령택사탕방(茯苓澤瀉湯方)

　복령 8g, 택사 4g, 감초 계지 각 2g, 백출 3g, 생강 4g

　이 여섯 가지 재료 중에서 택사를 제외한 나머지 재료를 400cc의 물에 넣어 120cc가 되도록 달인 후, 택사를 넣고 다시 100cc가 되도록 달여서 세 번에 나누어 따뜻하게 마신다.]

　이 처방은 위열에 물이 얽힌 구토에 쓴다. 오령산증(五苓散證)과 매우 유사하다. 다른 점은 이 처방중에는 가슴앓이나 위통(胃痛), 심장 하부의 체한 느낌 등의 증상이 있다는 것이다. 그 밖에 장명(腸鳴)이나 변비 등도 있지만 현기증, 두통, 더위를 타거나 추위를 타는 등의 수독증상(水毒症狀)은 반드시 있다. 또한 이 처방을 혈분(血分)에 쓴다. 요컨대 살이 무르고 뚱뚱한 타입인 사람의 월경폐(月經閉)에 쓰면 월경이 시작된다.

저령산증(猪苓散證)

[제15조. 구토한 후에 가슴이 답답해지고 입이 마르는 것은 위장이 건조하기 때문이라서 물을 조금 마시게 하면 치유된다. 그러나 물을 마셔도 여전히 입이 마르는 것 같다면 이것은 위에 열이 있기 때문이다. 저령산이 주치한다.]

[저령산방(猪苓散方)

저령 복령 백출 각 등분(等分)

이 세 가지 재료를 분말로 만들어 1회 2g까지 하루 세 번 복용한다.]

이 처방도 위열에 물이 얽혔을 때에 쓰는 약의 처방이다.

대반하탕증(大半夏湯證)

[제18조. 위반(胃反)으로 구토하는 경우에는 대반하탕이 주치한다.]

[대반하탕방(大半夏湯方)

반하 20g, 인삼 3g, 꿀 20cc

이 세 가지 재료 중에서 물 480cc에 꿀을 첨가하여 잘 섞는다. 다음에 반하와 인삼을 넣어 100cc까지 달인 후, 두 번에 나누어 따뜻하게 마신다.]

위반은 비허에 의해서 일어나는데, 이 처방의 인삼과 꿀은 비장을 보충하고, 반하는 위장 속의 물을 잘 다스린다.

대황감초탕증(大黃甘草湯證)

[제19조. 먹자마자 즉시 토하는 경우에는 대황감초탕이 주치한다.]

[대황감초탕방(大黃甘草湯方)

대황 4g, 감초 1g

이 두 가지 재료를 물 120cc에 넣어 40cc가 되도록 달인 후, 두 번에 나누어 따뜻하게 마신다.]

이 처방은 비허(脾虛)로 위장에 열이 많아졌을 때에 쓴다. 열이 많으면 입이 마르고 소변의 색깔이 짙어진다. 이 처방은 구토뿐만 아니라 변비에도 효과가 있다.

[제6조. 촌구의 맥이 미(微)하고 삭(數)인 경우, 미한 것은 위장의 양기가 없기 때문이다. 위장의 기가 없으면 피도 부족해진다. 피가 부족해지면 가슴속이 냉해진다.]

양기가 부족해도 냉해지지만, 거기에 피의 부족까지 더하면 더욱 냉해진다. 특히 양기가 많은 가슴까지 냉해지면 구토를 한다. 내외(內外) 모두 냉해지면 표열리한(表熱裏寒)의 상태가 된다. 그로 인하여 손발은 냉해지지만 신체는 뜨거워져 홍안(紅顔)이 되는 등의 증상을 보인다. 치료에는 사역제(四逆劑)를 쓴다(《상한론》 참조).

[제16조. 구토할 것 같은 느낌이 들면서 맥이 약하고, 소변이 기분 좋게 나오며, 신체에는 미열이 있지만 손발이 냉하다. 이러한 때에 다른 약으로는 소용이 없으며 사역탕(四逆湯)이 주치한다.](《상한론》 참조)

폐기(肺氣)나 위기(胃氣)가 모두 허하면 표열리한(진한가열眞寒假熱)의 상태가 되어 구토, 설사, 식은 땀, 동계(動悸), 손발의 경련, 수족냉증(手足冷

症) 등, 쇼크 상태와 같은 증상이 나타난다. 대부분은 열병을 잘못 치료하여 일어난다.

[제8조. 토하는 경우에 설사를 시켜서는 안 된다.]

구토하고 있는 환자에게 하제를 복용시켜서는 안 된다. 설사를 시키면 음기가 허해져 양기가 상부(上部)에 정체되고 구토가 더욱 심해진다. 상열하냉(上熱下冷), 궐음병과 같은 병리가 되는 것이다.

[제12조. 구토하고 장명(腸鳴)이 있으며, 심장의 하부가 막히는 경우에는 반하사심탕(半夏瀉心湯)이 주치한다.](《상한론》 참조)

궐음병의 상열하냉이 되면 심장 하부의 막힘, 설사 등 위장의 냉기에 의한 증상과 구내염, 흥분, 구갈, 트림, 구토 등 상부의 열 증상이 나타난다. 상부의 열은 황련이 주치하고, 하부의 냉기는 건강이 주치한다. 따라서 건강황련황금인삼탕(乾薑黃連黃芩人蔘湯)을 비롯한 사심탕류가 쓰인다.

[제13조. 헛구역질과 설사를 하는 경우에는 황금가반하생강탕(黃芩加半夏生薑湯)이 주치한다.](《상한론》 참조)

황금탕은 열에 의한 복통 설사에 쓰는데, 여기에 구토가 가해지면 이 처방을 쓴다.

[제17조. 구토를 하면서 열이 나는 경우에는 소시호탕(小柴胡湯)이 주치

한다.]《상한론》참조)

문합탕증(文蛤湯證)

[제21조. 토한 후에 물을 잘 마시는 경우에는 문합탕이 주치한다. 또한 감기로 인해 두통이 날 때에도 좋다.]

[문합탕방(文蛤湯方)

문합 5g, 마황 감초 생강 각 3g, 석고 5g, 행인 2g, 대조 4g

이 일곱 가지 재료를 물 240cc에 넣고 80cc가 되도록 달인 후에 40cc를 따뜻하게 마신다. 땀이 나면 낫는다.]

지금까지 기재해온 구토는 물, 위한(胃寒), 음허(陰虛), 궐음병(厥飲病) 등에 의한 것이었다. 그러나 이 처방은 느낌이 조금 다르다. 이 처방은 대청룡탕과 유사하며 내열이 강할 때에 쓴다. 내열이 강하면 양기가 위쪽으로 올라오고 그로 인하여 구토가 일어난다. 백호가인삼탕증(白虎加人蔘湯證)에 구기(嘔氣)가 있는 것과 같은 병리인 것이다.

2. 홰병(噦病)

[제9조. 딸꾹질을 하고 배가 땅기는 경우에는 대소변 중에서 어느 것이 잘 나오지 않는지를 조사하여, 그것들이 충분히 나오도록 하면 낫는다.]

홰(噦)는 변비에 걸려서 내실(內實)이 되어도 일어난다. 내실이 되면 기(氣)가 상역(上逆)하기 때문이다.

[제51조. 변비에 걸려서 딸꾹질이 나오고 헛소리를 하는 경우에는 소승

기탕(小承氣湯)이 주치한다.](《상한론》 참조)

헛소리와 변비에 의해 내실이 있는지를 알 수 있다.

귤피탕증(橘皮湯證)
[제24조. 헛구역질과 함께 딸꾹질을 하고, 손발이 냉한 경우에는 귤피탕이 주치한다.]

[귤피탕방(橘皮湯方)

귤피 4g, 생강 8g

이 두 가지 재료를 물 280cc에 넣어 120cc가 되도록 달인 후, 40cc를 따뜻하게 마신다. 마시면 곧 낫는다.]

딸꾹질[噦]은 위장의 한(寒)에 의해서도 일어난다.

귤피죽여탕증(橘皮竹筎湯證)
[제25조. 딸꾹질이 나고 숨이 찬 경우에는 귤피죽여탕이 주치한다.]

[귤피죽여탕방(橘皮竹筎湯方)

귤피 32g, 죽여 5g, 대조 10g, 생강 8g, 감초 5g, 인삼 1g

이 여섯 가지 재료를 물 400cc에 넣어 120cc가 되도록 달인 후, 세 번에 나누어 따뜻하게 마신다.]

너무 어렵게 생각하지 말고, 장기간에 계속되는 딸꾹질에 쓰면 효과가 있다.

3. 설사병

[제26조. 부(腑)의 양기가 없어지면 손발이 냉해지고 상기(上氣)하여 발이 움츠러진다. 장(臟)의 음기가 허하면 설사가 멈추지 않게 되고, 설사가 계속되면 손발이 저리다.]

설사에도 여러 가지가 있는데, 이 조문은 음허(陰虛)의 설사가 있는 것을 나타낸다. 소위 태음병(太飮病), 비허(脾虛)에 의한 설사다. 계지가작약탕(桂枝加芍藥湯)이나 계지가대황탕(桂枝加大黃湯)이 주치하는 것이다(《상한론》 참조).

반대로 이한(裏寒) 즉, 삼음경(三陰經)의 한증(寒症)에 의해서도 설사를 한다. 이 편에 기재되어있는 대표적인 조문을 들어본다.

[제39조. 설사를 하고 배가 당기며 신체가 아픈 경우에는 먼저 리(裏)를 따뜻하게 하여 설사와 배가 땅기는 증상을 치료하고 그 후에 표증(表證)인 신체의 통증을 치료하는 것이 좋다. 리(裏)를 따뜻하게 하는 데에는 사역탕(四逆湯)이 좋고, 표(表)를 치료하는 데에는 계지탕이 좋다.]

이것은 《상한론》의 태양병 중편 및 곽란병(霍亂病)편에도 기재되어 있는 조문이다. 표열증상(表熱症狀)과 이한증상(裏寒症狀)이 있는 경우에는 먼저 리(裏)를 보충해야 한다는 것을 나타낸다. 이한에 의해서 나타나는 주요 증상은 설사다(《상한론》 참조).

[제48조. 뱃속이 텅 빈 상태가 될 정도로 설사가 심하고, 땀이 나서 손발이 냉해지는 것은 이한외열(裏寒外熱)이다. 통맥사역탕(通脈四逆湯)이 주

치한다.]《상한론》참조)

이한외열(裏寒外熱)이란 표열리한(表熱裏寒), 진한가열(眞寒假熱)과 같은 의미다. 이한이 심해지면 리(裏)의 양기가 표에 뜨게 되어 발열한다. 표증의 발열과는 다르다. 대부분의 경우에 열병을 잘못 치료하면 이러한 상태가 된다. 단지 만성적으로 이한이 있어서 설사를 자주 하는 사람의 경우에는 냉한 증상만 있고 열이 없는 경우도 있다. 또한 이한의 설사에는 다른 사역탕류나 인삼탕도 쓴다.

삼음경이 한(寒)에 침입을 받으면 설사를 하게 되는데, 그러는 동안에 저절로 양기가 회복되어 치유되는 경우도 있다. 이러한 상태는 궐음병에서 자주 볼 수 있다. 대표적인 조문은 다음과 같다.

[제31조. 설사를 하고 있는데도 맥이 삭(數)하며 미열(微熱)이 있고 땀이

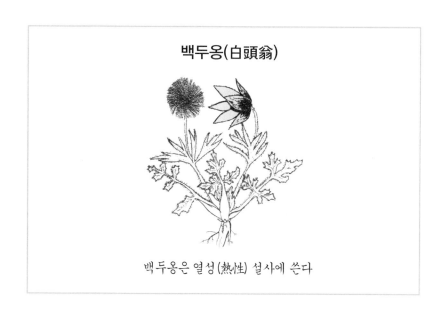

백두옹(白頭翁)

백두옹은 열성(熱性) 설사에 쓴다

나는 경우는 양기가 회복되었기 때문이며, 그러는 동안에 설사가 나을 것이다.]

그런데,

[제32조. 설사를 하고 있는 데도 맥이 삭(數)하며 입이 마르는 경우는 양기가 회복되어 저절로 나으려는 것이다. 그런데 반대로 내열을 가져 농혈(膿血)을 흘리게 되는 경우가 있다.]

이한을 몰아낼 정도로 양기가 회복되면 좋겠지만, 설사에 의해서 진액이 부족한 상태이기 때문에 조금이라도 양기가 너무 많아지면 음허의 상태가 되는 것이다. 그 경우에는 다음과 같은 약의 처방이 쓰인다.

[제45조. 설사를 하고 변(便)에 농혈(膿血)이 섞이는 것 같을 때에는 도화탕(桃花湯)이 주치한다.](《상한론》참조)
[제46조. 열이 있기 때문에 설사하는 경우에는 백두옹탕(白頭翁湯)이 주치한다.](《상한론》참조)
[제47조. 설사한 후에 참을 수 없을 정도로 몹시 괴로워하며, 심장의 하부를 안압해도 실(實)하지 않은 것은 음허의 설사이다. 치자시탕(梔子豉湯)이 주치한다.](《상한론》참조)

자삼탕증(紫蔘湯證)
[제49조. 설사를 하며 폐장이 아플 때에는 자삼탕이 주치한다.]
[자삼탕방(紫蔘湯方)

자삼 8g, 감초 3g

이 두 가지 재료 중에서 물 100cc에 자삼을 넣어 80cc가 되도록 달인 후, 거기에 감초를 넣고 60cc가 되도록 달여 세 번에 나누어 따뜻하게 마신다.]

이 처방은 소음경(少陰經)의 음허에 의한 설사에 쓴다. 소음경은 폐장에 연결되기 때문에 설사와 동시에 흉통(胸痛), 기침, 인통(咽痛) 등의 증상이 나타난다.

육물황금탕증(六物黃芩湯證)
[제52조. 헛구역질을 하면서 설사하는 경우 육물황금탕이 주치한다.]
[육물황금탕방(六物黃芩湯方)
황금 인삼 건강 각 3g, 계지 1g, 대조 4g, 반하 8g
이 여섯 가지 재료를 물 280cc에 넣어 120cc가 되도록 달인 후, 두 번에 나누어 따뜻하게 마신다.]

이 처방은 한(寒)과 열(熱)이 뒤섞인 설사에 쓴다. 소위 궐음병의 상열하냉에 의한 설사다. 이런 경우에 심장 하부의 막힘, 장명(腸鳴) 등 사심탕류(瀉心湯類)와 같은 증상이 나타나는데, 그 중에서도 구역질이 있고 설사하는 경우에 쓴다.

이한에 의한 설사, 음허 및 음허내열(陰虛內熱)에 의한 설사, 상열하냉(上熱下冷)에 의한 설사, 이러한 것들이 설사의 주요 증상인데, 그 밖에도 내실(內實)과 물에 의한 설사가 있다. 물에 의한 설사는 이 편에 기재되지 않았지만 오령산이나 복령감초탕 등으로 치료해야 한다. 내실의 설사에 관해서는 다음과 같은 조문이 기재되어있다.

[제42조. 설사라고 해도 맥이 활(滑)이면 대승기탕(大承氣湯)이 좋다.]《상한론》참조)

[제44조. 설사를 하고 있어도 헛소리를 하는 경우에는 조시(燥屎)가 있다. 소승기탕(小承氣湯)이 주치한다.]《상한론》참조)

설사는 허 때문에 일어나는 경우가 많으며, 변(便)이 없어지기 때문에 맥도 보통 미(微), 삽(澁), 세(細), 허(虛) 등이 된다. 그러나 가령 설사하고 있더라도 맥이 실(實)하고 심장의 하부가 단단하며 또한 헛소리를 하는 것 같은 경우는 양명내실에 의한 설사다. 양명내실증(陽明內實症)인 사람은 보통 설사를 하면 기분이 좋아진다. 설사한 후 지치는 것은 허이다. 대시호탕증(大柴胡湯證)이나 사역산증(四逆散證)의 경우에도 설사를 하면 상쾌하다는 느낌이 든다. 인삼탕증(人蔘湯證)이나 진무탕증(眞武湯證)의 설사를 하면 지치게 된다.

嘔吐噦下利病脈證併治 第十七

夫嘔家有癰膿, 不可治嘔, 膿盡自愈.

先嘔却渴者, 此爲欲解; 先渴却嘔者, 爲水停心下, 此屬飮家. 嘔家本渴, 今反不渴者, 以心下有支飮故也, 此屬支飮.

問曰: 病人脈數, 數爲熱, 當消穀引食, 而反吐者何也? 師曰: 以發其汗, 令陽微, 膈氣虛, 脈乃數, 數爲客熱, 不能消穀, 胃中虛冷故也. 脈弦者虛也. 胃氣無餘, 朝食暮吐, 變爲胃反. 寒在於上, 醫反下之, 今脈反弦, 故名曰虛.

寸口脈微而數, 微則無氣, 無氣則榮虛, 榮虛則血不足, 血不足則胸中冷.

趺陽脈浮而濇, 浮則爲虛, 虛則傷脾, 脾傷則不磨, 朝食暮吐, 暮食朝吐, 宿穀不化, 名曰胃反. 脈緊而濇, 其病難治.

病人欲吐者, 不可下之.
噦而腹滿, 視其前後, 知何部不利, 利之卽愈.
嘔而胸滿者, 茱萸湯主之.
乾嘔吐涎沫, 頭痛者, 茱萸湯主之.
茱萸湯方:
吳茱萸一升　人參三兩　生薑六兩　大棗十二枚
上四味, 以水五升, 煮取三升, 溫服七合, 日三服.
乾嘔, 吐涎沫, 頭痛者, 茱萸湯主之.
嘔而腸鳴, 心下痞者, 半夏瀉心湯主之.
乾嘔而利者, 黃芩加半夏生薑湯主之.
黃芩加半夏生薑湯方;
黃芩三兩　甘草二兩(炙)　芍藥二兩　半夏半升　生薑三兩　大棗十二枚
上六味, 以水一斗, 煮取三升, 去滓, 溫服一升, 日再, 夜一服.
諸嘔吐, 穀不得下者, 小半夏湯主之.
嘔吐而病在膈上, 後思水者解, 急與之. 思水者, 猪苓散主之.
猪苓散方:
猪苓　茯苓　白朮各等分
上三味, 杵爲散, 飮服方寸匕, 日三服.
嘔而脈弱, 小便復利, 身有微熱, 見厥者難治, 四逆湯主之.
嘔而發熱者, 小柴胡湯主之.
胃反嘔吐者, 大半夏湯主之.
大半夏湯方;
半夏二升(洗,浣用)　人參三兩　白蜜一升
上三味, 以水一斗二升, 和蜜揚之二百四十遍, 煮藥取一升半, 溫服一升, 餘分再服.
食已卽吐者, 大黃甘草湯主之.
大黃甘草湯方:
大黃四兩　甘草一兩
上二味, 以水三升, 煮取一升, 分溫再服.
胃反, 吐而渴, 欲飮水者, 茯苓澤瀉湯主之.
茯苓澤瀉湯方:
茯苓半斤　澤瀉四兩　甘草二兩　桂枝二兩　白朮三兩　生薑四兩

上六味, 以水一斗, 煮取三升, 內澤瀉, 再煮取二升半, 溫服八合, 日三服.

吐後渴欲得水, 而貪飲者, 文蛤湯主之. 兼主微風脈緊頭痛.

文蛤湯方:

文蛤五兩　麻黃　甘草　生薑各三兩　石膏五兩　杏仁五十個　大棗十二枚

上七味, 以水六升, 煮取二升, 溫服一升, 汗出即愈.

乾嘔吐逆, 吐涎沫, 半夏乾薑散主之.

半夏乾薑散方:

半夏　乾薑各等分

上二味, 杵爲散, 取方寸匕, 漿水一升半, 煎取七合, 頓服之.

病人胸中似喘不喘, 似嘔不嘔, 似噦不噦, 徹心中憒憒然無奈者, 生薑半夏湯主之.

生薑半夏湯方:

半夏半升　生薑汁一升

上二味, 以水三升, 煮半夏, 取二升, 內生薑汁, 煮取一升半, 小冷, 分四服, 日三, 夜一服, 止, 停後服.

乾嘔, 噦, 若手足厥者, 橘皮湯主之.

橘皮湯方:

橘皮四兩　生薑半斤

上二味, 以水七升, 煮取三升, 溫服一升, 下咽則愈.

噦逆者, 橘皮竹茹湯主之.

橘皮竹茹湯方:

橘皮二升　竹茹二升　大棗三十枚　生薑半斤　甘草五兩　人參一兩

上六味, 以水一斗, 煮取三升, 溫服一升, 日三服.

夫六府氣絕於外者, 手足寒, 上氣脚縮; 五藏氣絕於內者, 利不禁; 下甚者, 手足不仁.

下利脈沉弦者, 下重; 脈大者, 爲未止; 脈微弱數者, 爲欲自止, 雖發熱不死.

下利, 手足厥冷, 無脈者, 灸之不溫, 若脈不還, 反微喘者死. 少陰負趺陽者, 爲順也.

下利有微熱而渴, 脈弱者, 今自愈.

下利脈數, 有微熱汗出, 今自愈; 設脈緊, 爲未解.

下利脈數而渴者, 今自愈; 設不差, 必淸膿血, 以有熱故也.

下利, 脈反弦, 發熱, 身汗者, 自愈.

下利氣者, 當利其小便.

下利, 寸脈反浮數, 尺中自濇者, 必淸膿血.

下利淸穀, 不可攻其表, 汗出必脹滿.

下利脈沉而遲, 其人面少赤, 身有微熱, 下利淸穀者, 必鬱冒汗出而解, 病人必微厥, 所以然者, 其面戴陽, 下虛故也.

下利後, 脈絶, 手足厥冷, 晬時脈還, 手足溫者生, 脈不還者死.

下利腹脹滿, 身體疼痛者, 先溫其裏, 乃攻其表. 溫裏宜四逆湯, 攻表宜桂枝湯.

下利三部脈皆平, 按之心下堅者, 急下之, 宜大承氣湯.

下利, 脈遲而滑者, 實也. 利未欲止, 急下之, 宜大承氣湯.

下利, 脈反滑者, 當有所去, 下乃愈, 宜大承氣湯.

下利已差, 至其年月日時復發者, 以病不盡故也, 當下之, 宜大承氣湯.

下利讝語者, 有燥屎也, 小承氣湯主之.

下利便膿血者, 桃花湯主之.

熱利下重者, 白頭翁湯主之.

下利後, 更煩, 按之心下濡者, 爲虛煩也, 梔子豉湯主之.

下利淸穀, 裏寒外熱, 汗出而厥者, 通脈四逆湯主之.

下利肺痛, 紫參湯主之.

紫參湯方:

紫參半斤　甘草三兩

上二味, 以水五升, 先煮紫參, 取二升, 內甘草, 煮取一升半, 分溫三服.

氣利, 訶黎勒散主之.

訶黎勒散方:

訶黎勒十枚(煨)

上一味, 爲散, 粥飮和, 頓服.

《千金翼》小承氣湯, 治大便不通噦數讝言.

《外臺》黃芩湯, 治乾嘔下利.

黃芩　人參　乾薑各三兩　桂枝一兩　大棗十二枚　半夏半升

上六味, 以水七升, 煮取三升, 分溫三服.

18 / 瘡癰腸癰浸淫病脈證幷治
창 옹 장 옹 침 음 병 맥 증 병 치

第十八
제 십 팔

창(瘡)은 베인 상처 등을 말하며, 옹(癰)은 종기 즉, 푸룬켈(Furunkel), 카분켈(Karbunkel)류이다. 장옹(腸癰)은 장 속의 종기, 맹장염 등을 가리킨다. 침음창(浸淫瘡)은 점점 퍼져 가는 피부병이다. 이 편에는 이러한 증상의 치료법이 기재되어 있다.

[제1조. 맥이 부(浮)하고 삭(數)이면 발열할 것이다. 반대로 오싹오싹한 오한을 느끼면서 어딘가에 아픈 곳이 있다면 그것은 옹(癰)일 것이다.]

맥의 부(浮)는 표증(表症)을 나타내고, 삭(數)은 열증(熱症)을 나타낸다. 따라서 발열하는 것이 보통이다. 그런데 어딘가에 옹이 생기면 그 부분에 양기가 모여들기 때문에 다른 부분은 양기가 부족해져서 오한을 느낀다. 양기를 충만하게 하여 전신을 순환하도록 해 주면 옹이 사라지고 통증이나 오한도 사라진다. 문제는 양기를 충만하게 하는 방법인데, 열병을 고치는 것과 동일하게 생각해도 좋을 것이다. 요컨대 리(裏)에 이상이 없으면 갈근탕(葛根湯)을 쓸 수 있다. 그러나 오한이나 통증이 강하면 계지부자탕(桂枝附子湯), 백출부자탕(白朮附子湯), 감초부자탕(甘草附子湯) 등을 쓴다. 부자(附子)로 양기를 충만하게 해주는 것이다.

부자제(附子劑)를 쓰지 않고 음기를 보충하여 열의 발산을 원활하게 하는 방법도 있다. 황기건중탕(黃耆建中湯)이나 배농산(排膿散), 배농탕(排膿湯), 지실작약산(枳實芍藥散) 등을 쓰는 경우다.

배농산(排膿散)과 배농탕증(排膿湯證)

이 두 가지 처방에는 처방만 있고 증(證)은 없다. 일반적으로는 화농(化膿)하고 단단한 옹에는 배농산, 부드러운 옹에는 배농탕을 쓴다고 말한다. 또한 전신 증상이 없고 국소 증상만 있을 때에 쓴다고도 말한다.

[배농산방(排膿散方)
지실 15g, 작약 15g, 길경(桔梗) 5g
이 세 가지 재료를 분말로 만들어서 난황(卵黃) 한 개에 분말 4g을 첨가해 잘 혼합해서 하루 한 번 복용한다.]
[배농탕방(排膿湯方)
감초 2g, 길경 3g, 생강 1g, 대조 3g
이 네 가지 재료를 물 120cc에 넣어 40cc가 되도록 달인 후, 한 번에 20cc를 따뜻하게 마신다.]

옹이 생겼을 경우에는 부자제를 썼든 배농산을 썼든 복용 후 한 시간만 지나면 효과가 나타난다. 음허인지 양허인지를 구별하는 것이 치료의 포인트다. 국소적인 열감(熱感), 전신의 오한, 구갈의 유무, 원기(元氣)의 유무, 통증의 강약 등을 참고하여 구별한다.

[제2조. 옹(癰)이 생긴 경우, 그 부분에 고름이 있는지 없는지를 알기 위

해서는 손바닥으로 옹의 위쪽을 촉진해보면 좋다. 열이 있다면 고름이 있고, 열이 없으면 고름은 없다.]

이것은 옹뿐만 아니라 관절염 등에도 응용할 수 있는 촉진법이다. 열의 강약에 의해서 허실을 구별한다.

의이부자패의산증(薏苡附子敗醬散證)

[제3조. 장옹(腸癰)의 병에 걸리면 피부가 거칠거칠해지고 뱃가죽은 땅긴다. 배를 눌러보면 덩어리는 없지만 부어있는 것을 알 수 있다. 또한 신체에 열은 없지만 맥은 삭(數)이다. 이러한 때에는 의이부자패의산이 주치한다.]

[의이부자패의산방(薏苡附子敗醬散方)

의이인(薏苡仁) 10분(分), 부자(附子) 2분, 패의(敗醬) 5분

이 세 가지 재료를 분말로 만들어서 그 2g을 물 80cc에 넣어 40cc가 되도록 달인 후에 한 번에 마신다.]

장내(腸內)에 옹이 있으면 그 부분에 기혈이 모이기 때문에 피부에 윤기가 사라진다. 그렇게 해서 부종이 있어 아프고 맥이 삭(數)이면 장에 옹이 있다는 생각을 하고 이 처방을 한다.

대황목단피탕증(大黃牡丹皮湯證)

[제4조. 하복부가 부어 있고 덩어리가 있으며, 이것을 누르면 심하게 아프고, 소변은 기분 좋게 나오는데도 배뇨할 때에 배가 울리며 아프고, 때때로 열이 나서 땀을 흘리며, 그로 인하여 오한을 느낀다. 이러한 증상이

모란(목단피牡丹皮)

모란 뿌리의 껍질은 장옹병(腸癰病)에 좋다

있고 맥이 지(遲)·긴(緊)하다면 고름은 아직 없다. 맥이 홍(洪)·삭(數)이면 고름이 생긴 상태이다. 어느 쪽의 경우에도 양쪽 모두 대황목단피탕이 주치한다.]

[대황목단피탕방(大黃牡丹皮湯方)

대황 4g, 목단 1g, 도인(桃仁), 과자(瓜子) 2g, 망초 4g

이 다섯 가지 재료 중에서 망초를 제외한 네 가지 재료를 물 240cc에 넣어 40cc가 되도록 달인 후, 거기에 망초를 넣고 녹여서 한 번에 마신다. 고름이 있으면 고름을 흘리고, 고름이 없다면 피를 흘린다.]

이 처방은 소위 맹장염이라는 병에 잘 쓰인다. 맹장염이 아니더라도 위와 같은 증상이 있을 때에 적용할 수 있다. 단, 때때로 열이 나고 땀이 나는 것은 내열이 있기 때문이므로, 내열이 있는지를 확인하고 쓴다. 요컨대 대건중탕(大建中湯)이나 부자갱미탕(附子粳米湯)의 증(證)과 다르지 않다.

왕불류행산증(王不留行散證)

[제6조. 칼날 등에 의한 상처는 왕불류행산이 주치한다.]

[왕불류행산방(王不留行散方)

왕불류행(王不留行) 10분(分), 삭조(蒴藋) 10분, 상백피(桑白皮) 10분, 감초 18분, 천초(川椒) 3분, 황금 건강 작약 후박 각 2분

이 아홉 가지 재료 중에서 왕불류행, 삭조, 상백피 세 가지는 검게 태운다. 다른 것들은 분말로 만든다. 이것을 섞어서 상처가 크다면 2g을 복용한다. 상처가 작다면 분말을 상처가 난 자리에 뿌린다.]

뭔가에 스쳐서 생긴 상처, 베인 상처는 물론이고 수술 후에나 산후에도 쓰인다. 이 처방을 뿌리거나 복용을 하게 되면 결코 화농(化膿)이 생기지 않는다. 상약(傷藥) 중의 명약(名藥)이다.

황련분증(黃連粉證)

[제8조. 침음창(浸淫瘡)에는 황련분이 좋다.]

짓무르는 피부병에 뿌리면 가려운 증상이 그친다. 띠 모양의 헤르페스(Herpes: 포진疱疹)에 잘 사용된다. 통증이 빨리 사라진다. 황련분이라는 것은 황련 하나만으로 분말을 만든 것이다.

瘡癰腸癰浸淫病脈證併治 第十八

諸浮數脈, 應當發熱, 而反灑淅惡寒, 若有痛處, 當發其癰.

師曰: 諸癰腫, 欲知有膿無膿, 以手掩腫上, 熱者爲有膿, 不熱者爲無膿.

腸癰之爲病, 其身甲錯, 腹皮急, 按之濡, 如腫狀, 腹無積聚, 身無熱, 脈數, 此爲腸內有癰膿, 薏苡附子敗醬散主之.

薏苡附子敗醬散方:

薏苡仁十分 附子二分 敗醬五分

上三味, 杵爲末, 取方寸匕, 以水二升, 煎減半, 頓服, 小便當下.

腸癰者, 少腹腫痞, 按之即痛如淋, 小便自調, 時時發熱, 自汗出, 復惡寒; 其脈遲緊者, 膿未成, 可下之, 當有血; 脈洪數者, 膿已成, 不可下也, 大黃牡丹湯主之.

大黃牡丹湯方:

大黃四兩 牡丹一兩 桃仁五十個 瓜子半升 芒硝三合

上五味, 以水六升, 煮取一升, 去滓, 內芒硝, 再煎沸, 頓服之, 有膿當下, 如無膿, 當下血.

問曰: 寸口脈微而濇, 法當亡血, 若汗出, 設不汗者云何? 答曰: 若身有瘡, 被刀斧所傷, 亡血故也.

病金瘡, 王不留行散主之.

王不留行散方:

王不留行十分(八月八日採) 蒴藋細葉十分(七月七日採) 桑東南根白皮十分(三月三日採) 甘草十八分 川椒三分(除目及閉口,去汗) 黃芩二分 乾薑二分 芍藥二分 厚朴二分

上九味, 桑根皮以上三味燒灰存性, 勿令灰過, 各別杵篩, 合治之爲散, 服方寸匕. 小瘡即粉之, 大瘡但服之, 産後亦可服. 如風寒, 桑東根勿取之, 前三物皆陰乾百日.

排膿散方:

枳實十六枚 芍藥六分 桔梗二分

上三味, 杵爲散, 取雞子黃一枚, 以藥散與雞黃相等, 揉和令相得, 飲和服之, 日一服.

排膿湯方:

甘草二兩 桔梗三兩 生薑一兩 大棗十枚

上四味, 以水三升, 煮取一升, 溫服五合, 日再服.
浸淫瘡, 從口流向四肢者, 可治; 從四肢流來入口者不可治.
浸淫瘡, 黃連粉主之.

19 / 趺蹶手指臂腫轉筋陰狐疝蚘蟲病脈證并治
第十九

질궐(趺蹶)이란 발을 헛디딘 것을 말한다. 수지비종(手指臂腫)이란 손가락이나 손목, 팔(전완부前腕部) 등이 붓는 것이다. 전근(轉筋)이란 근육이 땅기는 것이다. 음호산(陰狐疝)이란 고환(睾丸)이 붓는 병이다. 회충(蚘蟲)은 회충(蛔蟲)을 가리킨다. 이 편에는 이러한 병에 관하여 언급되어 있다.

[제1조. 질궐병(趺蹶病)이 생기면 앞으로는 걸을 수 있지만 뒷걸음치는 것은 불가능하다. 이러한 것은 태양방광경(太陽膀胱經)이 병들어 있는 것이므로 승근혈(承筋穴)이나 승산혈(承山穴)에 침(鍼)을 놓아주면 좋다.]

질궐이란 일종의 각약증(脚弱症)일 것이다. 신허(腎虛)로부터 일어나므로 팔미환(八味丸) 등을 쓰는 것이 좋을 것이다. 침(鍼)의 경우에는 위중혈(委中穴)이나 비양혈(飛陽穴)을 쓰는 것도 좋을 것이다.

여로감초탕증(藜蘆甘草湯證)
[제2조. 손가락이나 손목 또는 전완부가 붓고 떨리며 신체까지 떨리는 경우에는 여로감초탕이 주치한다.]

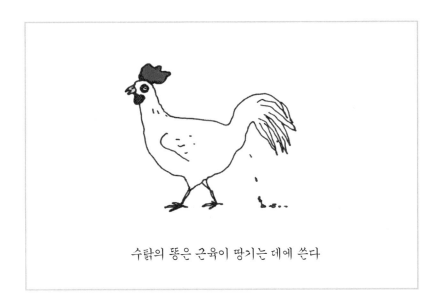

수탉의 똥은 근육이 땅기는 데에 쓴다

이 처방은 처방 내용이 기재되어 있지 않다.

계시백산증(雞屎白散證)

[제3조. 전근병(轉筋病)에 걸리면 손발이 경련을 일으키고, 맥이 척촌(尺寸) 모두 미현(微弦)이 된다. 배 근육까지 경련을 일으키는 것 같을 때에는 계시백산이 주치한다.]

[계시백산방(雞屎白散方)

계시백을 분말로 만든 후, 그 2g을 물 24cc에 타서 복용한다.]

장시간 걸었을 때 흔히 말하는 쥐가 나기도 한다. 심해지면 배의 근육까지 경련을 일으켜서 숨을 쉬기조차 힘든 경우까지 있다. 이것은 발의 양명위경(陽明胃經)의 경련이므로 소건중탕(小建中湯)을 복용하거나 발의 삼

리혈(三里穴)에 뜸을 뜨는 것이 좋을 것이다. 그래도 효과가 없을 때에 이 처방을 쓴다. 계시백은 수탉의 똥 중에서 하얀 부분을 가리킨다.

지주산증(蜘蛛散證)

[제4조. 음호산병에 걸리면 고환이 붓고, 밤이 되면 발작적으로 아프다. 그럴 때에는 지주산이 주치한다.]

[지주산방(蜘蛛散方)

지주 14개, 계지 0.5g

이 두 가지 재료를 분말로 만들어서 한 번에 0.25g을 하루 두 번 복용한 다. 환제로 만들어도 좋다.]

[제5조. 질문: 복통이 있는 경우에 그것이 회충 때문인지 아닌지를 맥으 로 알 수 있습니까?

대답: 복통일 경우에 맥은 보통 침(沈) 또는 현(弦)이 됩니다. 그러나 반 대로 맥이 홍(洪)·대(大)하다면 회충으로 인한 복통입니다.]

복통은 리(裏)의 병이다. 따라서 맥은 침실(沈實), 침삽(沈澁), 침현(沈弦) 등이 되는 것이 보통이다. 회충으로 인한 복통이라면 맥은 뜨고 커진다.

감초분밀탕증(甘草粉蜜湯證)

[제6조. 회충(蛔蟲)이 있으면 침을 자주 뱉게 된다. 또한 발작적으로 가 슴에 통증을 느끼게 된다. 보통의 구충약(驅蟲藥)으로 낫지 않는 경우에는 감초분밀탕이 주치한다.]

[감초분밀탕방(甘草粉蜜湯方)

감초 2g, 쌀가루 1.2g, 꿀 4g

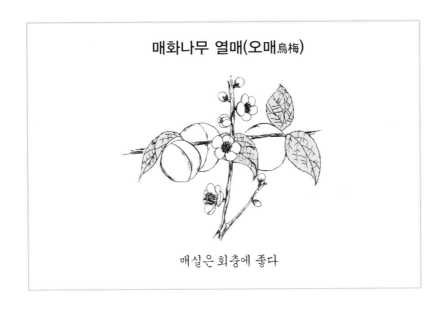

매화나무 열매(오매烏梅)

매실은 회충에 좋다

이 세 가지 재료 중에서 먼저 물 120cc에 감초를 넣어 80cc가 되도록 달여서 찌꺼기를 제거한 후에 쌀가루와 꿀을 넣고 약간 달여서 죽처럼 만든 후, 한 번에 40cc를 따뜻하게 마신다.]

회충이 있기 때문에 자주 타액을 뱉고, 복통이 발작적으로 일어날 때에 쓴다.

[제7조. 회궐(蛔厥) 즉, 회충으로 인해 손발이 냉하면 회충을 토해낼 것이다. 또한 아무렇지 않을 때도 있고 참을 수 없이 고통스러울 때도 있다. 이것은 위장이 냉해져 있어서 회충이 위장으로 올라오기 때문이다. 또한 위장이 냉해져 있기 때문에 음식을 먹으면 메스꺼워진다. 이러한 때에 오매환(烏梅丸)이 주치한다.]《상한론》 참조)

오매환은 상열하냉(上熱下冷)의 궐음병이나 궐음병으로 인한 설사에도 쓴다. 수족냉증, 피부가 냉하거나 인통(咽痛), 상기(上氣), 심하비(心下痞) 등의 증상을 확인하고 쓴다. 회충에 쓰는 경우에도 수족냉증을 확인하고 쓴다. 회충에는 이 처방 이외에 대건중탕(大建中湯)도 효과가 있다.

跌蹶手指臂腫轉筋陰狐疝蚘蟲病脈證倂治 第十九

師曰: 病跌蹶, 其人但能前, 不能却, 刺腨入二寸, 此太陽經傷也.
病人常以手指臂腫動, 此人身體瞤瞤者, 藜蘆甘草湯主之.
轉筋之爲病, 其人臂脚直, 脈上下行, 微弦, 轉筋入腹者, 雞屎白散主之.
雞屎白散方:
雞屎白上一味爲散, 取方寸匕, 以水六合和, 溫服.
陰狐疝氣者, 偏有大小, 時時上下, 蜘蛛散主之.
蜘蛛散方:
蜘蛛十四枚(熬煎) 桂枝半兩
上二味, 爲散, 取八分一匕, 飮和服, 日再服, 蜜丸亦可.
問曰: 病腹痛有蟲, 其脈何以別之? 師曰: 腹中痛, 其脈當沉, 若弦, 反洪大, 故有蚘蟲.
蚘蟲之爲病, 令人吐涎, 心痛發作有時, 毒藥不止, 甘草粉蜜湯主之.
甘草粉蜜湯方:
甘草二兩 粉一兩 蜜四兩
上三味, 以水三升, 先煎甘草, 取二升, 去滓, 內粉蜜, 攪令和, 煎如薄粥, 溫服一升, 差卽止.
蚘厥者, 當吐蚘, 今病者靜而復時煩, 此爲藏寒, 蚘上入膈, 故煩. 須臾復止, 得食而嘔, 又煩者, 蚘聞食臭出, 其人當自吐蚘. 蚘厥者, 烏梅丸主之.

20 / 婦人姙娠病脈證并治
부 인 임 신 병 맥 증 병 치

第二十
제 이 십

임신(姙娠)은 질병은 아니지만, 임신한 동안에는 여러 가지 변조가 일어난다. 그것들에 관하여 정리한 것이 이 편이다.

[제1조. 부인이 정상적인 맥을 나타내고 있으면서 척중(尺中)만 작고 약하며, 입이 마르고, 식욕이 없고, 오한이나 발열이 없는 것은 임신(姙娠)이다. 계지탕(桂枝湯)이 주치(主治)한다. 폐경후(閉經後) 60일째 무렵에 나타나기 쉬운 증상이다. 폐경후 30일째 무렵에 토하거나 설사하면 유산(流産)하기도 한다.]《상한론》 참조)

우선 임신의 맥에 관하여 언급하고 있다. 임신을 하면 맥은 가라앉고[沈] 약간 삭(數)하며, 부드러운 현맥(弦脈)이 된다. 입이 마르는 것은 임신으로 인해 리(裏)에 열을 갖기 때문이다. 리(裏)에 양기가 많아지면, 그로 인하여 표(表)의 양기가 부족해져서 계지탕증을 나타내는 경우가 있다. 땀이 날 때에 구토할 것 같은 느낌이 들며 약하게 발열하는 경우도 있다. 수기(水氣)가 많은 사람이라면 방기황기탕(防己黃耆湯)이 좋을 경우도 있다.

임신 중에 하제(下劑)를 복용해서 유산을 하는 것은 리(裏)의 양기를 부족하게 만들었기 때문이다.

계지복령환증(桂枝茯苓丸證)

[제2조. 부인 중에서 평소에 배에 응어리가 있는 사람이 월경이 멈추고 3개월째에 하혈하고 배꼽 부분에서 태동을 느끼는 것은 응어리가 임신을 해하고 있는 것으로서, 참된 임신은 아니다. 또한 월경이 멈추고 6개월째가 되어서 태동이 있는 것은 임신은 하였지만 3개월 된 태아이다. 만약 하혈하는 것 같으면, 그것은 응어리 때문에 멈추어 있었던 3개월간의 피이다. 어떠한 것이든지 응어리가 있기 때문이므로 계지복령환으로 주치하면 좋다.]

[계지복령환방(桂枝茯苓丸方)

계지 복령 목단피 도인 작약 각 등분

이 다섯 가지 재료를 꿀로 반죽하여 1.5g의 환으로 만든 후, 하루 세 번, 한 번에 1~3환을 복용한다.]

이 처방은 어혈제(瘀血劑)로 유명하다. 어혈이 원인이 되는 여러 가지 병에 쓴다. 그러나 저당환(抵當丸)만큼 어혈제로서의 특색이 강하지는 않다. 이 처방의 증(證)은 다음과 같은 것이다. 맥은 가라앉아 있고 가늘고 삽(澁)하다. 배에는 좌측 하복부에 압통이 있다. 또한 비경(脾經)의 혈해혈(血海穴)에 압통이 있다. 위장은 튼튼하지만 약간 변비가 많은 편이거나 변비는 아니더라도 대변은 단단한 것 같다.

이러한 증(證)이 있는 사람의 월경불순, 월경통, 불임 등의 부인병, 심마진(두드러기), 여드름 등의 피부병, 타박, 염좌(捻挫) 등에 의한 출혈 등에 쓴다. 편타성 손상(자동차의 충돌·추돌 때 강한 충격으로 인하여 목이 앞뒤로 강하게 흔들려 생기는 장애-역주)인 경우에는 위장장애만 일으키지 않는다면 증(證)을 생각하지 않고 쓴다.

[제3조. 임신 6, 7개월째 무렵에 맥이 현(弦)이 되어서 발열하고, 배가 땅기고 아프며, 아랫배가 기력을 잃듯이 오한을 느끼는 경우가 있다. 이러한 경우에는 부자탕(附子湯)으로 따뜻하게 해주면 좋다.](《상한론》 참조)

임신 중에는 보통 신장의 양기가 많다. 그러나 어떠한 원인에 의해 냉해지면 신장의 양기가 부족해지고, 복통을 느끼며, 임신 초기라면 유산하기 쉬워진다. 발열의 유무에 관계없이 아랫배를 중심으로 냉해질 때에는 부자탕 같은 부자제(附子劑)를 쓴다.

궁귀교애탕증(芎歸膠艾湯證)
[제4조. 부인의 부정출혈(不正出血), 유산 후의 하혈, 임신 중의 하혈, 임신 중의 복통 등은 궁귀교애탕이 주치한다.]
[궁귀교애탕방(芎歸膠艾湯方)
천궁(川芎) 아교(阿膠) 감초 각 2g, 애엽(艾葉) 당귀(當歸) 각 3g, 작약 4g, 지황(地黃) 6g
이 일곱 가지 재료를 물 200cc와 술 120cc를 합한 것에 넣어 120cc가 되도록 달여서 찌꺼기를 제거한 후에 아교를 넣고 녹여서 한 번에 40cc, 하루 세 번 따뜻하게 마신다.]

이 처방은 자궁출혈을 다스리는 명약(名藥)이다. 환자를 보면 복통이 있을 때도 있고 없을 때도 있다. 출혈만 있다면 모두 쓸 수 있지만, 지황을 포함하고 있으므로 위장의 양허(陽虛)가 있는 사람에게는 주의를 기울여야 한다.

당귀작약산증(當歸芍藥散證)

[제5조. 임신 중에 배가 땅기듯이 아플 때에는 당귀작약산이 주치한다.]

[당귀작약산방(當歸芍藥散方)

당귀 3, 작약 16, 복령 4, 백출 4, 택사 8, 천궁 8

이 여섯 가지 재료를 위와 같은 비율로 분말로 만든 후, 한 번에 2g을 술로 복용한다. 하루 세 번 복용한다.]

이 처방은 빈혈이 있어 냉증인 사람의 월경불순, 월경통 등에 쓰인다. 확실히 냉증인 사람에게 쓰지만, 이 처방을 적용해야 하는 사람을 보면 다른 당귀제(當歸劑)의 증(證)과는 달리 수기(水氣)가 많은 사람이 많은 듯하다. 즉 이런 사람은 살이 무르고 뚱뚱하며, 일어서거나 오래 서 있으면 현기증이 나기도 하고, 동계(動悸)가 있고, 소변은 적으며, 대변은 설사가 되기 쉬운 것 같다. 물이 많아져서 피가 적어지기(혈분血分) 때문에 월경이 적어진

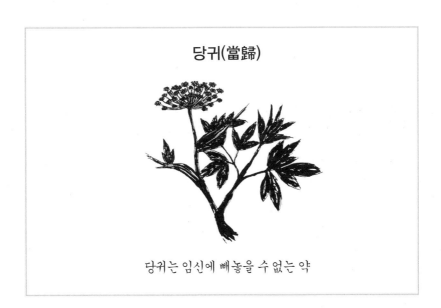

당귀(當歸)

당귀는 임신에 빼놓을 수 없는 약

다. 또한 계령환은 어혈로 인한 월경장애에 쓰지만, 이 처방은 반대로 혈허로 인한 월경통이나 복통에 쓴다.

이러한 병리, 병증을 생각하고 많은 부인병에 쓴다. 또한 다이어트 약으로도 쓴다.

건강인삼반하환증(乾薑人蔘半夏丸證)

[제6조. 임신 중의 구토가 멈추지 않는 경우에는 건강인삼반하환이 주치한다.]

[건강인삼반하환증(乾薑人蔘半夏丸證)

건강 인삼 각 1g, 반하 2g

이 세 가지 재료를 분말로 만든 후, 쌀가루에 생강즙을 첨가해서 만든 풀로 반죽하여 0.3g의 환으로 만든다. 한 번에 1환, 하루 세 번 복용한다.]

이 처방은 입덧에 쓰면 반드시 좋은 효과를 얻을 수 있는 처방이다. 단, 위장의 냉기가 별로 없을 때에는 소반하가복령탕(小半夏加茯苓湯)도 효과가 있다. 냉증으로 체력이 없는 사람에게는 이 처방이 적합하다.

귀모고삼환증(歸母苦蔘丸證)

[제7조. 임신 중에 소변이 잘 나오지 않고, 식욕에 변함이 없는 경우에는 귀모고삼환이 주치한다.]

[귀모고삼환방(歸母苦蔘丸方)

당귀 패모(貝母) 고삼 각 4g

이 세 가지 재료를 제시한 비율대로 분말로 만든 후, 팥알만한 크기의 환제(丸劑)로 만들어 한 번에 3∼10환 정도를 복용한다.]

임신 중뿐만 아니라 만성적인 방광염에도 쓸 수 있다. 단, 식욕에 변함이 없을 때에 쓴다. 또한 혈뇨(血尿)나 농뇨(膿尿) 등일 때에는 그다지 효과가 없는 것 같다.

규자복령산증(葵子茯苓散證)

[제8조. 임신 중에 부종이 나타나며 신체가 나른하고, 소변이 적고, 오한을 느끼며, 현기증, 일어설 때 또는 오래 서 있을 때에 현기증이 나는 것은 규자복령산이 주치한다.]

[규자복령산방(葵子茯苓散方)

규자 16g, 복령 3g

이 두 가지 재료를 위와 같은 비율로 분말로 만든 후, 한 번에 2g씩 하루 세 번 복용한다.]

임신신(妊娠腎)에는 방기황기탕(防己黃耆湯), 오령산(五苓散), 복령택사탕(茯苓澤瀉湯), 당귀작약산(當歸芍藥散) 등이 쓰이는데, 이러한 것들로 효과가 없을 때에는 이 처방이 효과가 있다.

당귀산증(當歸散證)

[제9조. 임신 중에는 당귀산을 상용(常用)하면 좋다.]

[당귀산방(當歸散方)

당귀 황금 작약 각 16g, 백출 8g

이 네 가지 재료를 제시한 비율대로 분말로 만든 후, 술로 한 번에 2g을 하루 두 번 복용한다. 이 처방을 상용하면 순산(順産)한다. 또한 건강한 아이가 태어난다. 또한 산후의 모든 병상에도 효과가 있다.]

임신 중의 상용약이다. 일반적으로는 당귀작약산(當歸芍藥散)이 좋다고 말하지만 당귀작약산은 변비를 일으켜 힘들게 하는 경우가 있다. 그러한 점을 고려해서 이 처방을 사용하면 변통(便通)도 좋아지고, 임신신(妊娠腎)이나 복통, 하혈, 빈혈 등에 효과가 있다. 또한 약을 복용한 모든 사람이 순산하며 아이도 건강하다고 한다. 또한 산후에 복용해도 반드시 효과가 있다.

백출산증(白朮散證)

[제10조. 임신 중에 백출산을 상용하면 태아가 건강하다.]

[백출산방(白朮散方)

백출 4, 천궁(川芎) 4, 촉초(蜀椒) 3, 모려(牡蠣) 4

이 네 가지 재료를 위와 같은 비율로 분말로 만든 후, 한 번에 1g까지를 하루 네 번 복용한다.]

이 처방도 임신 중에 상용하면 좋은 처방이다. 그러나 당귀산과의 차이점은 냉증이 있어 유산 습관이 있는 사람에게 이 처방이 좋다는 점이다.

婦人妊娠病脈證幷治 第二十

師曰: 婦人得平脈, 陰脈小弱, 其人渴, 不能食, 無寒熱, 名妊娠, 桂枝湯主之.
於法六十日當有此證, 設有醫治逆者, 却一月; 加吐下者, 則絶之.
婦人宿有癥病, 經斷未及三月, 而得漏下不止, 胎動在臍上者, 爲癥痼害. 妊娠六月動者, 前三月經水利時, 胎也. 下血者, 後斷三月衃也. 所以血不止者, 其癥不去故也, 當下其癥, 桂枝茯苓丸主之.
桂枝茯苓丸:

桂枝　茯苓　牡丹(去心)　桃仁(去皮尖,熬)　芍藥各等分

上五味, 末之, 煉蜜和丸, 如免屎大, 每日食前服一丸, 不知, 加至三丸.

婦人懷娠六七月, 脈弦發熱, 其胎愈脹, 腹痛惡寒者, 少腹如扇, 所以然者, 子藏開故也, 當以附子湯溫其藏.

師曰: 婦人有漏下者, 有半産後因續下血都不絶者; 有妊娠下血者, 假令妊娠腹中痛, 爲胞阻, 膠艾湯主之.

芎歸膠艾湯方:

芎藭　阿膠　甘草各二兩　艾葉　當歸各三兩　芍藥四兩　乾地黃六兩

上七味, 以水五升, 清酒三升, 合煮取三升, 去滓, 內膠, 令消盡, 溫服一升, 日三服, 不差更作.

婦人懷妊腹中疞痛, 當歸芍藥散主之.

當歸芍藥散方:

當歸三兩　芍藥一斤　茯苓四兩　白朮四兩　澤瀉半斤　芎藭半斤

上六味, 杵爲散, 取方寸匕, 酒和, 日三服.

妊娠嘔吐不止, 乾薑人參半夏丸主之.

乾薑人參半夏丸方:

乾薑　人參各一兩　半夏二兩

上三味, 末之, 以生薑汁糊爲丸, 如梧子大, 飲服十丸, 日三服.

妊娠, 小便難, 飲食如故, 當歸貝母苦參丸主之.

當歸貝母苦參丸方:

當歸　貝母　苦參各四兩

上三味, 末之, 煉密爲丸, 如小豆大, 飲服三丸, 加至十丸.

妊娠有水氣, 身重, 小便不利, 灑淅惡寒, 起即頭眩, 葵子茯苓散主之.

葵子茯苓散方:

葵子一升　茯苓三兩

上二味, 杵爲散, 飲服方寸匕, 日三服, 小便利則愈.

婦人妊娠宜常服, 當歸散主之.

當歸散方:

當歸　黃芩　芍藥　芎藭各一斤　白朮半斤

上五味, 杵爲散, 酒飲服方寸匕, 日再服, 妊娠常服即易産, 胎無苦疾, 産後百病悉主之.

妊娠, 養胎, 白朮散主之.

白朮散方:

白朮　芎藭　蜀椒三分(去汗)　牡蠣

上四味, 杵爲散, 酒服一錢匕, 日三服, 夜一服. 但苦痛, 加芍藥; 心下毒痛, 倍加芎藭; 心煩吐痛, 不能食飮, 加細辛一兩半夏大者二十枚, 服之後更以醋漿水服之; 若嘔, 以醋漿水服之; 復不解者, 小麥汁服之; 已後渴者, 大麥粥服之, 病雖愈, 服之勿置.

婦人傷胎懷身, 腹滿不得小便, 從腰已下重, 如有水氣狀, 懷身七月, 太陰當養不養, 此心氣實, 當刺瀉勞宮及關元, 小便微利則愈.

21 / 婦人産後病脈證併治
第二十一
제 이 십 일

이 편에서는 산후의 여러 가지 병을 열거하고, 그 치료법 등을 언급하고 있다.

[제1조. 산후에는 경병(痙病), 상기(上氣), 변비 등의 병증을 나타내기 쉽다. 산후에는 혈허(血虛)가 된다. 혈허가 되면 양이 왕성해진다. 양이 왕성해지면 땀이 난다. 이렇게 땀이 났을 때에 바람을 쐬면 경병 즉, 근육이 경련을 일으키는 병에 걸린다. 한(寒)에 노출되면 냉해져서 상기하고 머리에서만 땀이 나게 되며, 구토할 것 같은 느낌이 들어 식욕이 없어진다. 또한 혈허가 있는데다 땀이 나기 때문에 진액이 부족해져서 변비가 된다. 맥은 미(微)하고 약(弱)이 된다. 이러한 산후의 병증이 있을 때에 변비가 있고 구토할 것 같은 느낌이 들며, 식욕이 없는 것이 중심이라면 소시호탕(小柴胡湯)이 주치한다.]

변비는 내열(內熱) 때문이다. 머리에 땀이 나는 것은 한병(寒病)이 아니라는 말이다.

[제2조. 소시호탕을 복용해 식욕이 생겼지만 7, 8일째 무렵에 발열을 하

는 경우에는 혈허에 의한 발열이 아니라 위실(胃實)에 의한 열이다. 대승기탕(大承氣湯)이 주치한다.]

음식을 먹음으로써 혈허가 보충된다. 따라서 보통은 발열을 하지 않는다. 그런데 식욕이 있는데도 발열하는 것이므로 이것은 양명내실(陽明內實)로 인한 열이라 생각하고 승기탕류를 쓴다.

혈허에 의한 발열은 체온계로 측정하면 미열(微熱)이지만, 신체나 손발이 달아오르고 신체 전체나 머리에서 땀이 나는 것이 특징이다.

[제3조. 산후에 복통을 느끼는 경우 당귀생강양육탕(當歸生薑羊肉湯)이 주치한다. 또한 이 처방은 한병(寒病)이나 허로(虛勞)에도 효과가 있다.]

산후에는 복통이 잘 나타난다. 그 병리를 크게 나누면 세 가지 형태가 있다. 그 하나인 피의 부족에 의한 복통을 치료하는 것이 이 처방이다. 피가 부족해져서 냉하고, 그로 인하여 아플 때에 이 처방을 쓴다.

지실작약산증(枳實芍藥散證)
[제4조. 산후에 복통이 있어 옆으로 누워 있을 수 없는 경우에는 지실작약산이 주치한다.]
[지실작약산방(枳實芍藥散方)
지실 작약 각 등분
이 두 가지 재료를 분말로 만든 후, 한 번에 2g씩 하루 세 번 복용한다. 또한 이 처방은 옹농(癰膿)에도 효과가 있다.]

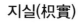

지실(枳實)

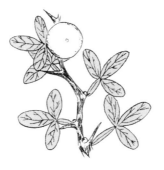

지실은 복통이나 종기에 효과가 있다

이 처방은 같은 복통이라도 혈허에 의한 것에 쓴다. 옹(癰)에 쓰는 경우에도 부자제(附子劑)와는 반대되는 혈허(음허)에 쓴다. 이때엔 발열, 구갈도 있다.

하어혈탕증(下瘀血湯證)

[제5조. 산후의 복통은 지실작약산으로 치료하는 일이 많다. 그러나 이것으로도 치유되지 않는 이유는 뱃속에 어혈이 있는 것이므로 하어혈탕이 주치한다.]

[하어혈탕방(下瘀血湯方)

대황(大黃) 3g, 도인(桃仁) 2.4g, 자충(蟅蟲) 4g

이 세 가지 재료를 분말로 만든 후, 꿀로 반죽하여 4환으로 하여 술 40cc에 1환을 달여서 한 번에 마신다. 이 약을 복용하면 하혈한다.]

지실작약산을 써도 낫지 않는 복통은 혈실(血實)에 의한 것이다. 이 처방으로 설사를 시킨다. 이 처방은 불면, 광상(狂狀) 등의 증상이 나타나는 경우에도 쓴다.

[제6조. 산후 7, 8일째 무렵에 태양병증(太陽病證)이 없고 아랫배가 아픈 이유는 오로(惡露) 즉, 산후에 배출되어야 할 피가 나오지 않았기 때문인데, 이는 열이 리(裏)에 모여 있는 것이다. 이러한 때에는 변비가 있는데, 참을 수 없이 고통스럽고 발열하며 저녁이 될수록 증상이 악화된다. 맥은 실(實)이다. 대승기탕이 주치한다. 만약 과식에 의해 생긴 복통이라면 밤이 되면 낫는다.]

산후의 복통에 양명내실증인 것도 있다는 말이다. 그 경우에 태양병증(표증)이 없어야 한다는 것이 조건이다.

[제12조. 산후에 체력이 약해지고, 배가 땅기며 뭔가가 찌르는 것처럼 아프고, 그 통증이 허리나 등에까지 울리며 식욕이 없는 경우에는 당귀건중탕(當歸建中湯)이 주치한다. 또한 이러한 병증이 없더라도 산후 1개월 정도는 이 처방을 하루에 4, 5제(劑) 복용시키면 건강해진다.]
[당귀건중탕방(當歸建中湯方)
당귀 4g, 계지 3g, 작약 6g, 생강 3g, 감초 2g, 대조 3g
이 여섯 가지 재료를 물 400cc에 넣어 120cc가 되도록 달인 후, 하루 세 번에 나누어 따뜻하게 마신다. 만약 상당히 심하게 약해져 있을 경우에는 교이(膠飴) 6g을 첨가한다. 또한 출혈이 있는 경우에는 아교(阿膠) 2g, 지황(地黃) 6g을 첨가하여 쓴다.]

혈허 때문에 원기가 없어지고 복통·요통이 있으며, 손발이 달아오르고, 입이 마르며, 피로를 쉽게 느낄 때 이 처방을 쓴다. 또한 산후에는 혈허가 되므로 무조건 이 처방을 쓴다. 이 처방은 위, 십이지장 궤양에도 쓸 수 있다.

[제7조. 산후에 감기에 걸렸기 때문에 두통, 발열, 오한, 땀이 나고 건구(乾嘔: 마른 구토−역주)가 있는 경우에는 계지탕이 주치한다.]

죽엽탕증(竹葉湯證)

[제8조. 산후에 감기에 걸려 발열하고 얼굴이 붉어지고 말할 때 그르렁거리고 두통을 느끼는 경우는 죽엽탕이 주치한다.]

[죽엽탕방(竹葉湯方)

죽엽 1g, 갈근(葛根) 3g, 방풍(防風) 길경(桔梗) 계지 인삼 감초 각 1g, 부자 0.2g, 대조 5g, 생강 5g

이 열 가지 재료를 물 400cc에 넣어 100cc가 되도록 달인 후, 세 번에 나누어 따뜻하게 마신다. 만약 목덜미가 뻐근해지는 것 같으면 부자(附子) 0.1g을 첨가한다. 구토할 것 같은 느낌이 들면 반하 5g을 첨가하여 쓴다.]

산후에는 땀이 잘 나므로 방심했다가는 감기에 걸린다. 그 때에 계지탕증을 나타내는 경우도 있지만, 원래 혈허가 있기 때문에 상기해서 두통을 느끼고, 홍안이 되며, 말할 때 헐떡이며 그르렁거리는 경우가 있다. 그와 같을 때에 이 처방을 쓴다.

죽피대환증(竹皮大丸證)

[제9조. 산후에 유방 속에 응어리가 생기고 그로 인하여 참을 수 없을 정

도로 고통스럽고 구토하는 경우에는 죽피대환이 주치한다.]

　[죽피대환방(竹皮大丸方)

　죽여(竹茹) 2분(分), 석고(石膏) 2분, 계지 1분, 감초 7분, 백미(白薇) 1분

　이 다섯 가지 재료를, 대추를 삶아 그 살로 2g의 환제로 만들어 하루 다섯 번, 한 번에 1환을 복용한다.]

　이 처방은 산후에 모유를 충분히 짜내지 않았기 때문에 생겨난 응어리에 쓴다.

백두옹가감초아교탕증(白頭翁加甘草阿膠湯證)

　[제10조. 산후에 설사를 하여 극도로 약해진 경우에는 백두옹가감초아교탕이 주치한다.]

　[백두옹가감초아교탕방(白頭翁加甘草阿膠湯方)

　백두옹 감초 아교 각 2g, 주피(奏皮), 황련(黃連), 황백(黃柏) 각 3g

　이 여섯 가지 재료 중에서 아교를 제외한 다섯 가지 재료를 물 280cc에 넣어 100cc가 되도록 달인 후, 아교를 녹여서 세 번에 나누어 따뜻하게 마신다.]

　산후에는 혈허가 된다. 그로 인하여 음허내열(陰虛內熱)이 된다. 내열이 표(表)로 나오려고 하면 땀을 내거나 발열한다. 내열이 리(裏)에 몰리면 설사가 된다. 구갈이 반드시 있다.

삼물황금탕증(三物黃芩湯證)

　[제11조. 산후에 손발이 달아오르고 두통을 느끼는 경우에는 소시호탕이

주치하고, 두통이 없을 때에는 삼물황금탕이 주치한다.]

　　[삼물황금탕방(三物黃芩湯方)

　　황금 1g, 고삼 2g, 지황 4g

　　이 세 가지 재료를 물 240cc에 넣어 80cc가 되도록 달인 후, 한 번에 40cc
를 따뜻하게 마신다.]

　　산후에는 혈허 때문에 손발이 화끈거리게 된다. 그때에 이 처방을 쓴다.
단, 두통을 느끼는 것 같다면 바람을 쏘였기 때문이거나 내열이 정체되었
기 때문이다. 요컨대 열이 혈실(血實)에 들어가려는 것이므로 소시호탕을
쓴다.

婦人産後病脈證併治 第二十一

問曰: 新産婦人有三病. 一者病痙, 二者病鬱冒, 三者大便難, 何謂也? 師曰:
新産血虛, 多汗出, 喜中風, 故令病痙. 亡血復汗, 寒多, 故令鬱冒. 亡津液, 胃
燥, 故大便難. 産婦鬱冒, 其脈微弱, 嘔不能食, 大便反堅, 但頭汗出; 所以然
者, 血虛而厥, 厥而必冒, 冒家欲解, 必大汗出, 以血虛下厥, 孤陽上出, 故頭
汗出; 所以産婦喜汗出者, 亡陰血虛, 陽氣獨盛, 故當汗出, 陰陽乃復. 大便堅,
嘔不能食, 小柴胡湯主之.
病解能食, 七八日更發熱者, 此爲胃實, 大承氣湯主之.
産婦腹中㽲痛, 當歸生薑羊肉湯主之. 並治腹中寒疝, 虛勞不足.
産後腹痛, 煩滿不得臥, 枳實芍藥散主之.
枳實芍藥散方:
枳實(燒令黑, 勿太過) 芍藥等分
上二味, 杵爲散, 服方寸匕, 日三服, 並主癰膿, 以麥粥下之.
師曰: 産婦腹痛, 法當以枳實芍藥散, 假令不愈者, 此爲腹中有乾血著臍下,

宜下瘀血湯主之. 亦主經水不利.

下瘀血湯方:

大黃三兩 桃仁二十枚 䗪蟲二十枚(熬, 去足)

上三味, 末之, 煉蜜和爲四丸, 以酒一升, 煎一丸, 取八合, 頓服之, 新血下如豚肝.

産後七八日, 無太陽證, 少腹堅痛, 此惡露不盡; 不大便, 煩躁發熱, 切脈微實, 再倍發熱, 日晡時煩躁者, 不食, 食則譫語, 至夜即愈, 宜大承氣湯主之. 熱在裏, 結在膀胱也.

産後風, 續之數十日不解, 頭微痛, 惡寒, 時時有熱, 心下悶, 乾嘔汗出, 雖久, 陽旦證續在耳, 可與陽旦湯.

産後中風, 發熱, 面正赤, 喘而頭痛, 竹葉湯主之.

竹葉湯方:

竹葉一把 葛根三兩 防風 桔梗 桂枝 人參 甘草各一兩 生薑五兩 大棗十五枚 附子(一枚, 炮)

上十味, 以水一斗, 煮取二升半, 分溫三服, 溫覆使汗出. 頸項强用大附子一枚, 破之如豆大, 前藥揚去沫; 嘔者, 加大半夏半升洗.

婦人乳中虛, 煩亂, 嘔逆, 安中益氣, 竹皮大丸主之.

竹皮大丸方:

生竹茹二分 石膏二分 桂枝一分 甘草七分 白薇一分

上五味, 末之, 棗肉和丸彈子大, 以飲服一丸, 日三, 夜二服. 有熱者, 倍白薇; 煩喘者, 加柏實一分.

産後下利虛極, 白頭翁加甘草阿膠湯主之.

白頭翁加甘草阿膠湯方:

白頭翁二兩 秦皮三兩 黃連三兩 柏皮三兩 甘草二兩 阿膠二兩

上六味, 以水七升, 煮取二升半, 內膠, 令消盡, 分溫三服.

《千金》三物黃芩湯, 治婦人在草蓐, 自發露得風, 四肢苦煩熱, 頭痛者, 與小柴胡湯, 頭不痛但煩者, 此湯主之.

三物黃芩湯方:

黃芩一兩 苦參二兩 乾地黃四兩

上三味, 以水八升, 煮取二升, 溫服一升, 多吐下蟲.

《千金》內補當歸建中湯, 治婦人産後虛羸不足, 腹中刺痛不止, 吸吸少氣, 或苦少腹中急, 摩痛引腰背, 不能食飲, 産後一月日, 得服四五劑爲善, 令人强壯宜.

當歸建中湯方:

當歸四兩　桂枝三兩　芍藥六兩　生薑三兩　甘草二兩　大棗十二枚

上六味, 以水一斗, 煮取三升, 分溫三服, 一日令盡, 若大虛, 加飴糖六兩, 湯成內之, 於火上暖令飴消. 若去血過多崩傷內衄不止, 加地黃六兩阿膠二兩, 合八味, 湯成內阿膠, 若無當歸, 以芎藭代之, 若無生薑, 以乾薑代之.

22 / 婦人雜病脈證併治
부인잡병맥증병치

第二十二
제 이 십 이

　[제8조. 부인의 병이라는 것은 과로 등으로 허해짐으로써 한기가 많아지고 기(氣)의 순환이 나빠져 그로 인하여 월경불순이 된 것이다. 한기가 계속되면 피의 순환도 나빠지고 자궁의 기능이 나빠지며, 경락의 흐름도 나빠진다. 그로 인하여 상초에 응어리가 생기면 타액이나 가래를 내뱉게 되며 그것이 오래 되면 폐옹병(肺癰病)이 되어 신체가 마른다.

　중초에 응어리가 생기면 배꼽 부위가 아프다. 또는 양쪽 옆구리에 통증이 있는데 그 통증이 폐장까지 울린다. 또는 열이 속에 정체되어 관원혈(關元穴: 하복부) 근처가 아프고, 옹(癰)도 없는데 맥이 삭(數)이 되며, 피부가 거칠거칠해진다. 이러한 상태는 부인뿐만 아니라 남성에게도 나타나는 경우가 있다.

　하초에 응어리가 있고 아직 무겁지 않은 경우에는 월경불순, 음부의 통증, 아랫배의 냉함, 허리부터 발에 이르기까지의 통증, 서혜부(鼠蹊部)나 무릎 통증 등의 증상이 나타나고, 갑자기 흥분하면서 현기증이 난다. 또는 근심하여 심하게 우울해지기도 하고 안절부절못하고 초조해하며 화를 잘 내게 된다. 이것들은 정신적인 병이 아니라 월경불순으로 인한 병이다. 이러한 상태가 계속되면 신체는 야위고 냉해지며 맥은 허해진다.

　부인의 병이라는 것은 여러 가지로 변화하므로 맥의 음양의 허(虛)·실

(實)·긴(緊)·현(弦) 등을 충분히 구별하여 침(鍼)·뜸(灸)·약(藥)으로 치료하면 상당히 중증이라도 치유된다. 병증은 같아 보여도 원인에 따라 맥은 다르다.]

이 조문은 이 편의 제8조에 있는 것인데, 부인병의 총론(總論)이라고도 해야 할 것 같아서 첫머리에 기재해봤다. 부인병의 원인은 한(寒)이 주된 것이며, 월경불순으로부터 여러 가지 병증을 나타내는 것 같다. 그러한 부인병의 치료법 등을 언급한 것이 이 편이다.

[제1조. 부인이 열병에 걸린 후 7, 8일째 무렵에 발열, 오한이 시간을 한정지어 나타나게 되고, 내조(來潮)하고 있던 월경이 갑자기 멈춘 것은 열이 혈실(血室)에 들어갔기 때문이다. 소시호탕(小柴胡湯)이 주치한다.]

[제2조. 부인이 열병에 걸려 발열하였을 때와 월경 때가 겹쳐진 경우, 낮에는 정상적이지만 저녁이 되면 헛소리를 하며, 마치 미친 사람처럼 변하는 경우가 있다. 이것은 열이 혈실에 들어갔기 때문이다. 발한, 구토, 설사 등의 치료를 가하지 않는다면 저절로 치유된다.]

[제3조. 부인이 열병에 걸려서 발열, 오한이 있을 때, 월경이 예정보다 빨리 시작되었다. 그 후 7, 8일이 지나 열이 사라지고 맥이 느려지며, 신체도 약간 냉해졌지만 흉협부(胸脇部)가 당겨서 결흉증(結胸症)처럼 되고 헛소리를 하는 것은 열이 혈실에 들어간 것이다. 기문혈(期門穴)을 찔러서 그 열을 쏟아내면 좋다.]

[제4조. 양명병(陽明病)에 걸려 항문에서 하혈을 하고, 헛소리를 하는 것은 열이 혈실에 들어갔기 때문이다. 만약 머리에서 땀이 나는 것 같으면 간실(肝實)이다. 기문혈을 찔러 그 열을 쏟아내면 축축하게 땀이 나고 낫게

된다.]

이러한 조문은 열이 혈실에 들어간 경우의 증상 등을 말한 것이다. 혈실(血室)이란 일반적으로 자궁이라고 말한다. 그러나 간경(肝經)의 피에 열을 가졌다고도 할 수 있다.

산후에 음허로부터 발열하고, 그 열이 간경에 가득 차는 경우가 있다. 또한 중풍, 상한 등의 열병에 의해서 열이 가득 차는 경우도 있다. 혈실의 열은 월경을 함으로써 빠져나간다. 그러나 월경을 함으로써 허해졌기 때문에 오히려 열이 가득 차게 되는 경우도 있다. 제1조는 전자(前者), 제2, 3조는 후자(後者)의 경우를 말하고 있다. 치료약은 시호제(柴胡劑)다. 간단히 말하자면 월경과 감기 등의 열이 얽혀 있을 때 시호제를 쓰는 것이다.

반하후박탕증(半夏厚朴湯證)
[제5조. 인후에 마치 구운 고기조각이라도 걸린 것 같은 느낌이 드는 경우에는 반하후박탕이 주치한다.]
[반하후박탕방(半夏厚朴湯方)
반하 10g, 후박 3g, 복령 4g, 생강 5g, 자소엽(紫蘇葉) 2g
이 다섯 가지 재료를 물 280cc에 넣고 160cc가 되도록 달인 후, 하루 네 번에 나누어 따뜻하게 마신다.]

이 처방은 하루 종일 인후가 아릿하고, 그로 인하여 기침이 나서 기분이 별로 좋지 않을 때에 쓴다. 또한 환자가 아릿한 것이 아니라 작은 구슬이 인후에 막혀 있는 것 같은 느낌이라고 호소하는 경우도 있다. 또한 심장 하부의 막힘, 복만(腹滿) 등도 있다.

감맥대조탕증(甘麥大棗湯證)

[제6조. 부인이 아랫배의 불쾌감을 호소하고, 갑자기 울기도 하고 웃기도 하며, 하품을 자주 하는 것 같은 경우에는 감맥대조탕이 주치한다.]

[감맥대조탕방(甘麥大棗湯方)

감초 3g, 소맥(小麥) 14g, 대조 3g

이 세 가지 재료를 물 240cc에 넣어 120cc가 되도록 달인 후, 세 번에 나누어 따뜻하게 마신다. 이 처방은 비기(脾氣)를 보충한다.]

산후에 무리를 하면 이러한 증상을 보일 경우가 있다. 또 한밤에 잘 우는 소아에게도 잘 쓴다.

온경탕증(溫經湯證)

[제9조. 질문: 부인이 50세 무렵이 되어 설사를 하는데 수십일 동안이나 멈추지 않고, 저녁이 되면 발열하고, 아랫배가 당기며 경련을 일으키고, 손바닥이 달아오르고 입술이 건조해지는 이유는 왜입니까?

대답: 이것은 유산 등에 의해서 아랫배에 어혈이 정체되고 월경불순이 생겨 일어나는 병입니다. 입술이 건조해지고 손바닥이 후끈 달아오름으로써 어혈이 있는 것을 알 수 있습니다. 온경탕이 주치합니다.]

[온경탕방(溫經湯方)

오수유 3g, 당귀 천궁 작약 인삼 계지 아교 목단피 생강 감초 각 2g, 반하 5g, 맥문동 10g

이 열두 가지 재료를 물 400cc에 넣어 120cc가 되도록 달인 후, 세 번에 나누어 따뜻하게 마신다. 이 처방은 아랫배가 냉해져서 임신이 잘 되지 않을 때나 부정출혈(不正出血), 월경불순에도 효과가 있다.]

이 처방의 결정적 단서는 손바닥이 달아오르는 것과 입술이 건조한 것이다. 나이가 50세로 국한되는 것은 아니다. 손바닥의 각화(角化)나 불임(不姙) 등에 잘 쓴다. 또한 혈허로 인하여 설사를 할 때나 저녁에 발열할 때에도 쓴다.

토과근산증(土瓜根散證)

[제10조. 월경불순이 되고 아랫배가 당기는 것 같은 경우에는 토과근산이 주치한다.]

[토과근산방(土瓜根散方)

토과근 작약 계지 자충(蟅蟲) 각 3분(分)

이 네 가지 재료를 분말로 만들어서 한 번에 2g씩 하루 세 번 술로 복용한다.]

이 처방은 음부습진(陰部濕疹), 칸디다(candida), 트리코모나스(trichomonas, 원생동물 편모충류에 속하는 기생충의 총칭) 등에 의한 질염(膣炎), 방광염(膀胱炎), 요도염(尿道炎), 귀두염(龜頭炎) 등에 잘 쓰인다. 위장장애만 주의한다면 다른 증상에 상관없이 쓸 수 있다.

선복화탕증(旋覆花湯證)

[제11조. 촌구(寸口)의 맥이 현(弦)이고 대(大)인 경우, 현은 양허 때문에, 대는 혈허 때문에 나타난다. 이 양허와 혈허가 함께 생기면 부인은 유산이나 하혈을 일으키기 쉽다. 이러한 경우에는 선복화탕이 주치한다.]

[선복화탕방(旋覆花湯方)

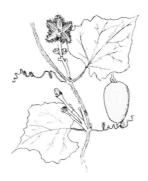

쥐참외(토과근±瓜根)

토과근은 맛이 쓰지만 대하(帶下)에 효과가 있다

선복화 3g, 파 1촌(寸), 신강(新絳) 약간

이 세 가지 재료를 물 120cc에 넣어 40cc가 되도록 달인 후, 한 번에 다 먹는다.]

이 처방은 오장풍한적취병(五臟風寒積聚病) 중의 간착(肝着)에도 쓰인다. 부인이 출혈하여 지쳐 있거나 다른 약으로는 치료하기 힘들 때에 쓴다.

대황감수탕증(大黃甘遂湯證)

[제13조. 산후에 아랫배가 부풀어 오르고, 소변이 잘 나오지 않으며, 입이 마르지 않는 것은 피와 물이 혈실(血室)에 정체되어 있는 것이다. 대황감수탕이 주치한다.]

[대황감수탕방(大黃甘遂湯方)

대황 4g, 감수 2g, 아교 2g

이 세 가지 재료를 물 120cc에 넣어 40cc가 되도록 달인 후에 한 번에 다 마신다. 이 처방을 복용하면 하혈(下血)한다.]

이 처방은 산후에 아랫배가 부풀어 오르고, 소변이 기분 좋게 나오지 않을 때에 쓴다. 그다지 잘 쓰이지 않는 처방이다. 산후의 이상에는 우선 당귀산(當歸散), 당귀작약산(當歸芍藥散)을 쓰는 경우가 많은 것 같다.

[제14조. 월경이 폐지(閉止)한 경우에는 저당탕(抵當湯)이 주치한다. 또한 남자의 방광염과 같은 것도 주치한다.](《상한론》참조)

이 처방은 어혈증에 쓰는 것이 당연하지만, 얼핏 보아 수독증(水毒症)이라고 생각되는 방광염이나 요도염에도 쓴다. 요컨대 임병(淋病)에는 저령탕류(猪苓湯類)로 좋아지는 것과 어혈제(瘀血劑)로 좋아지는 것이 있다.

반석환증(礬石丸證)

[제15조. 월경이 폐지(閉止)되었기 때문에 자궁이 단단해진 것 같은 느낌이 있는 것은 어혈이 있기 때문이다. 흰색의 대하(帶下)가 있는 경우에는 반석환이 주치한다.]

[반석환방(礬石丸方)

반석 3g, 행인 1g

이 두 가지 재료를 분말로 만든 후, 꿀로 반죽하여 대추씨 정도의 크기로 둥글게 만들어서 하루 한 번 질(膣) 속에 삽입한다. 중증일 때에는 하루 두 번 삽입한다.]

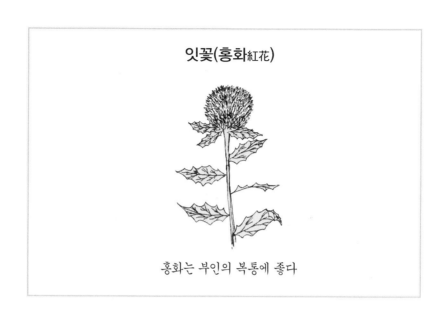

잇꽃(홍화紅花)

홍화는 부인의 복통에 좋다

이 처방은 질좌약(膣坐藥)이다. 흰색 우유 상태의 대하가 있는 혈허의 사람에게 사용한다.

홍람화주증(紅藍花酒證)

[제16조. 부인이 현기증, 두통, 어깨 결림, 흥분, 복통 등을 호소하는 경우에는 홍람화주가 주치한다.]

[홍람화주방(紅藍花酒方)

홍화(紅花) 1g 정도를 술 100cc 정도에 넣어 50cc가 되도록 달인 후, 그 절반을 복용한다. 그래도 낫지 않으면 다시 복용한다.]

이 처방은 부인이 배가 찌르듯이 아프다고 호소할 때에 이용하면 효과가 있다. 통증은 대부분의 경우가 한기(寒氣)로부터 오는 것 같다.

사상자인증(蛇床子仁證)

[제20조. 사상자인산은 음중(陰中)을 따뜻하게 만드는 좌약(坐藥)이다.]

[사상자인산방(蛇床子仁散方)

사상자인을 분말로 만든 후, 쌀가루와 섞어서 대추 크기 정도를 면(綿)에 싸서 질내(膣內)에 삽입한다.]

이 처방은 질내가 냉할 때에 쓴다. 불감증에 쓰면 효과가 있는 것 같다. 똑같은 좌약이라도 반석환과는 한열(寒熱)이 반대인 경우에 이용한다.

낭아탕증(狼牙湯證)

[제21조. 척중(尺中)의 맥이 활(滑)·삭(數)이면 음중(陰中)에 상처가 있다. 음중의 상처나 짓무름은 낭아탕으로 씻어주는 것이 좋다.]

[낭아탕방(狼牙湯方)

낭아 3g

이 한 가지 재료를 물 160cc에 넣어 20cc가 되도록 달인 후, 이것을 면에 적셔서 질 속을 닦는다. 하루 네 번 정도 닦는다.]

척중이 활(滑)·삭(數)인 것은 하초에 열이 있기 때문이다. 열로 인하여 음부가 짓무르고 가려운 것 같을 때에 이 처방을 쓴다.

[제23조. 소아감충식치방(小兒疳蟲蝕齒方)

웅황(雄黃) 정력(葶藶) 등분

이 두 가지 재료를 가루로 만든 후, 돼지기름과 잘 섞어서 성냥머리 정도의 크기를 회화나무 가지에 붙여서 불로 구운 후에 치아 속에 넣는다.]

이 처방은 충치로 인한 통증을 멈추게 하는 약이다.

이 편 속에는 당귀작약산, 소건중탕, 팔미환도 기재되어 있지만, 이미 앞에서 언급했기 때문에 생략했다. 이 편 속에 기재되어 있는 각 약의 처방은 증상 등이 간단하여 쓰기 쉬울 것으로 생각된다. 또한 병리를 생각하면 남성에게도 사용할 수 있다.

婦人雜病脈證併治 第二十二

婦人中風七八日, 續來寒熱, 發作有時, 經水適斷, 此爲熱入血室. 其血必結, 故使如瘧狀, 發作有時, 小柴胡湯主之.

婦人傷寒發熱, 經水適來, 晝日明了, 暮則譫語, 如見鬼狀者, 此爲熱入血室, 治之無犯胃氣及上二焦, 必自愈.

婦人中風, 發熱惡寒, 經水適來, 得七八日, 熱除脈遲, 身涼和, 胸脅滿, 如結胸狀, 譫語者, 此爲熱入血室也, 當刺期門, 隨其實而取之.

陽明病, 下血譫語者, 此爲熱入血室, 但頭汗出, 當刺期門, 隨其實而瀉之, 濈然汗出者愈.

婦人咽中如有炙臠, 半夏厚朴湯主之.

半夏厚朴湯方:

半夏一升 厚朴三兩 茯苓四兩 生薑五兩 乾蘇葉二兩

上五味, 以水七升, 煮取四升, 分溫四服, 日三, 夜一服.

婦人藏躁, 喜悲傷欲哭, 象如神靈所作, 數欠伸, 甘麥大棗湯主之.

甘麥大棗湯方:

甘草三兩 小麥一升 大棗十枚

上三味, 以水六升, 煮取三升, 溫分三服, 亦補脾氣.

婦人吐涎沫, 醫反下之, 心下即痞, 當先治其吐涎沫, 小青龍湯主之. 涎沫止, 乃治痞, 瀉心湯主之.

婦人之病, 因虛積冷結氣, 爲諸經水斷絶, 至有歷年, 血寒, 積結胞門, 寒傷經絡, 凝堅在上, 嘔吐涎唾, 久成肺癰, 形體損分. 在中: 盤結, 繞臍寒疝; 或兩脅疼痛, 與藏相連; 或結熱中, 痛在關元, 脈數無瘡, 肌若魚鱗, 時著男子, 非止女身. 在下: 未多, 經候不勻, 令陰掣痛, 少腹惡寒, 或引腰脊, 下根氣街, 氣衝急痛, 膝脛疼煩, 奄忽眩冒, 狀如厥癲, 或有憂慘, 悲傷多嗔, 此皆帶下, 非有鬼神, 久則羸瘦, 脈虛多寒. 三十六病, 千變萬端, 審脈陰陽, 虛實緊弦, 行其針藥, 治危得安; 其雖同病, 脈各異源, 子當辨記, 勿謂不然.

問曰: 婦人年五十, 所病下利, 數十日不止, 暮即發熱, 少腹裏急, 腹滿, 手掌煩熱, 脣口乾燥, 何也? 師曰: 此病屬帶下, 何以故? 曾經半產, 瘀血在少腹不去. 何以知之? 其證脣口乾燥, 故知之. 當以溫經湯主之.

溫經湯方:

吳茱萸三兩　當歸　芎藭　芍藥　人參　桂枝　阿膠　牡丹皮(去心)　生薑　甘草各二兩　半夏半升　麥門冬一升(去心)

上十二味, 以水一斗, 煮取三升, 分溫三服. 亦主婦人少腹寒, 久不受胎, 兼取崩中去血, 或月水來過多, 及至期不來.

帶下經水不利, 少腹滿痛, 經一月再見者, 土瓜根散主之.

土瓜根散方:

土瓜根　芍藥　桂枝　蟅蟲各三兩

上四味, 杵爲散, 酒服方寸匕, 日三服.

寸口脈弦而大, 弦則爲減, 大則爲芤; 減則爲寒, 芤則爲虛, 寒虛相搏, 此名曰革. 婦人則半產漏下, 旋覆花湯主之.

旋覆花湯方:

旋覆花三兩　蔥十四莖　新絳少許

上三味, 以水三升, 煮取一升, 頓服之.

婦人陷經漏下, 黑不解, 膠薑湯主之.

婦人少腹滿如敦狀, 小便微難而不渴, 生後者, 此爲水與血俱結在血室也, 大黃甘遂湯主之.

大黃甘遂湯方:

大黃四兩　甘遂二兩　阿膠二兩

上三味, 以水三升, 煮取一升, 頓服之, 其血當下.

婦人經水不利下, 抵當湯主之.

婦人經水閉不利, 藏堅癖不止, 中有乾血, 下白物, 礬石丸主之.

礬石丸方:

礬石三分(燒)　杏仁一分

上二味, 末之, 煉蜜和丸如棗核大, 內藏中, 劇者再內之.

婦人六十二種風, 及腹中血氣刺痛, 紅藍花酒主之.

紅藍花酒方:

紅藍花一兩

上一味, 以酒一大升, 煎減半, 頓服一半, 未去再服.

婦人腹中諸疾痛, 當歸芍藥散主之.

婦人腹中痛, 小建中湯主之.

問曰: 婦人病, 飮食如故, 煩熱不得臥, 而反倚息者, 何也? 師曰: 此名轉胞,
不得溺也. 以胞系了戾, 故致此病, 但利小便則愈, 宜腎氣丸主之.

腎氣丸方:

乾地黃八兩　薯蕷四兩　山茱萸四兩　澤瀉三兩　茯苓三兩　牡丹皮三兩　桂枝一兩
附子一兩(炮)

上八味, 末之, 煉蜜和丸, 梧子大, 酒下十五丸, 加至二十五丸, 日再服.

蛇床子散方, 溫陰中坐藥.

蛇床子散方:

蛇床子仁

上一味, 末之, 以白粉少許, 和合相得, 如棗大, 綿裏內之, 自然溫.

少陰脈滑而數者, 陰中卽生瘡, 陰中蝕瘡爛者, 狼牙湯洗之.

狼牙湯方:

狼牙四兩

上一味, 以水四升, 煮取半升, 以綿纏筯如繭, 浸湯瀝陰中, 日四遍.

胃氣下泄, 陰吹而正喧, 此穀氣之實也, 膏髮煎導之.

小兒疳蟲蝕齒方:

雄黃　葶藶

上二味, 末之, 取臘月猪脂, 熔, 以槐枝綿裏頭, 四五枚, 點藥烙之.

23 / 雜療方
잡 료 방
第二十三
제 이 십 삼

이 책도 이제 서서히 마무리되고 있다. 이 편은 지금까지의 어느 편에도 속하지 않았던 병에 관하여 언급하고 있다. 주된 것을 정리해봤다.

시호음자증(柴胡飮子證)

[제1조. 시호음자는 오장(五臟)의 음허에 의한 열을 주치한다.]

[시호음자방(柴胡飮子方)

시호 백출 각 8g, 대복빈랑(大腹檳榔) 4개, 진피(陳皮) 생강 각 5g, 길경(桔梗) 7g

봄에는 백출을 빼고 지실 5g을 첨가한다. 여름에는 생강을 8g으로 늘리고 지실 5g, 감초 3g을 첨가한다. 가을에는 진피를 8g으로 한다.

이러한 재료를 잘게 썰어서 3일분으로 만든다. 그 하루 분을 물 120cc에 넣어 80cc가 되도록 달인 후, 세 번에 나누어 한 시간 간격으로 복용한다. 만약 신체가 나른하고 움직이기 힘들 때에는 감초를 약간 첨가하고 하루 분을 다시 3등분한다. 그 1회분을 물 40cc에 넣어 28cc가 되도록 달인 후 따뜻하게 마신다. 또한 그 2회분의 찌꺼기를 합한 후에 달여서 1회분으로 한다.]

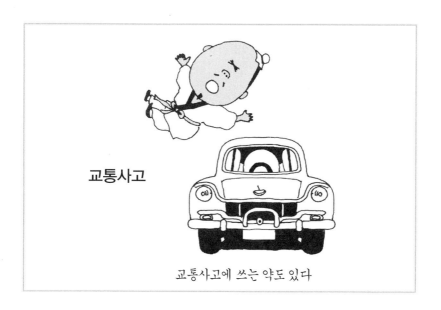

교통사고

교통사고에 쓰는 약도 있다

삼물비급환증(三物備急丸證)

[제3조. 식중독이나 원인불명의 병으로 배가 찌르듯이 아프고 경련을 일으켜서 이를 악물게 되는 것 같을 때에 이 처방을 사용한다.]

[삼물비급환방(三物備急丸方)

대황 건강 파두(巴豆) 각 1g

이 세 가지 재료 중에서 먼저 대황과 건강을 분말로 만든다. 다음에 대황과 건강으로 만든 분말을 뿌리면서 파두를 비벼 으깬다. 꿀로 반죽하여 대두(大豆)만한 크기의 환으로 만든 후 밀폐하여 저장한다. 이 처방을 3, 4환 복용하면 토하거나 설사하고 치유된다. 만약 이를 악물고 있는 경우에는 이를 부러뜨리고 복용시킨다.]

이 처방은 식중독이나 약물중독으로 괴로워하고 있을 때에 쓴다.

또한 파두, 행인(杏仁), 도인(桃仁)이 포함된 것을 환제로 만들 경우에는 이 처방에 기재되어 있는 방법을 이용한다.

[제5조. 갑자기 인사불성(人事不省)이 된 사람을 구하는 방법. 부추를 짠 즙을 코 속에 흘려 넣는다.]

[제6조. 갑자기 의식불명이 되어 신체에 열이 나는 사람을 구하는 방법. 반석(礬石) 80g을 물 6,000cc에 넣고 달여서 녹인 후, 환자의 발목부터 아래쪽을 그 탕에 담근다.]

이 처방은 중풍력절병(中風歷節病)편에도 기재되어 있다. 또한 반석은 구워서 분말로 만들어 사용한다.

[제11조. 가사상태(假死狀態)가 된 경우에 기(氣)를 넣는 방법. 창포 뿌리의 분말을 코에 불어넣어준다.]

환혼탕증(還魂湯證)
[제12조. 갑자기 인사불성이 되었을 때에는 환혼탕이 주치한다.]
[환혼탕방(還魂湯方)
마황 3g, 행인 3g, 감초 1g
이 세 가지 재료를 물 320cc에 넣어 120cc가 되도록 달인 후, 세 번에 나누어 따뜻하게 마신다.]
[제13조. 목을 매단 사람을 구하는 법. 아침에 목을 매단 것을 저녁에 발견한 경우에는 냉해져 있더라도 구제되는 경우가 많다. 저녁에 목을 매달아서 아침에 발견한 경우에는 구제하기 어렵다. 이것은 밤에는 음기가 많

기 때문일 것이다. 그러나 여름에는 밤도 짧고 낮에도 양기가 왕성하기 때문에 구제하기 쉽다. 또한 심장의 하부가 따뜻한 경우에는 하루 이상이 지났더라도 구제된다.

목을 매달고 있는 경우에는 천천히 안고서 내린다. 줄을 잘라서는 안 된다. 그 다음에 부드러운 이부자리에 눕히고, 한 사람이 발로 양쪽 어깨를 밟고, 머리카락을 잡아당긴다. 또한 다른 한 사람은 인공호흡을 한다. 다른 한 사람은 손이나 발을 어루만진다. 이것을 30분 동안 계속하면 호흡을 하기 시작하면서 눈을 뜬다. 그렇다고 해서 중지해서는 안 된다. 그리고 계지탕(桂枝湯)과 미음을 약간 먹이면 좋다.]

[제14조. 더위에 오랫동안 노출되어 쓰러지고 의식을 잃은 사람을 구하는 방법. 절대로 차게 해서는 안 된다. 배꼽을 중심으로 배를 따뜻하게 해주는 것이 좋다. 그 온도는 소변 온도 정도가 좋다.]

[제15조. 익사자(溺死者)를 구하는 방법. 신체를 재[灰]로 덮어준다.]

[제16조. 말이나 차에서 떨어져 골절이나 타박 입은 것을 다스리는 방법. 대황(大黃) 1g, 비백(緋帛) 손바닥 크기만한 것, 난발(亂髮) 계란 크기만한 것, 오래 사용해서 낡은 포건(布巾)을 사방 1척 정도, 패포(敗蒲) 3촌(三寸) 정도를 한 줌, 도인(桃仁) 3g, 감초 2g.

이 일곱 가지 재료 중에서 비백, 난발, 포건 세 가지를 검게 태운다. 거기에 다른 약물을 첨가하고 어린아이의 소변을 받아 적당량으로 달인다. 펄펄 끓어오르면 술 40cc와 대황을 넣어 절반 정도가 될 때까지 달인다.]

이 처방은 교통사고 때에 쓰는 명약(名藥)이다. 흥미가 있다면 연구해보기 바란다. 후세(後世)의 처방으로서 타박일방(打撲一方)이라는 것이 있는데, 그 처방을 뛰어넘는 효과가 있다. 특히 두부(頭部)의 타박에는 이 처방이 효과가 좋다. 그리고 이 처방을 복용하면 커피색 소변이 나오는 경우가 있다. 그러나 이것은 내출혈(內出血)했던 어혈(瘀血)이 나오는 것이므로 걱정할 필요는 없다. 소변이 나오면 통증도 사라지고 해열되므로 상쾌해진다.

雜療方 第二十三

退五藏虛熱,四時加減柴胡飮子方.
四時加減柴胡飮子方:
冬三月加: 柴胡八分 白朮八分 陳皮五分 大腹檳榔四枚(並皮子) 生薑五分 桔梗七分
春三月加: 枳實, 減白朮, 共六味.
夏三月加: 生薑三分 枳實五分 甘草三分, 共八味.
秋三月加: 陳皮三分, 共六味.
上各咬咀, 分爲三貼, 一貼以水三升, 煮取二升, 分溫三服. 如人行四五里進一服. 如四體壅, 添甘草少許, 每貼分作三小貼, 每小貼以水一升, 煮取七合溫服, 再合滓爲一服, 重煮都成四服.
長服訶黎勒丸方:
訶梨勒 陳皮 厚朴各三兩
上三味, 末之, 煉蜜丸如梧子大, 酒飮服二十丸, 加至三十丸.
三物備急方:
大黃一兩 乾薑一兩 巴豆一兩(去皮,心,熬,外研如脂)
上藥各須精新, 先擣大黃乾薑爲末, 研巴豆內中, 合治一千杵, 用爲散, 蜜和丸亦佳, 密器中貯之, 莫令歇氣. 主心腹諸卒暴百病, 若中惡客忤, 心腹脹滿, 卒痛如錐刺, 氣急口噤, 停尸卒死者, 以暖水苦酒服大豆許三四丸, 或不下, 捧頭起, 灌令下咽, 須臾當差; 如未差, 更與三丸, 當腹中鳴, 即吐下便差; 若口噤, 亦須折齒灌之.
治傷寒令愈不復, 紫石寒食散方.

紫石寒食散方:

紫石英 白石英 赤石脂 鍾乳(硏煉) 栝蔞根 防風 桔梗 文蛤 鬼臼各十分 太乙餘糧十分(燒) 乾薑 附子(炮,去皮) 桂枝(去皮)各四分

上一十三味, 杵爲散, 酒服方寸匕.

救卒死方:

薤搗汁, 灌鼻中.

雄雞冠割取血, 管吹內鼻中.

豬脂如雞子大, 苦酒一升, 煮沸, 灌喉中.

雞肝及血塗面上, 以灰圍四邊, 立起.

大豆二七粒, 以雞子白, 並酒和, 盡以吞之.

救卒死而壯熱者方:

礬石半升

以水一斗半, 煮消, 以漬脚, 令沒踝.

救卒死而目閉者方:

騎牛臨面, 搗薤汁灌耳中, 吹皂莢鼻中, 立效.

救卒死而張口反折者方:

炙手足兩爪後十四壯了, 飲以五毒諸膏散.

救卒死而四肢不收, 失便者方:

馬屎一升, 水三斗, 煮取二斗以洗之; 又取牛洞(稀糞也)一升, 溫酒灌口中; 炙心下一寸, 臍上三寸, 臍下四寸, 各一百壯, 差.

救小兒卒死而吐利, 不知是何病方:

狗屎一丸, 絞取汁, 以灌之. 無濕者, 水煮乾者, 取汁.

尸厥, 脈動而無氣, 氣閉不通, 故靜而死也.

治方:

菖蒲屑, 內鼻兩孔中吹之; 令人以桂屑著舌下.

剔取左角髮方寸燒末, 酒和, 灌令入喉, 立起.

救卒死, 客忤死, 還魂湯主之方.

還魂湯方:

麻黃三兩(去節) 杏仁七十個(去皮尖) 甘草一兩(炙)

上三味, 以水八升, 煮取三升, 去滓, 分令咽之, 通治諸感忤.

救自縊死, 旦至暮雖已冷, 必可治; 暮至旦, 小難也, 恐此當言分氣盛故也. 然夏時夜短於晝, 又熱, 猶應可治. 又云: 心下若微溫者, 一日以上猶可治之.

方:

徐徐抱解, 不得截繩, 上下安被臥之, 一人以脚踏其兩肩, 手少挽其髮常弦弦
勿縱之; 一人以手按據胸上, 數動之; 一人摩捋臂脛屈伸之. 若已僵, 但漸漸
強屈之, 並按其腹, 如此一炊頃, 氣從口出, 呼吸眼開, 而猶引按莫置, 亦勿苦
勞之. 須臾, 可少桂湯及粥清含與之, 令濡喉, 漸漸能咽. 及稍止, 若向令兩人
以管吹其兩耳, 彌好, 此法最善, 無不活者.

凡中暍死, 不可使得冷, 得冷便死. 療之方:

屈草帶, 繞暍人臍, 使三兩人溺其中, 令溫, 亦可用熱泥和屈草, 亦可扣瓦碗
底按, 及車缸以著暍人, 取令溺, 須得流去. 此謂道路窮卒無湯, 當令溺其中,
欲使多人溺, 取令溫, 若湯便可與之, 不可泥及車缸, 恐此物冷. 暍既在夏月,
得熱泥土, 暖車缸, 亦可用也.

救溺死方:

取竈中灰二石餘, 以埋人, 從頭至足, 水出七孔, 即活.

治墜馬及一切筋骨損方:

大黃一兩(切,浸湯成下) 緋帛(如手大,燒灰) 亂髮(如雞子大,燒灰用) 久用炊單布(一尺,
燒灰) 敗蒲(一握三寸) 桃仁四十九個(去皮尖,熬) 甘草(如中指節,炙,剉)

上七味, 以童子小便, 量多少, 煎湯成, 內酒一大盞, 次下大黃, 去滓, 分溫三
服. 先剉敗蒲席半領, 煎湯浴, 衣被蓋覆, 斯須通利數行, 痛處立差. 利及浴水
赤, 勿怪, 即瘀血也.

24 / 禽獸魚蟲禁忌併治 第二十四

금 수 어 충 금 기 병 치

제 이 십 사

금(禽)은 새다. 새나 짐승, 물고기 등의 먹어서는 안 되는 것과 그것들에 의한 중독을 치료하는 방법이 언급되어 있다.

[제1조. 음식물은 신체에 영양을 보급하지만, 반대로 나쁘게 만드는 경우도 있다. 선인(仙人)이 아닌 한 먹지 않을 수가 없는데 현대인들은 음식물을 조심하려 들지 않는다. 음식물에는 병에 좋은 것과 반대로 나쁜 것이 있다. 또한 해독약을 복용하는 경우에는 냉복(冷服)하는 것이 좋다.]

[제2조. 간장병에 신미성(辛味性)의 음식은 좋지 않다. 마찬가지로 심장병에 함미(鹹味), 비장병에 산미(酸味), 폐병에 고미(苦味), 신장병에 감미(甘味)의 음식물은 각각 좋지 않다.]

이것은 다섯 가지 맛의 기능과 오장의 생리를 함께 생각하면 납득할 수 있을 것이다(《황제내경 영추》 참조).

[제3조. 동물의 간장은 경솔하게 먹어서는 안 된다.]
[제9조. 고기 속에 주황색 반점이 있을 때에는 먹어서는 안 된다.]

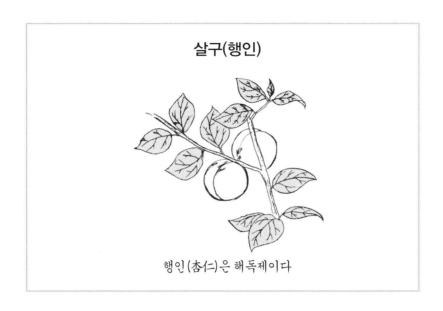

살구(행인)

행인 (杏仁)은 해독제이다

[제10조. 가축을 도살한 후에 즉시 먹어서는 안 된다.]

[제16조. 가축이 전염병으로 인하여 죽었을 경우에는 먹으면 안 된다. 만약 먹으면 설사하거나 배에 응어리가 생긴다. 즉시 하제를 복용하는 것이 좋다.]

[제21조. 가축의 고기를 먹고 중독된 경우에는 황백(黃柏) 분말 2g을 복용한다.]

[제23조. 말린 고기를 먹고 중독된 경우에는 대두(大豆)를 진하게 달여서 그 즙을 복용한다.]

[제24조. 날고기를 먹고 중독된 경우에는 땅을 3척(三尺) 가량 깊이 파서 그 흙을 조금 취하여 달인 후 그 웃물을 복용시킨다.]

[제25조. 간장(肝臟)을 먹고 중독된 경우에는 향시(香豉)를 물에 담가 두었다가 짜서, 그 즙 20cc 정도를 복용한다.]

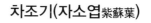

차조기(자소엽紫蘇葉)

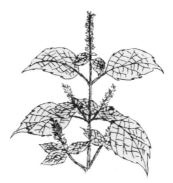

자소(紫蘇)는 기분을 안정시키는 해독 작용도 있다

[제27조. 말고기를 먹을 때에는 술을 마시면 좋다. 말고기를 뜨겁게 해서 먹으면 좋지 않다.]

[제36조. 말고기에 중독된 경우 향시 2g과 행인 3g을 20분 정도 쪄서, 하루 두 번에 나누어 복용한다. 또는 갈대 뿌리로 만든 즙을 복용한다.]

[제44조. 쇠고기를 먹고 중독된 경우에는 감초를 달인 액을 복용한다.]

[제60조. 개고기를 먹고 심장의 하부가 막힌 경우, 또는 배가 당기고, 입이 마르며, 가슴이 막혀 발열하여, 헛소리를 하면서 설사하는 것을 다스리는 방법. 행인 10g을 열탕(熱湯) 120cc로 달여서 그 즙을 짜내고 세 번에 나누어 복용한다.]

[제63조. 토끼고기와 건강(乾薑)을 함께 먹으면 곽란병(霍亂病)이 된다.]

[제96조. 식초와 배합된 물고기를 먹었기 때문에 가슴이 막히고 괴로운 경우에는 귤피 1g, 대황 2g, 망초 2g을 물 120cc에 넣어 40cc가 되도록 달

인 후 한 번에 다 마신다. 또는 마편초(馬鞭草)나 생강엽(生薑葉)을 짠 즙을 마시게 하는 것도 좋다.]

[제98조. 물고기의 독에 중독된 경우에는 귤피를 진하게 달여서 복용한다. 또는 노근(蘆根) 달인 즙을 복용한다.]

[제101조. 게를 먹고 중독된 경우에는 자소(紫蘇) 달인 즙을 복용한다.]

이러한 것들이 이 편의 주요 내용이다. 중독을 치료하는 각 방법은 각각에 효과가 있는 것이다. 간단하게 말하면 물고기에 의한 심마진(두드러기) 등은 이 편에 기재되어 있는 방법으로 잘 다스릴 수 있다. 또한 대두를 달인 즙이나 감초를 달인 즙은 부자(附子) 등의 약물 중독에도 효과가 있다.

禽獸魚蟲禁忌倂治 第二十四

凡飮食滋味, 以養於生, 食之有妨, 反能爲害, 自非服藥煉液, 焉能不飮食乎? 切見時人, 不閑調攝, 疾疢競起, 若不因食而生, 苟全其生, 須知切忌者矣. 所食之味, 有與病相宜, 有與身爲害, 若得宜則益體, 害則成疾, 以此致危, 例皆難療. 凡煮藥飮汁以解毒者, 雖云救急, 不可熱飮, 諸毒病得熱更甚, 宜冷飮之.

肝病禁辛, 心病禁鹹, 脾病禁酸, 肺病禁苦, 腎病禁甘. 春不食肝, 夏不食心, 秋不食肺, 冬不食腎, 四季不食脾. 辨曰: 春不食肝者, 爲肝氣王, 脾氣敗, 若食肝則又補肝, 脾氣敗尤甚, 不可救. 又肝王之時, 不可死氣入肝, 恐傷魂也. 若非王時, 卽虛, 以肝補之佳, 餘藏準此.

凡肝藏自不可輕啖, 自死者彌甚.

凡心皆爲神識所舍, 勿食之, 使人來生復其對報矣.

凡肉及肝, 落地不著塵土者, 不可食之.

猪肉落水浮者, 不可食.

諸肉及魚, 若狗不食, 烏不啄者, 不可食之.

諸肉不乾, 火炙而動, 見水自動者, 不可食之.

肉中有如朱點者, 不可食之.

六畜肉, 熱血不斷者, 不可食之.

父母及本身命肉, 食之令人神魂不安.

諸五藏及魚, 投地塵土不汚者, 不可食之.

穢飯餲魚臭魚, 食之皆傷人.

自死肉, 口閉者, 不可食之.

六畜自死, 皆疫死, 則有毒, 不可食之.

獸自死, 北首及伏地者, 食之殺人.

食生肉, 飽飲乳, 變成白蟲.

疫死牛肉, 食之令病洞下, 亦致堅積, 宜利藥下之.

脯藏米甕中有毒, 及經夏, 食之發腎病.

治自死六畜肉中毒方:

黃柏屑, 搗服方寸匕.

治食鬱肉漏脯中毒方:

燒犬屎, 酒服方寸匕. 每服人乳汁亦良. 飲生韭汁三升亦得.

治黍米人藏乾脯食之中毒方;

大豆濃煮汁, 飲數升即解, 亦治狸肉漏脯等毒.

治食生肉中毒方:

掘地深三尺, 取其下土三升, 以水五升, 煮數沸, 澄清汁, 飲一升即愈.

治食六畜鳥獸肝中毒方:

水浸豆豉, 絞取汁, 服數升愈.

馬脚無夜眼者, 不可食之.

食酸馬肉不飲酒, 則殺人.

馬肉不可熱食, 傷人心.

馬鞍下肉, 食之殺人.

白馬黑頭者, 不可食之.

白馬青蹄者, 不可食之.

驢馬肉合猪肉食之, 成霍亂.

馬肝及毛, 不可妄食, 中毒害人.

治馬肝毒中人未死方:

雄鼠屎二七粒, 末之, 水和服, 日再服.

人垢, 取方寸匕, 服之佳.

治食馬肉, 中毒欲死方:

香豉二兩　杏仁三兩

上二味, 蒸一食頃, 熟, 杵之服, 日再服.

煮蘆根汁, 飲之良.

疫死牛, 或目赤, 或黃, 食之大忌.

牛肉共豬肉食之, 必作寸白蟲.

青牛腸, 不可合犬肉食之.

牛肺從三月至五月, 其中有蟲, 如馬尾, 割去勿食, 食則損人.

牛羊豬肉, 皆不得以楮木桑木蒸炙, 食之令人腹內生蟲.

噉蛇牛肉殺人, 何以知之, 噉蛇者, 毛髮向後順者是也.

治噉蛇牛肉, 食之欲死方:

飲人乳汁一升立愈.

以泔水洗頭, 飲一升愈.

牛肚細切, 水一斗, 煮取一升, 暖飲之, 大汗出愈.

治食牛肉中毒方:

甘草煮汁, 飲之即解.

羊肉, 其有宿熱者, 不可食之.

羊肉不可共生魚酪, 食之害人.

羊蹄甲中有珠子白者, 名羊懸筋, 食之令人癲.

白羊黑頭, 食其腦, 作腸癰.

羊肝共生椒食之, 破人五藏.

豬肉共羊肝和食之, 令人心悶.

豬肉以生胡荽同食, 爛人臍.

豬脂不可合梅子食之.

豬肉合葵食之, 少氣,

鹿肉不可和蒲白作羹, 食之發惡瘡.

麋脂及梅李子, 若妊婦食之, 令子青盲, 男子傷精.

獐肉不可合蝦及生菜梅李果食之, 皆病人.

痼疾人不可食熊肉, 令終身不愈.

白犬自死不出舌者, 食之害人.

食狗鼠餘, 令人發瘻瘡.

治食犬肉不消, 心下堅, 或腹脹, 口乾大渴, 心急發熱, 妄語如狂, 或洞下方:

杏仁一升(合皮熟研用)

以沸湯三升, 和取汁, 分三服, 利下肉片, 大驗.

婦人妊娠, 不可食兎肉山羊肉及鱉雞鴨, 令人無聲音.

兎肉不可合白雞肉食之, 令人面發黃.

兎肉著乾薑, 食之成霍亂.

凡鳥自死, 口不閉, 翅不合者, 不可食之.

諸禽肉, 肝靑者, 食之殺人.

雞有六翮四距者, 不可食之.

烏雞白首者, 不可食之.

雞不可共葫蒜食之, 滯氣.

山雞不可合鳥獸肉食之.

雉肉久食之, 令人瘦.

鴨卵不可合鱉肉食之.

婦人妊娠食雀肉, 令子淫亂無恥.

雀肉不可合李子食之.

燕肉勿食, 入水爲蛟龍所嗽.

鳥獸有中毒箭死者, 其肉有毒. 解之方:

大豆煮汁及鹽汁, 服之, 解.

魚頭正白如連珠至脊上, 食之死人.

魚頭中無腮者, 不可食之, 殺人.

魚無腸膽者, 不可食之, 三年陰不起, 女子絕生.

魚頭似有角者, 不可食之.

魚目合者, 不可食之.

六甲日勿食鱗甲之物.

魚不可合雞肉食之.

魚不得合鸕鷀肉食之.

鯉魚鮓, 不可合小豆藿食之, 其子不可合猪肝食之, 害人.

鯉魚不可合犬肉食之.

鯽魚不可合猴雉肉食之. 一云, 不可合猪肝食.

鯤魚合鹿肉生食, 令人筋甲縮.

靑魚鮓不可合胡荽及生葵並麥中食之.

鮧鱔不可合白犬血食之.

龜肉不可合酒果子食之.

鱉目凹陷者, 及腹下有王字形者, 不可食之, 又, 其肉不得合雞鴨子食之.

龜鱉肉不可合莧菜食之.

蝦無鬚, 及腹下通黑, 煮之反白者, 不可食之.

食膾, 飲乳酪, 令人腹中生蟲, 爲瘕.

膾食之, 在心胸間不化, 吐復不出, 速下除之, 久成癥病, 治之方:

橘皮一兩　大黃二兩　朴硝二兩

上三味, 以水一大升, 煮至小升, 頓服即消.

食膾多, 不消, 結爲癥病, 治之方:

馬鞭草

上一味, 搗汁飲之. 或以薑葉汁, 飲之一升, 亦消, 又可服吐藥吐之.

食魚後食毒, 兩種煩亂, 治之方:

橘皮, 濃煎汁, 服之即解.

食鯸鮧魚中毒方:

蘆根煮汁服之, 即解.

蟹目相向, 足斑目赤者, 不可食之.

食蟹中毒, 治之方:

紫蘇煮汁, 飲之三升. 紫蘇子搗汁飲之亦良. 冬瓜汁, 飲三升, 食冬瓜亦可.

凡蟹未遇霜多毒, 其熟者乃可食之.

蜘蛛落食中, 有毒, 勿食之.

凡蜂蠅蟲蟻等, 多集食上, 食之致瘻.

25 / 果實菜穀禁忌併治
과 실 채 곡 금 기 병 치
第二十五
제 이 십 오

이 편에는 과실, 야채, 곡식류 중에서 먹으면 안 되는 것과 그 다식(多食), 중독에 의한 병증 치료법이 기재되어 있다.

[제1조. 과실을 너무 많이 먹으면 취출물(吹出物)이 생기기 쉽다.]

[제4조. 복숭아를 너무 많이 먹으면 열이 난다. 그 후 목욕을 하면 방광염이 된다.]

[제5조. 매실을 너무 많이 먹으면 치아가 상한다.]

[제7조. 자두를 너무 많이 먹으면 배가 붓는다.]

[제8조. 사과를 너무 많이 먹으면 맥이 약해진다.]

[제10조. 배를 너무 많이 먹으면 신체가 냉해진다. 외상(外傷)이 있는 사람이나 임산부는 배를 먹으면 안 된다.]

[제11조. 앵두를 너무 많이 먹으면 근골(筋骨)이 약해진다.]

[제12조. 석류를 너무 많이 먹으면 폐장이 나빠진다.]

[제13조. 호두를 너무 많이 먹으면 담음병(痰飮病)이 되기 쉽다.]

[제14조. 대추를 너무 많이 먹으면 열을 가져서 입이 마르고, 배가 당기며 발열이나 오한을 일으킨다.]

[제15조. 여러 가지 과실을 많이 먹어서 중독된 경우에는 돼지의 뼈를 검

게 태워서 그 분말 2g을 복용한다.]

[제17조. 각종 버섯을 먹고 중독된 경우에는, 인분(人糞) 즙을 40cc 정도 마시게 하여 구토시킨다. 대두를 달인 즙도 좋다. 그밖에 구토나 설사를 시키는 약을 쓴다.]

[제20조. 촉초(蜀椒)의 입이 벌어지지 않은 열매를 잘못 먹으면 인후가 막혀서 숨이 차게 되고, 흰색 거품을 내뱉게 되며, 신체가 저리고 냉해진다. 이것을 치료하기 위해서는 계지 달인 즙을 복용한다. 또는 물을 많이 마시게 하거나 마늘을 먹게 한다.]

[제33조. 밤늦은 시간에 생야채를 너무 많이 먹으면 좋지 않다.]

[제35조. 파나 부추의 새싹을 먹으면 좋지 않다.]

[제36조. 술을 마시면서 부추를 먹으면 지병(持病)이 심해진다.]

[제40조. 밤이 되었는데 생강이나 마늘 같은 신미성(辛味性) 음식을 먹으면 심장이 나빠진다.]

[제44조. 순나물을 너무 많이 먹으면 치질에 걸린다.]

[제51조. 토란을 너무 많이 먹으면 지병(持病)이 심해진다.]

[제59조. 음식에 의해 참을 수 없을 정도로 괴로워하는 경우에는 향시(香豉)를 달인 즙을 복용한다.]

[제58조. 잘못해서 독미나리를 먹은 경우에는 제니(薺苨) 8g을 물 240cc에 넣어 80cc가 되도록 달인 후, 두 번에 나누어 따뜻하게 마신다.]

[제59조. 잘못해서 독초(毒草)를 먹어 미친 사람처럼 변하고, 신체가 저리며, 토혈(吐血)하는 경우에는 감초 달인 즙을 복용한다.]

[제60조. 미나리에 붙은 영원(蠑蚖: newt)의 알을 모르고 먹게 되면 배가 아프다. 이때에는 경당(硬糖)을 먹으면 토하며 낫는다.]

[제62조. 발열, 오한이 있는 사람은 편두(扁豆)를 먹어서는 안 된다.]

[제63조. 팥을 너무 많이 먹으면 신체에 윤기가 없어진다.]

[제65조. 보리를 너무 많이 먹으면 피부병에 걸린다.]

[제68조. 소금을 너무 많이 먹으면 폐장이 나빠진다.]

[제72조. 여름에 술을 마셔서 땀이 날 때에 물을 뒤집어쓰거나 바람을 쏘이게 되면 병이 난다.]

[제73조. 술을 마시고 난 후 뜸을 떠서는 안 된다. 또한 과식이나 단 음식을 많이 먹는 것도 좋지 않다.]

[제82조. 모든 음식물의 독에 중독된 경우에는, 고삼(苦蔘) 3g을 식초 60cc에 넣어 팔팔 끓인 후, 그 액을 복용한다.]

[제83조. 무리해서 너무 많이 먹으면 배가 땅기며 괴로워진다. 그때에는 소금을 물에 녹여 마시게 해서 구토하게 하는 것이 좋다.]

이러한 것들이 이 편의 주요 내용이다. 흥미가 있다면 더욱 깊게 원전(原典)을 읽고, 때에 따라 응용해 보는 것이 좋을 것이다.

果實菜穀禁忌併治 第二十五

果子生食生瘡.
果子落地經宿, 蟲蟻食之者, 人大忌食之.
生米停留多日, 有損處, 食之傷人.
桃子, 多食令人熱, 仍不得入水浴, 令人病寒熱淋瀝寒熱病.
杏酪不熟, 傷人.
梅多食, 壞人齒.
李不可多食, 令人腹脹.

林檎不可多食, 令人百脈弱.

橘柚多食, 令人口爽不知五味.

梨不可多食, 令人寒中, 金瘡産婦亦不宜食.

櫻桃杏, 多食傷筋骨.

安石榴不可多食, 損人肺.

胡桃不可多食, 令人動痰飲.

生棗多食, 令人熱渴氣脹, 寒熱羸弱者, 彌不可食, 傷人.

食諸果中毒, 治之方:

豬骨燒黑

上一味, 爲末, 水服方寸匕. 亦治馬肝及漏脯等毒.

木耳赤色及仰生者, 勿食, 菌仰卷及赤色者, 不可食.

食諸菌中毒, 悶亂欲死, 治之方:

人糞汁飲一升. 土漿, 飲一二升. 大豆濃煮汁, 飲之. 服諸吐利藥, 並解.

食楓柱菌而哭不止, 治之前方.

誤食野芋煩亂欲死, 治之以前方.

蜀椒閉口者有毒, 誤食之. 戟人咽喉, 氣病欲絶, 或吐下白沫, 身體痺冷. 急治之方:

肉桂煎汁飲之, 若飲冷水一二升, 或食蒜, 或飲地漿, 或濃煮豉汁飲之, 並解.

正月勿食生葱, 令人面生游風.

二月勿食蓼, 傷人腎.

三月勿食小蒜, 傷人志性.

四月八月勿食胡荽, 傷人神.

五月勿食韭, 令人乏氣力.

五月五日勿食一切生菜, 發百病.

六月七月勿食茱萸, 傷神氣.

八月九月勿食薑, 傷人神.

十月勿食椒, 損人心, 傷人脈.

十一月十二月勿食薤, 令人多涕唾.

四季勿食生葵, 令人飲食不化, 發百病, 非但食中, 藥中皆不可用, 深宜愼之.

時病差, 未健, 食生菜, 手足必腫.

夜食生菜, 不利人.

十月勿食被霜生菜, 令人面無光, 目澀, 心痛, 腰疼, 或發心瘧, 瘧發時, 手足十指爪皆青, 困萎.

蔥韭初生芽者, 食之傷人心氣.

飲白酒, 食生韭, 令人病增.

生蔥不可共蜜食之, 殺人. 獨顆蒜彌忌.

棗合生蔥食之, 令人病.

生蔥和雄雞雉白犬肉食之, 令人七竅經年流血.

食糖蜜後, 四日內食生蔥蒜, 令人心病.

夜食諸薑蒜蔥等, 傷人心.

蕪菁根多食, 令人氣脹.

薤不可共牛肉作羹, 食之成瘕病, 韭亦然.

蕈多食動痔病.

野苣不可同蜜食之, 作內痔.

白苣不可共酪同食, 作䘌蟲.

黃瓜食之發熱病.

葵心不可食, 傷人, 葉尤冷, 黃背赤莖者, 勿食之.

胡荽久食之, 令人多忘.

病人不可食胡荽及黃花菜.

芋不可多食, 動病.

妊娠食薑, 令子餘指.

蓼多食, 發心病.

蓼和生魚食之, 令人奪氣, 陰核疼痛.

芥菜不可共兔肉食之, 成惡邪病.

小蒜多食, 傷人心力.

食躁式躁方:

豉濃煮汁飲之.

鈎吻與芹菜相似, 誤食之, 殺人. 解之方:

薺苨八兩

上一味, 水六升, 煮取二升, 溫分二服.

菜中有水莨菪, 葉圓而光, 有毒, 誤食令人狂亂, 狀如中風, 或吐血. 治之方:
甘草煮汁, 服之即解.

春秋二時, 龍帶精入芹菜中, 人偶食之爲病, 發時手青, 腹滿痛不可忍, 名蛟
龍病. 治之方:

硬糖二三斤

上一味, 日兩度服之, 吐出如蜥蜴三五枚, 差.

食苦瓠中毒. 治之方:

黍穰煮汁, 數服之解.

扁豆, 寒熱者, 不可食之.

久食小豆, 令人枯燥.

食大豆屑, 忌噉豬肉.

大麥久食, 令人作癬.

白黍米, 不可同飴蜜食, 亦不可合葵食之.

荍麥麵, 多食, 令人髮落.

鹽多食, 傷人肺.

食冷物, 冰人齒.

食熱物, 勿飲冷水.

飲酒, 食生蒼耳, 令人心痛.

夏月大醉汗流, 不得冷水洗著身, 及使扇, 即成病.

飲酒大忌炙腹背, 令人腸結.

醉後勿飽食, 發寒熱.

飲酒食豬肉, 臥秫稻穰中, 則發黃.

食飴多飲酒, 大忌.

凡水及酒, 照見人影動者, 不可飲之.

醋合酪食之, 令人血瘕.

食白米粥, 勿食生蒼耳, 成老疰.

食甜粥已, 食鹽即吐.

犀角筯, 攪飲食, 沫出, 及澆地墳起者, 食之殺人.

飲食中毒煩滿, 治之方:

苦參三兩　苦酒一升半

上二味, 煮三沸, 三上三下, 服之吐食出即差. 或以水煮亦得.

犀角湯亦佳.

貪食, 食多不消, 心腹堅滿痛. 治之方:

鹽一升　水三升

上二味, 煮令鹽消, 分三服, 當吐出食, 便差.

礬石, 生入腹, 破人心肝, 亦禁水.

商陸以水服, 殺人.
葶藶子, 傅頭瘡, 藥氣入腦, 殺人.
水銀入人耳及六畜等, 皆死. 以金銀著耳邊, 水銀則吐.
苦楝無子者, 殺人.
凡諸毒, 多是假毒以投, 元知時, 宜煮甘草薺苨汁飲之, 通除諸毒藥.

용어 해설

〈가〉

경병(痙病): 반신 운동 마비.

교이(膠飴): 갱엿.

구갈(口渴): 내장의 열로 인하여 입이 마르는 것.

구건(口乾): 입속 건조.

굴신(屈伸): 몸을 굽히거나 폄.

기미(氣味): 기(氣)는 약의 성상(性狀) 즉, 한열온냉 등의 4기가 있고 미
(味)는 약물에 산(酸), 감(甘), 고(苦), 신(辛), 함(鹹) 등의 5미가 있다.

〈다〉

단기(短氣): 숨이 차는 증상.

담음(痰飮): 수독(水毒)으로 기인(基因)되는 질환을 총칭한 대명사.

도한(盜汗): 침한(寢汗)이라고도 하는데, 수면 중에만 발한되고 깨어나
면 땀이 멎는 것.

돈복(頓服): 단숨에 마시는 것.

동계(動悸): 가슴이 두근거림.

동통(疼痛): 몸이 쑤시고 아픔, 또는 그 통증.

〈마, 바〉

문합(文蛤): 무늬가 있는 대합. 성(性)은 한(寒)하고 미(味)는 함(鹹)하다.

번조(煩躁): 손발을 자주 움직이면서 괴로워하는 것.

병증(病症): 병의 증세.

〈사〉

사장(死臟): 장기(臟器)의 기능 정지시 나타나는 맥.

삭(數): 자주 빠른 것, 또는 삭(數)이 많은 맥.

삭실(數實): 맥이 삭이지만 힘이 있다.

삭허(數虛): 맥이 삭이지만 힘이 없다.

소변불리(小便不利): 소변이 배출은 되지만 시원스럽게 쾌통 순리하지 못하며 난삽(難澁)한 것.

소변자리(小便自利): 소변이 너무 자주 나오는 것.

소복(小腹): 하복부, 배꼽 아래의 복부.

습병(濕病): 습(濕)에 의한 마비증상.

〈아〉

오로(五勞): 심로(心勞), 폐로(肺勞), 간로(肝勞), 비로(脾勞), 신로(腎勞).

오풍(惡風): 바람을 싫어하는 것.

온보(溫補): 온성(溫性)의 약으로서 신체를 돕는 것.

온약(溫藥): 온(溫)한 작용이 있는 약.

유뇨(遺尿): 야뇨증(夜尿症).

음위(陰痿); 음경(陰莖)이 발기(勃起)되지 않는 것.

이급(裏急): 복리(腹裏) 즉, 복부의 피하(皮下)에서 싸르르 아프면서 잡아당기는 것 같은 느낌.

〈자, 차〉

장명(腸鳴): 장내 물 울림.

종창(腫脹): 염증으로 인하여 붓는 것.

주리(腠理): 피부와 점막.

증(證): 증후군을 총칭한 것, 서양의학에서 병명과 대치되는 용어.

척중(尺中): 뱃속.

〈파〉

폐위(肺痿): 열이 상초에 있어 해수(咳嗽)가 나며 농혈이 섞여 나오는 것.

표증(標症): 표(表)에 병독(病毒)이 집중된 것.

풍수(風水): 수종(水腫)에 발열을 동반하는 것. 또는 신체 표면의 수종(水腫).

폐창(肺脹): 해수하면서 상기되고 번조(煩燥)하며 잠을 자지 못하며 눈이 빠지는 것 같고 숨이 가쁜 증상 , 급성 기관지염. 폐가 붓는 것. 폐렴.

〈하〉

하제(下劑): 장의 내용물을 체외로 배출시키는 작용을 하는 약물.

학(瘧): 말라리아, 학질(瘧疾).

해수(咳嗽): 담과 기침소리가 있는 것.

흉비(胸痺): 가슴이 막히는 것처럼 아픈 것.

고전을 현대에 활용하게 하고,
보다 많은 사람들이 접할 수 있게 한다

《황제내경 소문素問》으로부터 시작된 이 고전의학산책은《금궤요략金匱要略》을 끝으로 해서 전체 5권으로 일단 종료하게 되었다.

이 시리즈는 시작과 동시에 이러한 종류의 전문 서적으로는 이례적으로 1만 부를 넘는 스테디셀러가 되었다. 그래서 독자들이 이러한 종류의 책을 얼마나 많이 갈망하고 있었는가를 발행인으로서 절실히 느끼게 되었다.

저자인 이케다 마사카즈(池田政一) 씨가 이렇게 문장을 잘 쓰고, 더구나 그것도 알기 쉬운 문장으로 이해하기 쉽게 설명하는 글을 쓰리라고는 상상조차 하지 못했었다.

지금부터 약 20여 년 전, 미국에서 세계침구학회(世界鍼灸學會)가 개최되었는데, 그때 마침 이케다 씨와 내가 함께 동행하게 된 것이 이 시리즈를 집필한 계기가 되었다.

10여 일간의 여행을 하는 동안 이케다 씨와 나는 처음부터 끝까지 함께 다녔다. 그리고 이동버스 안에서 또는 식사를 할 때 이케다 씨에게 동양의학의 고전에 관하여 여러 가지를 배웠고 그러는 동안에 나는《소문》이나《영추》에 숨겨진 그 깊이에 완전히 매료되고 말았다. 그리고 이케다 씨의 흥미진진한 이야기를 널리 세상에 전하고 싶다는 강한 충동에 사로잡히게 되었고, 그 생각이 이 시리즈의 출발점이 되었다.

당시의 이케다 씨는 무명이었으며 더군다나《의도일본지(醫道日本誌)》에는 물론이고 어떠한 책을 써본 경험도 거의 없었던 것 같다.

그러나 시리즈의 집필이 시작되자마자 마치 비축되고 억눌려 있었던 것을 단숨에 폭발시키기라도 하듯이 믿기지 않을 정도의 에너지로 이 시리즈의 집필에 혼신의 힘을 다했다.

이 시리즈에 화룡점정(畵龍點睛)을 해준 삽화에 대해서도 몇 자 적어보려고 한다.

이 시리즈에 꼭 맞게, 친근감이 들고 잠시 쉬어갈 수 있도록 만들어준 사람이 미나미 신보우(南伸坊) 씨다.

일본에서 가장 인기 있는 삽화가인 미나미 씨는 그 경묘하고 소탈한 일러스트로 유명할 뿐만 아니라 신문이나 잡지의 기고가로서, 또는 TV나 라디오 인터뷰, 광고에 출연하는 등 말 그대로 다방면에서 대활약을 하고 있다. 그는 그 재능을 발휘하기 시작하자마자 극도로 바빠지고 말았다. 그런데 그 바쁜 와중에도 시간을 쪼개어 이 시리즈의 마지막까지 삽화를 담당해준 일에 대해 마음깊이 고마울 따름이다.

이 시리즈에는 또한 현재 보스턴에 주재하고 있는 마츠모토 미치코(松本岐子) 씨나 교정을 담당해 준 나가이 하루미(長井晴美) 씨, 그리고 저자와 삽화가 미나미 신보우(南伸坊) 씨의 코디네이터로서 힘써준 모리야 히데아키(守屋秀昭) 씨의 숨은 노력이 있었다는 점을 덧붙여둔다.

이케다 마사카즈 씨는 이 시리즈를 끝내고, 더욱 새로운 구상으로 다음 목표를 향해서 전진중이다. '고전을 현대에 활용하게 하고, 보다 많은 사람들이 접할 수 있게 한다'는 당초의 기획이 독자 여러분들의 따뜻한 환영을 받고 많은 찬사를 받은 것에 대해 저자와 함께 깊은 감사의 뜻을 표하는 바이다.

의도일본사 사장
토베 유이치로(戶部 雄一郎)

청홍의 한의서

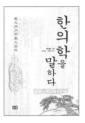

한의학을 말하다

탕윈(唐雲) 지음 ▪ 이문호 · 김종석 옮김 ▪ 크라운판/482쪽/35,000원

건강과 질병의 본질을 탐구하면서 병을 치료하는 한의이론의 치밀함과 과학성은 물론 진단과 처방, 치법에 이르기까지 한의학 전반에 대한 내용을 흥미진진하게 풀어나간다. 쉽고 생동감 넘치는 설명으로 한의학은 어렵다는 세간의 인식을 불식시켜, 한의학에 대한 이해가 전혀 없는 사람이라도 한의진단의 우수성과 처방 및 치병의 이치를 이해하고, 건강과 질병을 바라보는 전혀 새로운 눈을 갖게 될 것이다.

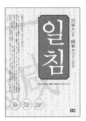

一鍼 : 穴 하나로 病 하나를 고친다

량리우(梁立武) 외 지음 ▪ 이명재 옮김 ▪ 크라운판/703쪽/55,000원

일침요법(一鍼療法)의 장점은 치료효과가 즉각적으로 나타나고 통증이 적으며 거의 모든 질환에 효과를 발휘한다는 데 있다. 책은 침구치료의 실용성에 중점을 두어 쉽고 간단하게 치료법을 설명하고 있으며, 14경맥의 경혈(經穴)은 물론 기혈(奇穴)과 아시혈(阿是穴)의 취혈법과 치료법까지 실어 임상에서 다양하게 응용할 수 있도록 하였다. 광범위한 임상사례를 통해 이미 그 탁월한 치료효과가 입증되었음은 물론 시술법 또한 간단하다

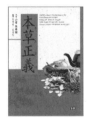

本草正義

산뢰 장수이(張壽頤) 원저 ▪ 안세영 · 김순일 편역 ▪ 46배판(양장)/624쪽/65,000원

저자가 평생 동안 쌓은 본초학 지식과 경험의 정수를 담은 역작이다. 총 7권에 걸쳐 초목류(草木類) 본초(本草) 251종을 산초류(山草類), 습초류(濕草類), 방초류(芳草類), 만초류(蔓草類), 독초류(毒草類), 수초류(水草類), 석초류(石草類), 태류(苔類)로 분류하고 각 약물의 성미(性味), 효능(效能), 주치(主治), 포제(炮製), 용법(用法), 금기(禁忌)에 대해 여러 의가(醫家)의 설을 널리 고증하고 저자 자신의 오랜 임상경험까지 곁들였다. 학술적으로 가치가 높고 임상치료에도 참고할 점이 많은 책이다.

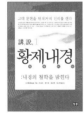

講說1 황제내경 : 내경의 철학을 밝힌다

유장림(劉長林) 지음 ▪ 조남호 외 옮김 ▪ 크라운판/373쪽/25,000원

황제내경은 서양의학과 많이 다른 방법으로 인체를 인식했는데, 그 인식의 바탕은 기(氣)와 음양오행(陰陽五行)이라는 동양철학의 범주였다. 이 책에서는 우선 성립 과정을 소개하고 기와 음양, 오행 및 그에 따른 철학 범주를 설명한 후 장상학설의 과학성을 밝혔고, 한의학의 발전 방향을 제시했다. 더불어 동서 의학이 일정한 독립성을 유지하며 서로 발전할 수 있도록 돕는 수준의 결합을 주장한다.

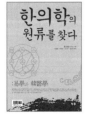

한의학의 원류를 찾다 : 易學과 韓醫學

장기성(張其成) 지음 ▪ 정창현 외 옮김 ▪ 크라운판/508쪽/42,000원

2009년도 대한민국학술원 선정 기초학문육성 우수학술도서

중의학과 중국철학, 그리고 문헌학 분야의 당대 최고 권위자들을 사사하고 각 분야의 정수를 전수받은 저자가 《周易》과 《黃帝内經》을 비롯한 각종 醫易 관련 문서들을 철저히 비교분석하여 역학과 한의학 사이의 관계를 세밀히 밝힌 책이다. 역학과 의학의 기원에서 출발하여 氣, 陰陽五行, 藏象, 經絡, 病證, 運氣 등 한의이론의 전반에 걸쳐 있는 한의학과 역학과의 관계를 빠짐없이 서술하였다.

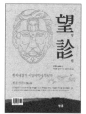

望診 : 황제내경과 서양의학이 만났다

펑칭화(彭清華) 지음 ▪ 이상룡 · 김종석 옮김 ▪ 크라운판/586쪽/33,000원

동서고금을 망라하여 수집한 광범위한 망진 관련 연구의 기초 위에 임상진단을 결합하여 만병에 대한 망진법을 체계적으로 논술하였다. 일반인도 이해하기 쉽도록 200여 장에 달하는 도해를 곁들여 설명을 보충하였으므로 병의 조기진단을 위한 가정의학 백과사전으로도 손색이 없다. 망진이 다분히 주관적인 독단으로 떨어질 수 있는 오류가 있음에도 객관적인 임상데이터를 첨부하여 그 한계를 넘어서고 있는 것이 이 책의 장점이다.

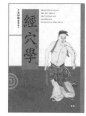

經穴學

이상룡(李相龍) 지음 ▪ 46배판(양장)/881쪽/90,000원

고전 임상사례와 더불어 의료현장에서 보고된 최근의 다양한 임상사례를 참작하여 361개 각 혈의 효능을 임상활용도가 높은 순서대로 설명하였다. 또한 모든 경혈의 출전, 혈명의 기원, 취혈 부위, 관련 근육 및 신경과 혈관, 침구법, 주치증 등을 고대 의서의 이론적 토대 위에 다양한 임상경험을 더하여 구체적으로 설명하였다. 뿐만 아니라 배혈(配穴)을 통해 확장되는 주치증 및 임상에서 다양하게 활용되는 특수혈도 상세하게 풀이했다.

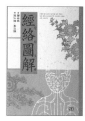

經絡圖解

린윈꾸이(藺云桂) 지음 ▪ 손인철 · 이문호 옮김 ▪ 46배판(양장)/508쪽/80,000원

《황제내경》을 비롯한 고대의서, 한의학이론 서적과 여러 의가들의 주해를 참고하여 경락의 노선과 분포구역을 체계적으로 연구, 정리하여 전부 도해로 완성한 책이다. 9년여의 연구, 고증과정을 거치면서 당대 최고의 의가들이 직간접적으로 집필에 참여하였고, 다시 5년여의 기간 동안 수정과 보완 작업이 이루어졌다. 이 과정에서 과거에 제시된 바 없는 열 개 방면의 내용이 수록되었으며 앞으로의 연구방향을 제시하였다.

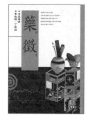

藥徵

요시마스 토도(吉益東洞) 지음 ▪ 이정환 · 정창현 옮김 ▪ 46배판(양장)/300쪽/35,000원

일본 의학사에서 가장 준열하게 古醫方으로 돌아갈 것을 주장한 한의사 요시마스 토도의 대표적인 저작으로, 기존 본초학 서적의 틀을 완전히 탈피한 혁신적인 본초서로 평가받는다. 중국 전통의학으로부터 탈피하여 간편하고 실용적인 일본의학을 완성시켰다는 점에서 추앙받으며, 지금도 일본 한방계에 강한 영향을 미치고 있다.

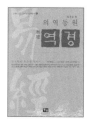

만화로 읽는 중국전통문화총서① 의역동원 易經

저우춘차이(周春才) 지음 ▪ 김남일 · 강태의 옮김 ▪ 크라운판/304쪽/22,000원

역경 앞에 붙은 '의역동원(醫易同源)'은, 역경과 한의학의 양생학이 인간과 자연을 하나로 보는 '천인합일(天人合一)' 사상을 바탕으로 하여 탄생하게 되었음을 가리키는 말로, 의(醫, 의술)와 역(易, 주역)이 같은 근원에서 나왔음을 뜻한다. 《역경》은 육경(六經) 중의 하나로 중국 전통문화의 시조로서 그 세계관과 방법론을 제공함과 동시에 현대 인류에게도 큰 영향을 끼치고 있다. 《역경》을 이해할 수 있어야 사물의 표층에 얽매이지 않고 사물의 참모습을 이해할 수 있다.

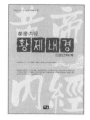

만화로 읽는 중국전통문화총서② 황제내경 소문편

저우춘차이(周春才) 지음 ▪ 정창현 외 옮김 ▪ 크라운판/320쪽/22,000원

수많은 한의서들의 바탕에 깔린 이치는 모두 황제내경에서 비롯된 것이고 내용의 이론적 근거도 황제내경에서 인용되었다. 지금도 황제내경이 절대적인 권위를 가지는 이유는, 지금까지 황제내경만큼 인간생명을 바르고 심오하게 파악한 책이 없었기 때문이다. 황제내경은 눈으로 볼 수 없는 우주기운과 생명력을 자세히 설명하고 있고, 천지(天地)와 인간의 상호관계를 낱낱이 드러내고 있는 경전이다. 아울러 병이 되는 이치와 과정을 설명하여 질병의 치료법과 예방법을 분명하게 제시하고 있다.

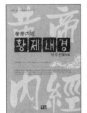

만화로 읽는 중국전통문화총서③ 황제내경 영추편

저우춘차이(周春才) 지음 ▪ 정창현 · 백유상 옮김 ▪ 크라운판/320쪽/22,000원

한의학 이론의 뿌리와 기본을 이루는 한의학의 고전이자 스테디셀러를 만화로 구성하였다. 알기 쉬운 번역과 자세한 주석 그리고 재미있는 그림과 대사 등 원전의 내용에 충실하면서도 독자가 이해하기 쉽게 구성되었다. 경락의 흐름과 임상에 곧바로 응용할 수 있는 자법 및 기, 혈, 영, 위에 대해서도 자세하게 나와 있어 한방의학 관계자뿐만 아니라 의사, 안마사, 지압사, 스포츠 마사지사, 한의학과 학생, 체육인, 무술인, 요가수련인, 건강원 운영자 등과 평소 관심이 많았던 일반 독자들에게 유용할 것이다.

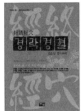

만화로 읽는 중국전통문화총서④ 경락경혈 십사경

저우춘차이(周春才) 지음 ▪ 정창현 · 백유상 옮김 ▪ 크라운판/336쪽/22,000원

경락에 담긴 과학성과 유효성은 오래전부터 충분히 신뢰할 만한 것으로 받아들여져 왔다. 경락은 우리 몸을 거미줄처럼 엮어 기혈의 흐름을 조절해주고 있는데, 우주 변화의 신비가 그 속에 축적되어 있고 실제적이면서도 철학적인 체계를 갖고 있다. 그러나 경혈, 경락이 그 형성시기가 오래되었다는 점과 용어가 너무 어렵다는 점은 현대의 독자에게 큰 장벽일 수밖에 없었는데, 이 책은 경락과 경혈의 유래부터 그 활용까지 만화 형식으로 쉽게 설명해주고 있어 독자들이 이해하는 데 무리가 없다.

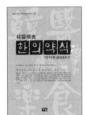

만화로 읽는 중국전통문화총서⑤ 한의약식 약식동원

저우춘차이(周春才) 지음 ▪ 정창현 외 옮김 ▪ 크라운판/334쪽/22,000원

음양오행이론 덕분에 한의학과 그 약식학설은 시대를 초월하여 쇠퇴하지 않았으며 수천 년 동안 더욱 풍부해진 것 역시 그 흐름을 타고 발전해온 것이다. 이 책은 이러한 맥락에 따라 한의약식학(韓醫藥食學)과 그 양생법칙(養生法則)에 대하여 소개한다. 한의학에서 약물이나 음식을 활용하는 기본 이론을 쉽고 충실하게 서술해 놓고 있어 일반인이 약물과 음식을 이용하는 원리를 이해하고 실생활에 응용하여 건강한 삶을 유지하는 밑거름으로 삼을 수 있는데, 한의학 관계자는 물론 건강식품업 관련 종사자들에게 많은 도움을 줄 것이다.

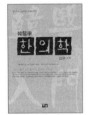

만화로 읽는 중국전통문화총서⑥ 한의학입문

저우춘차이(周春才) 지음 ▪ 정창현 외 옮김 ▪ 크라운판/351쪽/22,000원

한의학의 이론적인 토대인 음양오행(陰陽五行)부터 장상학설(藏象學說), 경락학설(經絡學說)은 물론, 기혈진액(氣血津液), 병인학설(病因學說), 변증시치(辨證施治)와 한의학의 치료원칙인 팔법(八法)에 이르기까지 방대한 내용을 알기 쉽게 소개한다. 그 외 십이경맥과 기경팔맥의 순행도 및 장부, 음사발동, 사시, 특정혈에 대한 그림과 설명을 수록하고 있어 한의학에 관심이 높고 한의학을 이해하고자 하는 사람들에게는 가장 좋은 입문서가 될 것이다.

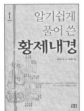

알기 쉽게 풀어 쓴 황제내경①

마오싱 니 지음 ▪ 조성만 옮김 ▪ 신국판/252쪽/8,900원

이 책은 《황제내경》의 한 부분인 〈소문〉, 즉 '유기적이고 근본적인 자연에 대한 질문'에 관한 내용으로 전체 81편으로 구성되어 있다. 병인론(病因論), 생리학(生理學), 진단학(診斷學), 치료법 그리고 예방의 학을 다루고 있으며, 윤리학과 심리학 및 우주론 등에 대한 다양한 내용을 담고 있다. 이 모든 내용들은 단편적으로 생명현상을 이해하려는 현대과학의 관점과는 달리 각각의 단편들이 모여 전체를 이룬다는 전체론적인 관점에서 논의하고 있다.

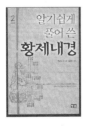

알기 쉽게 풀어 쓴 황제내경②

마오싱 니 지음 ▪ 조성만 옮김 ▪ 신국판/262쪽/8,900원

이 책은 《황제내경》의 한 부분인 〈소문〉, 즉 '유기적이고 근본적인 자연에 대한 질문'에 관한 내용으로 전체 81편으로 구성되어 있다. 병인론(病因論), 생리학(生理學), 진단학(診斷學), 치료법 그리고 예방의 학을 다루고 있으며, 윤리학과 심리학 및 우주론 등에 대한 다양한 내용을 담고 있다. 이 모든 내용들은 단편적으로 생명현상을 이해하려는 현대과학의 관점과는 달리 각각의 단편들이 모여 전체를 이룬다는 전체론적인 관점에서 논의하고 있다.

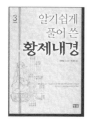

알기 쉽게 풀어 쓴 황제내경 ③

마오싱 니 지음 ▪ 조성만 옮김 ▪ 신국판/259쪽/20,000원

이 책은 《황제내경》의 한 부분인 〈소문〉, 즉 '유기적이고 근본적인 자연에 대한 질문'에 관한 내용으로 전체 81편으로 구성되어 있다. 병인론(病因論), 생리학(生理學), 진단학(診斷學), 치료법 그리고 예방의 학을 다루고 있으며, 윤리학과 심리학 및 우주론 등에 대한 다양한 내용을 담고 있다. 이 모든 내용들은 단편적으로 생명현상을 이해하려는 현대과학의 관점과는 달리 각각의 단편들이 모여 전체를 이룬다는 전체론적인 관점에서 논의하고 있다.

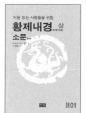

고전의학산책① 처음 읽는 사람을 위한 황제내경 上 소문

이케다 마사카즈 지음 ▪ 이정환 옮김 ▪ 신국판/364쪽/20,000원

임상한의학자를 위한 입문서로, 《황제내경》〈소문〉의 핵심만을 파악하여 평이한 문장으로 읽기 쉽게 해석한 책이다. 황제가 그의 신하이자 의사인 기백, 뇌공 등과 묻고 답하는 형식으로, 양생법·생리·병리·병인·증상·진단법·치료법·예후 등 의학 전반에 걸친 내용을 설명한다. 〈소문(素問)〉의 '소(素)'는 음기와 양기가 합쳐져 생겨난 만물이 각기 나름의 성질을 갖기 시작하는 '태소(太素)'의 소이자, 보통 때를 나타내는 '평소(平素)'의 소다. 따라서 〈소문〉은 인간생활에서의 기본적인 문답과 근원적인 내용을 기록했다는 뜻이다.

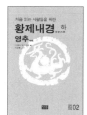

고전의학산책② 처음 읽는 사람을 위한 황제내경 下 영추

이케다 마사카즈 지음 ▪ 이정환 옮김 ▪ 신국판/384쪽/20,000원

저자는 10년 이상 〈영추〉를 반복해 읽고 이해한 내용을 임상에 응용하면서 초보자를 가르치는 방법과 사람들이 〈영추〉에 흥미를 느끼도록 하는 방법을 찾고자 고민했다. 저자는 자신의 임상경험을 바탕으로 날카로운 관찰과 풍부한 경험을 살려 원문의 자구 해석에 치중한 해설서가 아니라 〈영추〉가 어렵다고 인식하는 사람들에게 쉬운 접근법을 제시하고 저자의 임상사례를 덧붙여 임상한의학자들에게도 유용하도록 책을 구성했다.

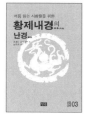

고전의학산책③ 처음 읽는 사람을 위한 난경

이케다 마사카즈 지음 ▪ 노지연 옮김 ▪ 신국판/296쪽/20,000원

동양 최고의 명의 편작이 저술한 증상치료가 아닌 병리의 원인치료를 담은 책이다. 현대 의학에 생리, 해부, 병리학 등이 있듯이 동양 의학에도 생리, 해부, 병리가 있다. 따라서 단순히 질병의 증상에 따라 치료하기보다는 병리를 제대로 알고 치료하는 것이 보다 중요하다. 이 책에서는 오행설을 위주로 하지 않고, 생리·병리적 측면에서 해설하는 데 주력했다. 경락 치료의 공식만 외우고 왜 그러한 공식이 생겨났는지 모르는 사람들에게 좋은 참고문헌이다.

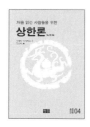

고전의학산책④ 처음 읽는 사람을 위한 상한론

이케다 마사카즈 지음 ▪ 김은아 옮김 ▪ 신국판/312쪽/20,000원

후한 말기, 장중경에 의해 쓰여진 한방의학서이다. 맥진법을 비롯하여 병인이나 병리 등과 같은 한방 의학의 기초가 되는 사항이 기재되어 있고, 각 편마다 관련된 조문을 모아서 간단히 정리했다. 처음부터 원문을 보기가 어렵다는 사람들을 위해 《상한론》이 어떻게 이루어져 있는지 소개한다. 고전의학의 생리·병리를 주로 정리하였으며, 병증과 경락을 결부시켜 침구치료에도 응용할 수 있도록 했다.

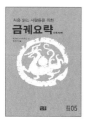

고전의학산책⑤ 처음 읽는 사람을 위한 금궤요략

이케다 마사카즈 지음 ▪ 김은아 옮김 ▪ 신국판/312쪽/20,000원

《상한론》과 함께 동양의학의 중요한 고전의 하나로 동양의학의 처방 및 치료학 연구에 중요한 책이다. 잡병 부분과 부인병 및 음식 금기의 방법까지 편집하고 수정하여 전 25편으로 구성되어 있고, 각 질병마다 어떻게 처방을 내야 하는지 자세하게 설명되어 있다. 책의 저자인 이케다 마사카즈는 동양의학 내과 의학사전이라 불리는 《금궤요략》을 이해하기 쉽도록 평이하게 풀어 썼기 때문에 처음 읽는 독자들에게 좋은 공부가 될 것이며, 자신의 임상 경험담까지 곁들여 놓아 동양의학 전문가들에게도 유용할 것이다.

고전의학산책⑤

처음 읽는 사람들을 위한

金匱要略

1판 4쇄 발행 | 2009년 12월 24일

지은이 | 이케다 마사카즈(池田政一)
옮긴이 | 김은아

발행인 | 최봉규
발행처 | 청홍(지상사)
출판등록 | 1999년 1월 27일 제2001-000155호

책임편집 | 김종석
편집 | 문현묵

마케팅총괄 | 김낙현
경영지원 | 고은미

주소 | 서울특별시 강남구 역삼동 730-1 모두빌 502호(우편번호 135-918)
전화 | 02)3453-6111
팩스 | 02)3452-1440
홈페이지 | www.cheonghong.com
이메일 | jhj-9020@hanmail.net

ISBN 89-950216-9-1 04510
ISBN 89-950216-2-4 (세트)